Ashtanga Vinyasa Yoga

阿斯坦加串連瑜珈

◎ 董振銘

一位對瑜珈高度奉獻的
台灣瑜珈行者

推薦序

這是一本非常用心且實用介紹八肢瑜珈的專書，Ming把自己長年以來從這門古老瑜珈派系精心獨到的創見，集結編寫成這本幫助台灣學生了解八肢瑜珈極有用的工具書。

Ming學習瑜珈已經超過十年，他對瑜珈的知識與了解及經驗，全都來自於他對瑜珈全心的投入犧牲、不間斷的練習與一再的進修。他是一位對瑜珈高度奉獻與投入的台灣瑜珈行者。

在台灣不少受人尊敬的瑜珈指導師都是出自Ming門下，更重要的是，Ming始終不遺餘力地把自己的練習與方法傳佈給全台灣更多的人。

在Ming的教導下，學生學習到的不僅限於體位法的練習，有關食物的營養、身體的健康與壓力處理等各方面的知識，都為他們的生活帶來很大的幫助與影響

Ming為學生樹立了一個很好的學習典範。他忠於自己的信念，言行一致，認真把他所學所知教授給對瑜珈有興趣的人，努力不懈地為瑜珈園地播種耕耘直到現在開花結果。

Ming真誠的為人及大力宣揚瑜珈理念的熱忱，很多他的學生已經獲益不少。我知道很多讀過這本書的人，都能感受到他寫這本書的初衷，不僅能從他的字裡行間讀到瑜珈行者內心的修為到八肢瑜珈的實際練習，同時也能了解並洞察這趟瑜珈之旅的歷程及淵源。

馬修

SPACE YOGA創辦人

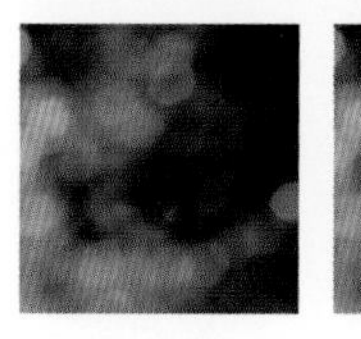

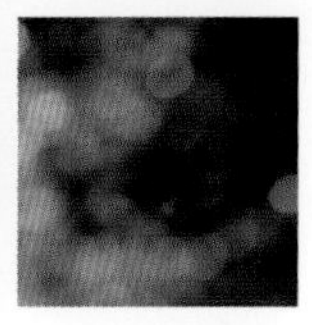

Ming has written a book that is a heartfelt, practical guide into ashtanga yoga. It follows Ming's own evolution into this ancient lineage and should be a useful tool to Chinese students seeking to gain greater understanding of the practice.

Ming is one of the most truly dedicated and committed yoga practitioners in Taiwan. He started studying more than a decade ago, and his knowledge, understanding and experience have been gained through committed practice, sacrifice and immersion.

He has taught and guided many of Taiwan's most respected teachers. But more importantly, he has introduced the practice and it's methodology to so many throughout Taiwan.

In his teaching, Ming goes beyond simply teaching asana practice. He arms his students with valuable tools to improve their lives by giving them a better understanding nutrition, health and stress.

Ming leads by example. He closely follows the simple principles he teaches. By giving himself to his beliefs, and offering his teachings to all who are interested, Ming has firmly laid the seeds for this important yoga lineage to blossom.

Ming's students have benefited from his integrity and ideals. I know many who read this book will understand the sincerity with which it has been written. Readers will gain insight into the practice of ashtanga, but also understanding and perspective on one student's journey into this lineage.

Matthew Allison
Founder
Space Yoga

他是真正
活在他所教導的道路上

推薦序

我與董老師在2002年認識的，初識的印象非常深刻，到現在我還記得很清楚。

那天我在加州健身教室的舞台上，陪著Megan老師示範瑜珈動作，我由眼角餘光，瞥到一位長得很像印度人的長髮中國人飄進來，我說飄，是因為一般健身房的學員都是大聲走進來，但是這個人，一下子在門口，一下子在教室中間，雖然那堂課動作不是太難，除了側平抬提腳以外，我注意到這個人動作很漂亮也很穩定，我在猜，這個人到底是從哪裡來？一轉眼他又消失了，真神奇！突然想他是不是有達到《瑜珈經》第三章提到了Siddhis（特異功能）中的Laghima（身體變輕或縮小到看不見）！

後來得知，這個人是加州瑜珈老師Stacy所請來的，他過幾個星期就要在加州教Ashtanga。我想Wow！什麼是Ashtanga？我的好奇心很強，就因為常跟這個人問問題便成為他的徒弟，他就是我們所認識的董老師，英文名字是Ming。

有一天，董老師對幾個練得比較好的學生，問說要不要來辦個特別的Ashtanga進階課，我還記得我們班上有加州的Dennis老師、Connie老師，還有Shirlyn、Stacy老師，再加上我。之後，我們每個星期上兩堂課，在半年內把Ashtanga第一級中比較簡單的幾個動作練完，後來因為加州無法繼續提供教室，我們的課也就停了，真是可惜！

可是在這六個月中，除了體位法之外，董老師說的幾句話我永遠都記得。我們練船

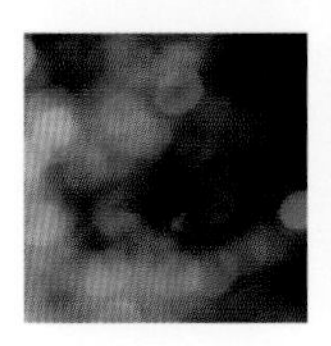
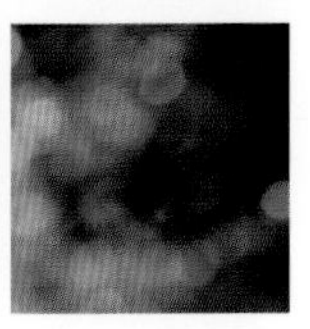

式的時候，都愁眉苦臉做得很痛苦，因為Ashtanga第一級系列要求我們做五次船式，而且每一次要做五個呼吸，每一次五個呼吸結束後要把腳交叉，將身體提起來，連腳跟也不能碰地！我們每個人都做得哇哇叫，董老師就說：「我們必須去學習如何喜歡我們原本不喜歡做的體位法，生活也是這樣。」這句話我一直記著，因為我就是那種只做我喜歡事物的人，若只為了讓事情順利，勉強自己去做的事，我都會覺得很煩，可是因為這句話讓我若有所悟，學習去喜歡並享受生活中那些必須完成的事務，我得到一種很深的快樂。

另外一句我記得的話是「不要急著成功！」那時正在學習頭倒立，我一直跌下來，每一次跌倒，呼吸就變得很快，自己很緊張，但在身體還沒靜下來前，我就急著想要再上去一次，很快地就又跌了，董老師飄到我身邊，輕輕地在我耳邊說：「不要急著成功，慢慢來，先休息再試，你反而會成功得更快。」這句話，讓我在生活中體悟很多。其實到現在，我還是急著想成功，所以容易有一些失敗。董老師的話雖不多，但是每句話的份量很重。

我還記得有一次我跟董老師一起去爬山，才發現他真的熱愛大自然。董老師常常在戶外自己練習瑜珈，或著跟著學生一起練，聽說他去海邊的時候也跟學生一起裸泳。那天他對我說，我可以試著把上身脫掉也把鞋子脫掉，上身脫掉我沒問題，但是要我把鞋子脫掉，這就讓我想了很久才做；和董老師爬山爬到一半，我的腳就痛得要命，路上那些小石頭刺得我腳很不舒服，但是我不想告訴他，因為我怕他會覺得我經不起

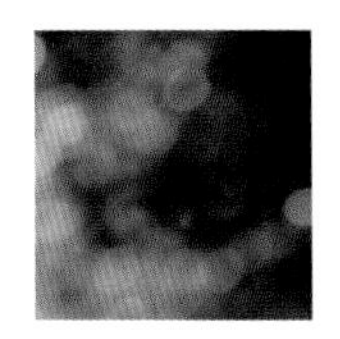
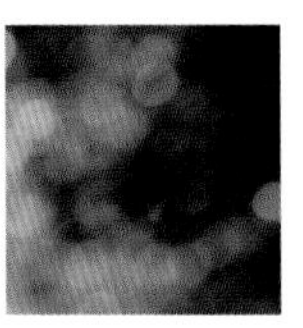

考驗。而且我也發覺，我爬山的體力沒有想像中來得好，我以為我常游泳、騎飛輪，很容易就能爬到山頂，沒想到爬到一半，除了擔心我的腳痛，我已開始喘氣了，同時還一直往山下看，深怕自己會滑下去，沒想到我一抬頭董老師已經不見了，原來他已經到達山頂，正在休息並享受四周的風景。董老師講了個故事給我，總而言之故事的意思就是，你可以盡情地享受一個奢侈的生活，但是該放掉的時候就要學習不執著。這個故事跟他之後所講的話，到現在一直留存在我的心中。

後來我發現我跟董老師一直有莫名的緣份，說跟他熟也不是很熟，因為我們都各自忙各自的生活，很少有機會聯絡聊天，但彼此就是有緣份！在「瑜珈生活」的舊教室時，他跟我租了兩天教室教Ashtanga。此外，這些年來我們曾一起去香港，也曾一同前往新加坡參加Pure Yoga安排的David Swenson大師的師資Workshop，那時他還與我一起住在我媽媽家。

關於董老師，我還有很多故事可講，從他晚上8點以後不喜歡有社交活動，到他特殊的飲食習慣，都有許多的故事可以講。可是在這個序裡面我要提的是：所謂一個好老師，你只要好好跟他學，到最後一定能大有所穫。我覺得董老師就是一位，在我心目中的好瑜珈老師，而且他是真正活在他所教導的道路上。

瑜珈生活負責人

洪光明

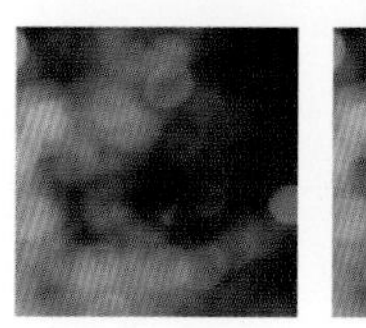
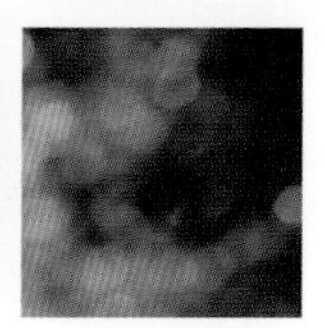

做瑜珈是一件有尊嚴的事

聽到董老師要出書的時候，心裡上除了訝異之外，還充滿著期待感。遙想著翻開書頁的時候，一定會想起來第一次上課的那種新鮮感、安寧、以及發現那種寧靜的驚訝。每一次進行完呼吸練習，每個更深的前彎動作，專注在身體上的每一個細胞的時候，有的時候也會分心地想，如果有本書可以給我日常的指導，在身邊提醒我每一個Ashtanga的放鬆，每一個Ashtanga的自我控制，每一個Ashtanga想要提醒我的事情，那該有多好。

而現在這個私心的盼望就要實現了，在期待之餘，也有幾分竊喜自己可以在年輕的時候就開始練習Ashtanga。情緒的控制對我這個初學者來說還是難事，但是享受每一次練習後平靜的心情，放鬆的軀體，我想對每個人來說都是簡單的事。

在力量的表現之餘，Ashtanga深層的伸展也充分展現出平衡的美感，在需要堅持的時候，就常常想起董老師說過：「做瑜珈是一件有尊嚴的事。」用Ashtanga愛自己的每一個細胞，我想這就是對待自己最有尊嚴的方式。而現在可以讓更多沒有接觸瑜珈的人體驗這種感覺，讓已經開始的人得到更深的體會，我想這本書一定居功闕偉。

台大瑜珈社前社長

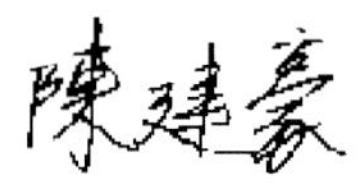

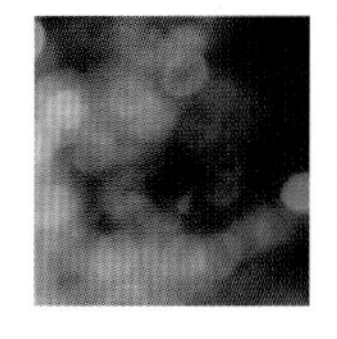

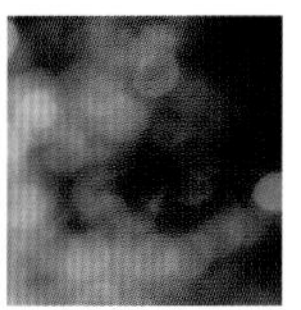

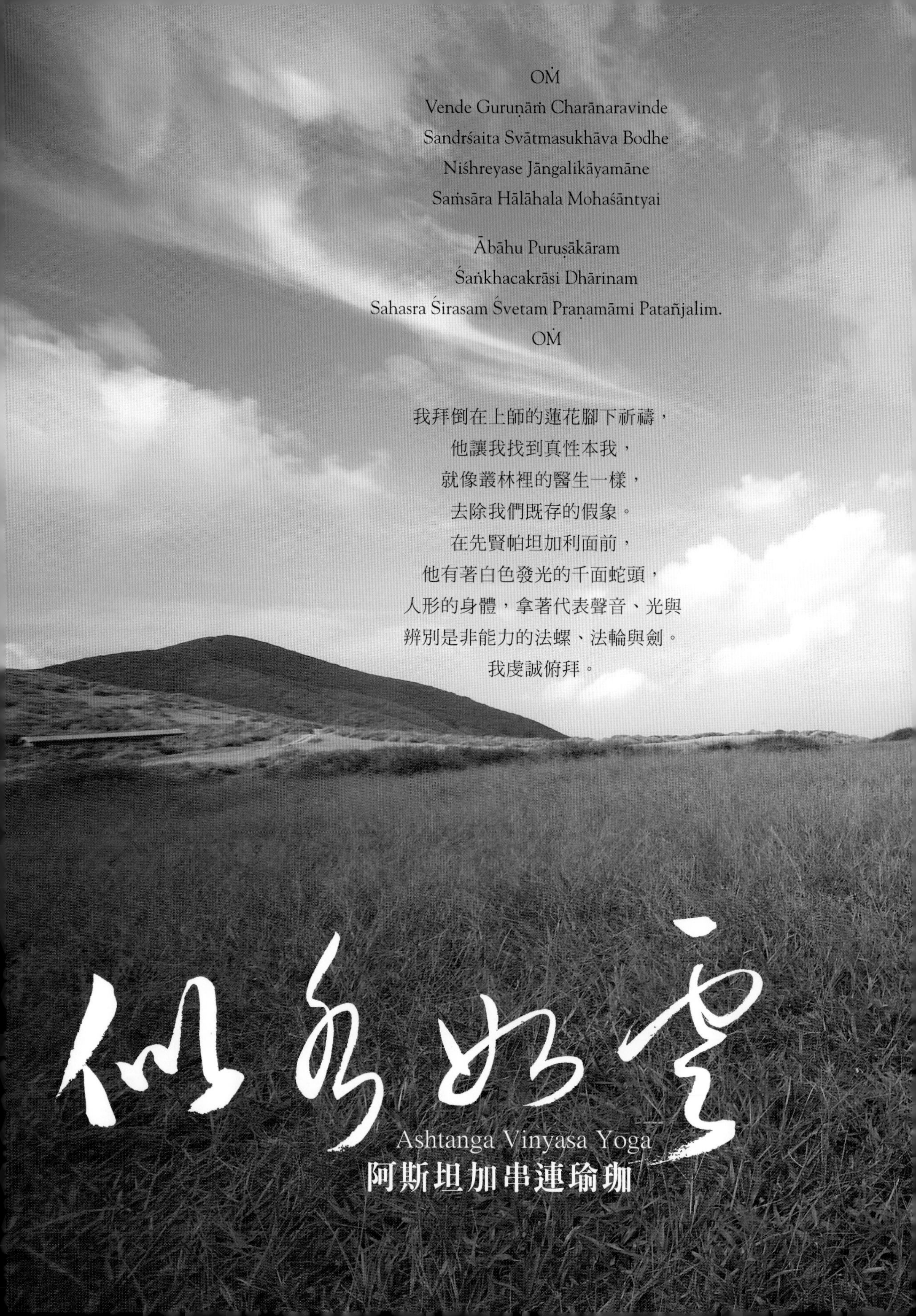

OṀ
Vende Guruṇāṁ Charānaravinde
Sandrśaita Svātmasukhāva Bodhe
Niśhreyase Jāngalikāyamāne
Saṁsāra Hālāhala Mohaśāntyai

Ābāhu Puruṣākāram
Śaṅkhacakrāsi Dhārinam
Sahasra Śirasam Śvetam Praṇamāmi Patañjalim.
OṀ

我拜倒在上師的蓮花腳下祈禱，
他讓我找到真性本我，
就像叢林裡的醫生一樣，
去除我們既存的假象。
在先賢帕坦加利面前，
他有著白色發光的千面蛇頭，
人形的身體，拿著代表聲音、光與
辨別是非能力的法螺、法輪與劍。
我虔誠俯拜。

他身如雲

Ashtanga Vinyasa Yoga

阿斯坦加串連瑜珈

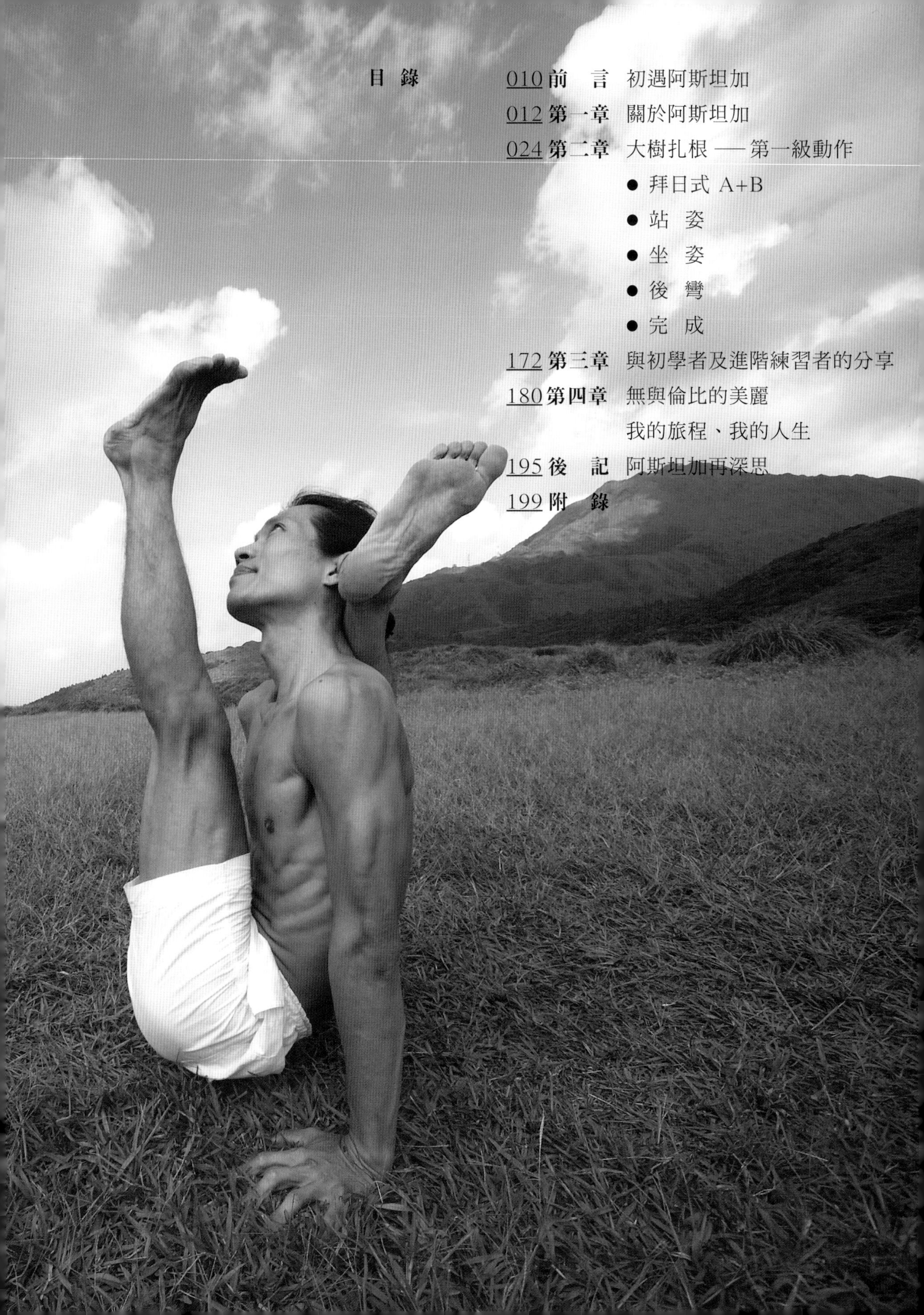

目錄

初遇阿斯坦加

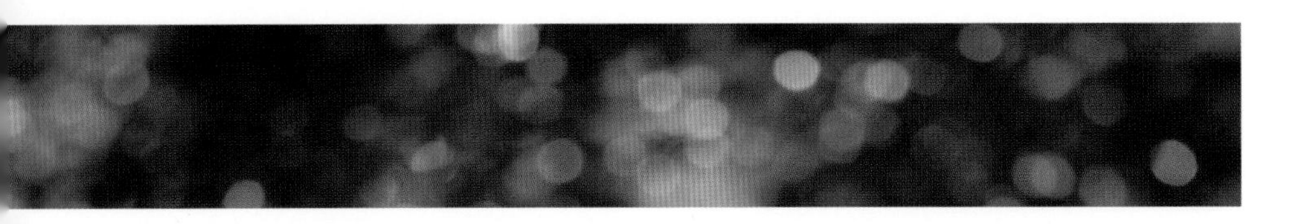

應該是1997年吧！我第一次到印度旅行，在印度普那（Puna）的奧修靜心社區，一個分不清是濃霧還是取暖燃燒煙霧的早晨，我自己在游泳池邊開始練我的希瓦難陀瑜珈（Sivanada），一個義大利年輕人也開始他的阿斯坦加瑜珈（Ashtanga）。我很安靜地、專注地一個接一個體位法，他跳過來跳過去，呼吸很大聲，身體的柔軟度顯然還不太瑜珈。這個義大利人既年輕，身體條件很好，也長得好看，為什麼練得這麼勉強？不安靜？

我的心門沒有在此時為阿斯坦加而開，難道他不了解瑜珈修練是平心靜氣、呼吸細慢勻長，才能慢慢體會大地的能量，進而天人合一的道理嗎？

練完瑜珈後的早餐，幾乎都是一天最美的時候，我在社區的露天座椅遇到練阿斯坦加的義大利人。他聊著他對阿斯坦加的熱情和對即將前往邁索（Mysore）去見巴達悉·喬伊（Pattabhi Jois）大師的期待。邁索與大師的名字在現在幾乎是阿斯坦加的代名詞，對當時的我卻如此的陌生而沒有意義。

啟蒙老師　查克·米勒

2002年秋天，是該旅行的時候了，自己一個人到了洛杉磯的希瓦難陀瑜珈中心（Sivananda Yoga Vedanta Center），四天後發現了這裡的阿斯坦加名師查克·米勒

（Chuck Miller）在聖・摩尼卡（Santa Monica）的瑜珈中心Yoga Works（現已成為美國最大的瑜珈體系）。

第一堂課在清早六點開始，Mysore Self Practice整個教室擠滿了人，我超盡力在查克以及助教的幫忙下，練了大半的第一級。很不同，很震撼。教室的門窗緊閉，學生的呼吸聲佔滿所有的空間，大家都汗如雨下，我離開教室去蒙大拿街（Montana Ave）的一家餐館點飲料時，才發現鞋子忘了穿走，還留在教室。當天我決定去租一部箱型車，買了睡袋，晚上把車停在超市的停車場裡，睡在車上，還買了一個爐台，自己在後車廂裡煮食，用最精簡的方式解決了住與吃。

我在Yoga Works待了一個月。查克很瘦高，穿著很尋常的短褲和汗衫，臉因為有很長很多的鬍子所以看不清楚長相。上課時，他沒有示範動作，常常在你耳邊輕聲地提醒你，有時候不是關於動作。當我要求他讓我做更難的第二級時，他說：「Beginner's mind is the practice for the Master.」即使成為大師了仍必須有初學者的心。他讓我覺得他是我的阿斯坦加老師。聽說他的教室是L.A.地區最早也是最成功的阿斯坦加教室，但他看起來一點也不像已經累積了眾多金錢的富人或是有架式喜歡用瑜珈古文嚇人的名師。查克是個簡單自然的人，對教學與練習在多年之後仍保有一貫的熱情，我很高興我的阿斯坦加啟蒙老師是他。

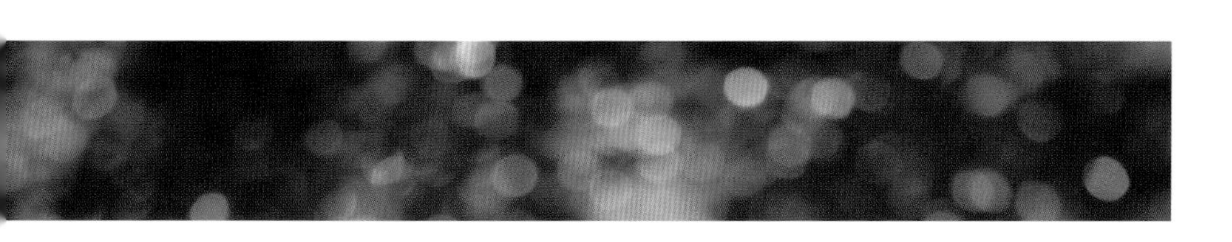

似身如雲

chapter 1
關於阿斯坦加

關於阿斯坦加

跟很多人一樣，我讀了很多遍大衛·史文森（David Swenson）的《阿斯坦加練習指南》（*Ashtanga Yoga: The Practice Manual*），雖然我也上過約翰·史考特（John Scott）、馬克·達比（Mark Darby）和其他老師的課，但大部分時間我仍然是參考著大衛的書，自己一個人在天母或在陽明山上練。

除了少數天候不許可的情況之外，我通常都會在戶外練，所以這本書裡所談的阿斯坦加是我這幾年來，與大自然一起練習的成果。

「Ashta」在梵文裡是「八」，「Anga」是「肢幹」，「Ashtanga」是指八種修練的方法：

- **YAMA　持戒**——對待外界的態度，包括最重要的非暴力（Ahimsa）。
- **NIYAMA　精進**——對待自我的態度。
- **ASANA　體位法**——藉身體練習來明心。
- **PRANAYAMA　調息**——代表生命能量的呼吸練習。
- **PRATYAHARA　心念掌控**——統合收放感官。
- **DHARANA　專注力**——意念的集中。

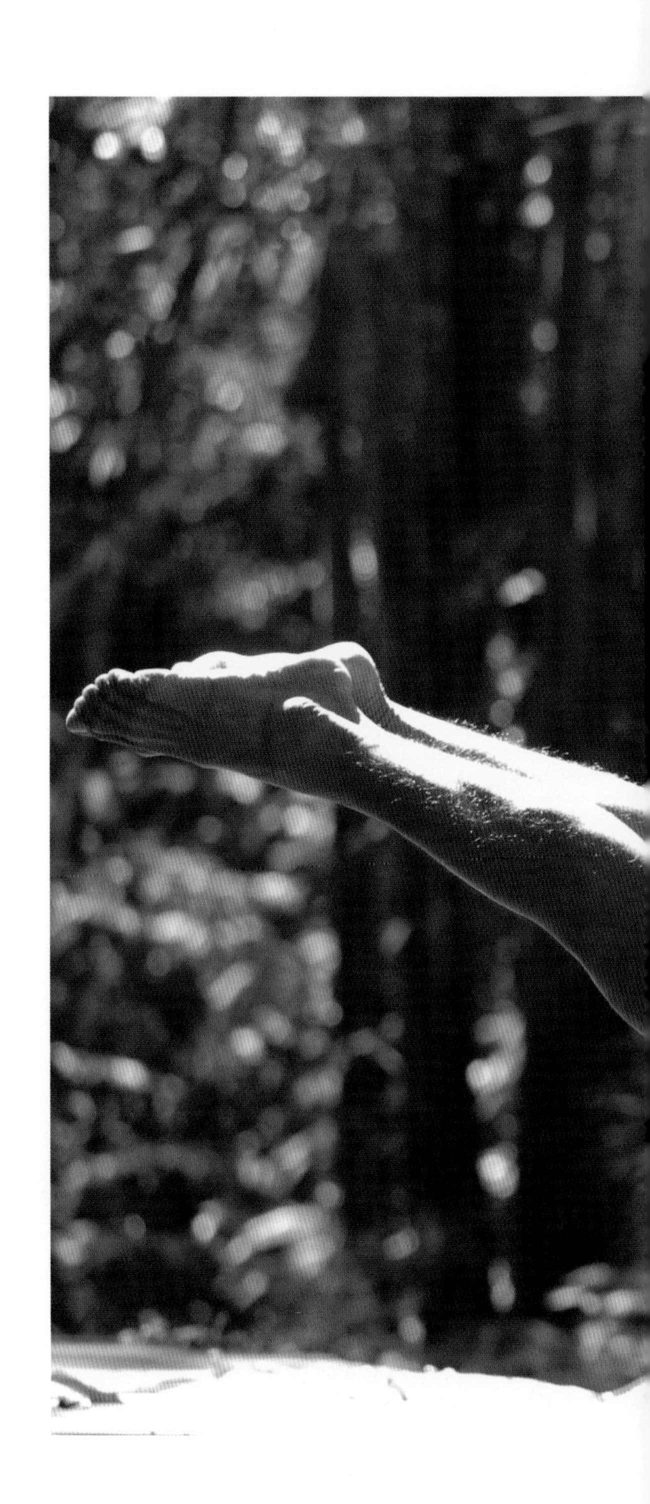

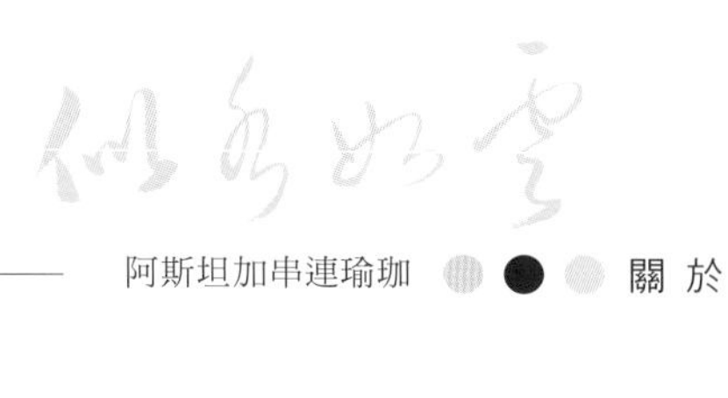

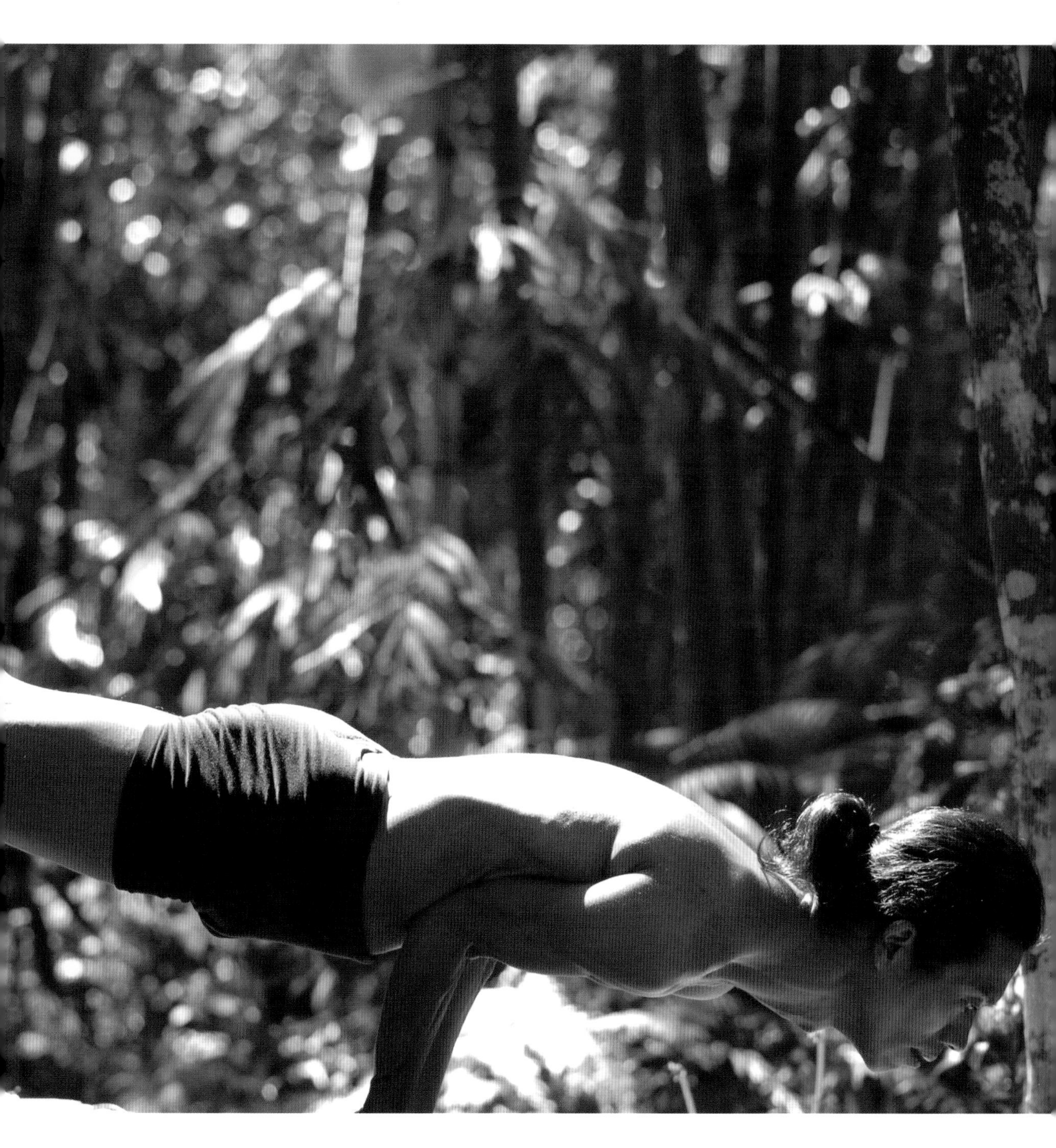

● **DHYANA 入定**──藉由打坐定身、定心。

● **SAMADHI 三摩地**──無上無憂的境地。

不過，接下來我將只談體位法、呼吸、打坐，與這些練習所帶給我的影響和感受，我想這是對大部分接觸瑜珈的現代人所比較能理解而受用的，但這並不表示其他的修練就不重要。

阿斯坦加練習的三個要點

1. 呼吸 Ujjayi

阿斯坦加練習使用一種特有的呼吸法，Ujjayi又稱勝利式或是喉式呼吸法；嘴巴閉，臉部肌肉放鬆（彷彿在微笑一般），透過喉嚨後半部與鼻孔吸氣及吐氣產生如打呼時的聲音。

這種有聲音的呼吸法可以讓身體從內產生熱度，溫暖全身，藉由排汗淨化身體，並由呼吸的韻律來觀察自己的動作是否過度或不及。聲音的大小與規律性成為一個相當好的修練指標，太大聲可能太刻意；變急促可能動作難度太高又太勉強；太小聲可能分心了或沒有盡力，它的規律性與動作密切的配合更是阿斯坦加的一大特色。

我們的目標是不管動作的難度如何，我們都能優雅順暢地乘著呼吸的翅膀，一個接一個體位法持續我們的練習。在阿斯坦加的修練裡從未停止呼吸，動作一直與呼吸美麗地串連，彷彿天上的雲、空中的鳥、地上的河，生生不息，永生不滅。

2. 能量鎖 Bandhas

＊**會陰Mulabandha**，男性位於肛門與性器官之間，女性則位於子宮頸之上。練習阿斯坦加時，如果可以的話盡量將會陰提住，男生彷彿在訓練控制尿液輸送的肌肉群；女生則是夾陰道壁的感覺。一開始時只能短暫提住，隨著練習可以一直提住到練習結束為止。

＊**臍脈Uddiyana Bandha**，在肚臍下約三指幅處，就像把小腹往上提一樣，但只是提住而不是用力到呼吸都困難。理想的情況是，吸氣時橫隔膜仍能往下，小腹沒有脹大，上腹部鼓起，肋骨往兩側擴張，胸腔甚至肩胛骨都能感到吸進的空氣；而吐氣時，小腹仍然維持不動，上腹部、肋骨、胸腔再內縮。這個呼吸法需要練習一段時間，初學者可依腹式呼吸或自然呼吸法即可。

以上兩個能量鎖提住特別有助於阿斯坦加的修練，尤其在串連（Vinyasa）、及其它平衡動作時，會讓身體產生輕盈感，有穩定全身、保護脊椎的作用。

＊喉脈Jalandhara，位於喉結下方、鎖骨之上，練習肩式自然使用到喉脈門。另外，打坐或特定的呼吸法，會將頸部伸長再將下巴下壓即鎖住脈門。

3. 意念、能量與視覺的方向（Drishti）

有時候在某些動作上，眼睛所看的位置很重要，比如鼻尖、兩眉之間、肚臍、手指、腳趾、大拇指或只是一個方向，但大部分動作更重要的是內在的意念所在，或是能量走的方向。更簡單清楚一點，應該說是身體延展的方向。

最重要的是，保持對自己身體內部細微變化的觀察，盡量不要被外在的事物所分心。

身心合一必須在每一個體位法、每一個呼吸裡被實踐，把意念放在呼吸上、放在不同體位法所要伸展使用的身體部位上，應該遠勝過眼睛看著那一個點，真正在看的是我們的心，「用心看」。

阿斯坦加瑜珈初級

阿斯坦加分為初級、中級，與可再分為ABCD四段的高級，所以也可以說有六個等級。初級就像所有其它等級都由拜日式AB來開始，接著站姿，與坐姿動作，然後仍跟其它級數一樣，由肩式來開始完成式。

初級以前彎為主，體位法難度並不高，它可以說是初學的人調整自己的身體來適應阿斯坦加的練習，是逐步建立基礎扎根的一級，即使多年修練阿斯坦加到更高等級的人，仍然經常回來再修練初級。現在高級A── 第三級是我的日常修練，但在身體狀況不同或長途旅行時，我也常改練第一級，練完以後，可以給我帶來很深入很好的瑜珈感受，我自己仍然很喜歡第一級，希望你也會喜歡。

肌耐力與柔軟同樣重要

阿斯坦加的練習裡，肌力、耐力（體力）與柔軟度同等重要。這對認為瑜珈就是努力讓身體柔軟的人剛開始練習會有些不適應，甚至有很大的衝擊。如果你也有衝擊，甚至身體出現不適應，請改變你的練習方法與老師討論你的狀況。有時候必須改變的是你的練習心態，甚至生活作息。

理想的練習時間

阿斯坦加傳統上是一個很嚴謹一週六天的修練。清晨4～6點是最佳練習時段，現代人忙碌的生活很難早起，而氣候變化也可能改變晨起練習的時間，我的原則是盡量在日出前起床並開始練

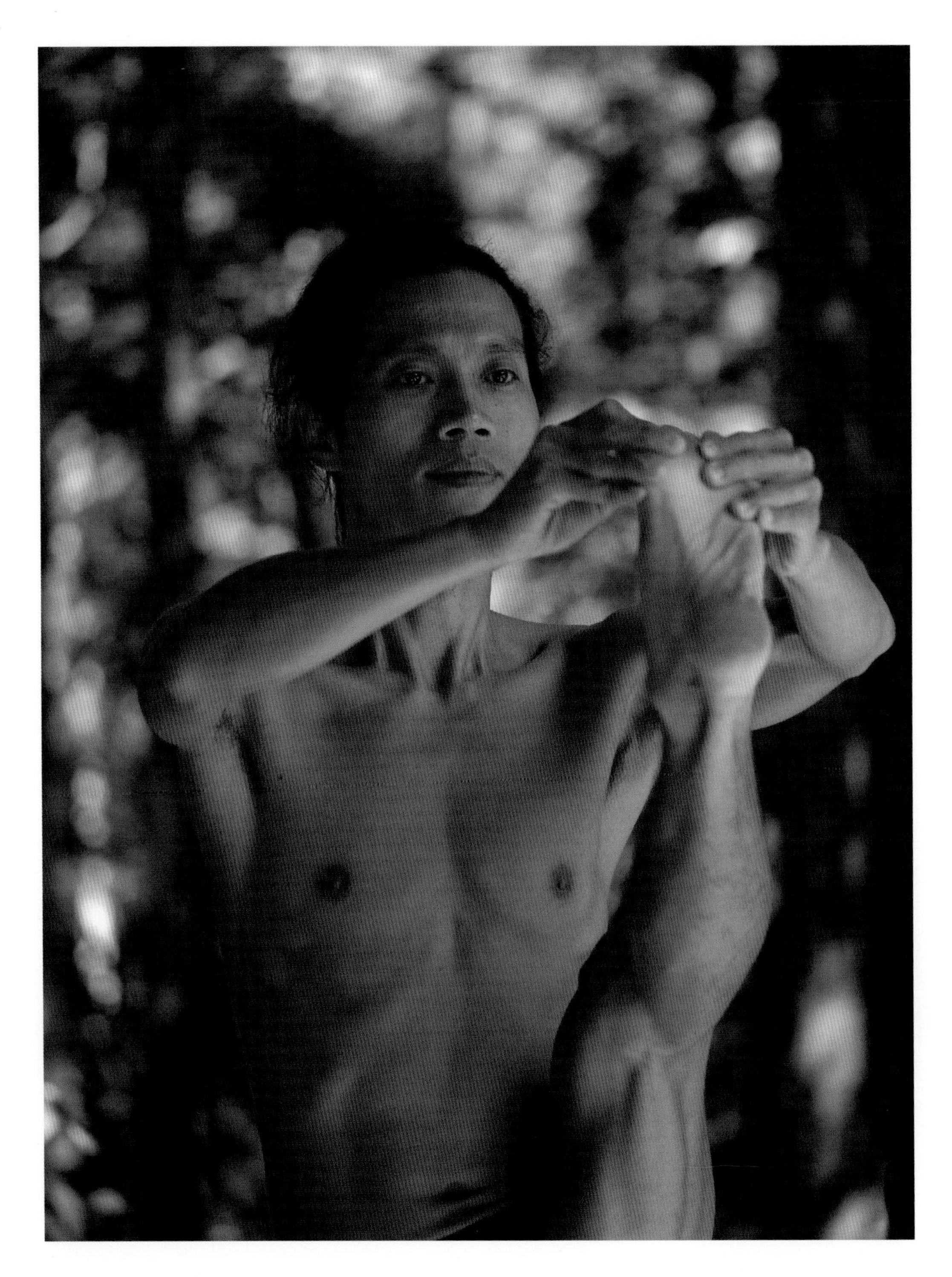

習。氣溫太高或晚間，都不是很好的時段。如果不能在早上練習，應避免在正午或太接近就寢時間。

一次理想的長度在90分鐘左右，視自己的時間與身體狀況而定，重要的是，持續而定期的練習，久久練一次又或者過度興奮地練太長時間，不如把時間縮短，平均分配到每一天。阿斯坦加的練習強度很夠，會產生很大的體內熱度，一天只要練習一次即可，接下來的時間用來緩和冷靜自己的身體，好好迎接隔天的練習。

請記住，練習時平緩的心很重要，不要因為做到困難的動作而太興奮，也不要因為做不到而太沮喪，**這是一趟一生的旅程，人生命的長度就是瑜珈練習的長度**，不要過度在意一堂課、一次練習的好壞。好的、美的事物都是長期用心的結果，不能期待奇蹟喔！

什麼時候休息？

每個周六、滿月（月圓）和新月時，是傳統的休息日，女性則在月經來時的頭三天最好休息，如果在其它時間無法練習，或在上述時間練習並無任何不適，那這些傳統將只成為參考作用。現代社會人的生活樣貌多樣化，嘗試找出一個最適合自己的時間表，不要讓不能遵循傳統成為練習的困擾，畢竟這是自己的身體，自己的練習。

安全地練

安全地練是相當重要的一點，阿斯坦加的強度很夠，初學者可能稍不注意就有受傷的可能。膝蓋、腰椎及頸椎，是人體三個最容易受傷的部位，如果出現不適，就應該修正練習的方法或適當的休息，瑜珈老師和醫師都是很好的諮詢對象，但也不必過度擔心傷痛，**恐懼與憂慮常常製造比皮肉之痛更大的負能量**。

身體有超乎我們想像的自癒能力，有些藥物的確在某些時候對身體是有作用的，但希望使用藥物是謹慎評估後的選擇，而且是能免則免。瑜珈所能帶給我們健康的堅定信心，往往能產生相當大的正面能量，進而對我們練習時的疏忽有療傷止痛的作用。健康的身體常常是來自健康的心。

好的練習空間

一個完全屬於瑜珈靜坐的空間是最理想的選擇，家裡的書房、客廳或臥房的一個角落，都可以佈置為瑜珈空間，自己喜歡的瑜珈墊、波斯毯、有印度圖案的掛毯都很好，最重要的是，除了瑜珈必需的東西以外，把外界對自己感官的影響降到最低。

選擇瑜珈教室時也以此為準則；良好的空氣，適當的溫度，適度的自然光線，所有健康生命所需要的基本要素，盡量齊備。其中最重要的一項是氧氣，所以戶外成為最好的修練場所，只是得注意過強的陽光、風與蚊子的干擾。冬天時一定要保暖，必要時仍得在室內練習，但請記得這**大地所孕育的旺盛生命，都不是在有冷暖空調的水泥房裡茁壯的**。

在欠缺氧氣的空間裡練習極容易對身體產生不可逆轉的負面效應，即使體位法練得再好，在生命重要元素的缺席之下，呈現出來的身體樣貌都很有可能只是外強中乾的一種假象。

你所需要的瑜珈配備

一張好的瑜珈墊是練習的最首要配備，甚至是唯一的配備。選擇環保材質，選擇可常久使用、表面不容易脫落、止滑性較好的墊子。服裝上力求簡單，不必太跟隨時尚，也沒有一定要是緊身的韻律服，具有排汗快乾功能、伸縮材質的淺色衣服是首選（白與橘紅是很有瑜珈能量的顏色）。

練的時候要不要有音樂？需要看鏡子嗎？除了你最親密身體本身，其它東西都可能成為你專注練習的阻礙，戒指、手錶、項鍊都應該盡量淨空。

瑜珈練習吃什麼？

簡單地講，是悅性食物，吃了會令人喜悅、增進身體活力與能量的天然食物，不是食品，不是再製品。素食是很瑜珈的選擇，但也沒有非素食不可，必須長期練習與持續觀察自己的身體，才能找出適合自己的飲食方式。生食、乾淨有機的生食，是很瑜珈的食物。素食加生食也很環保、對大地最小衝擊的飲食方式，是瑜珈人的上上選。隨著四季變化調整飲食，吃當季當地的新鮮食材，不必特別進補，不過度相信單一食物會有神奇功能，**最永恆不變、最營養的食物，是陽光、空氣與水。**

瑜珈練習什麼不吃？

越來越發現現在不同領域的修練者或修行的人其飲食方式多半大同小異，尤其忌口的東西更相似；例如，蔥蒜韭不吃，蛋奶不碰，三白要避免──白麵粉、白米飯、白糖，含咖啡因飲品要遠離。

蔥蒜韭菜容易動氣、動慾。蛋奶消耗太多能量去消化。精緻的三白營養成份極低，徒增熱量，成為肥胖的主因。咖啡因飲品瞬間提升也快速墜落，容易成癮，也

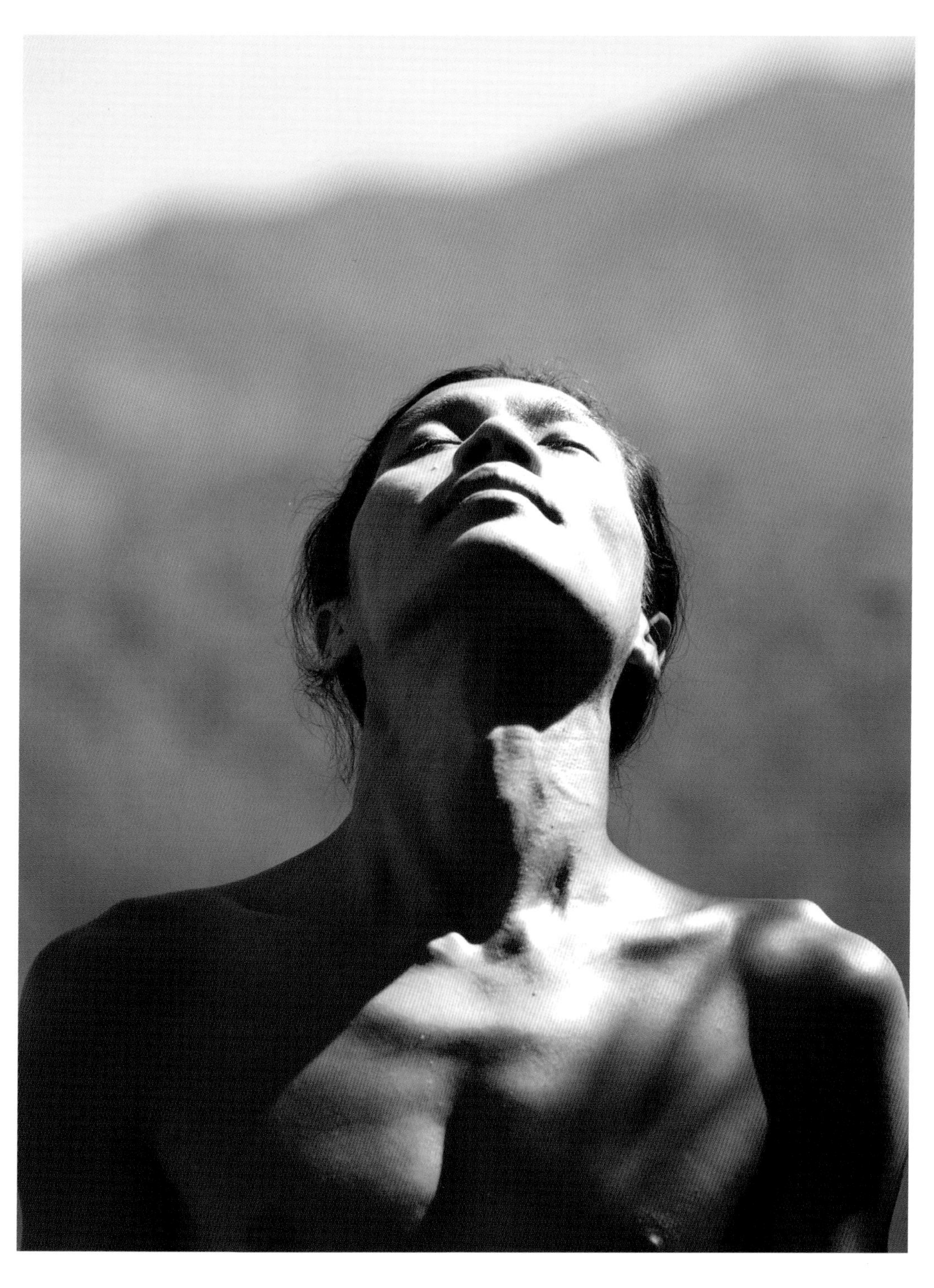

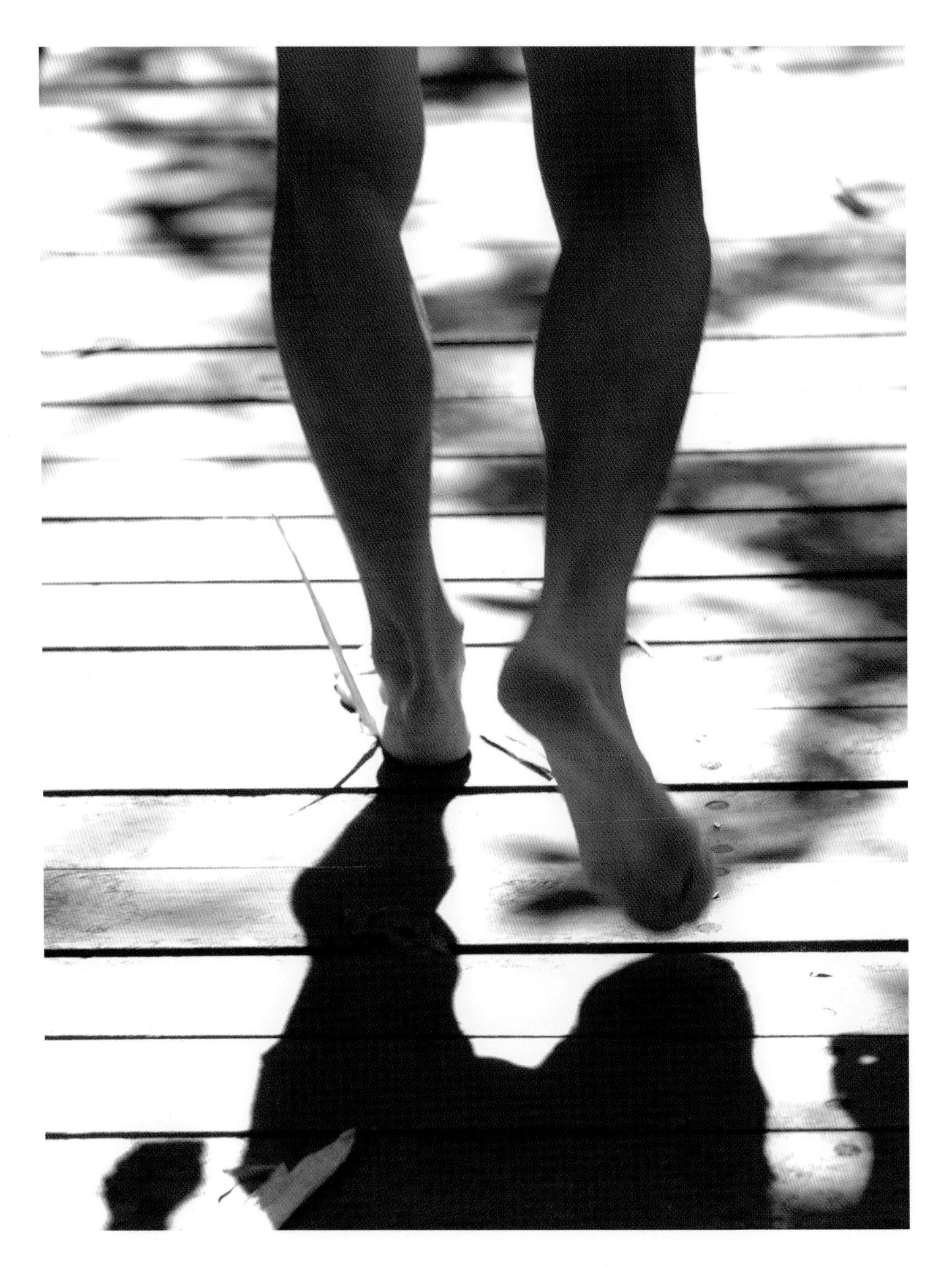

容易使鈣質流失減低骨質密度。

上述的食物排除，我們的味蕾才會開始重新享受清淡的粗食，從食物的原味去得到真正的能量，並進而與生長培育這些食物的土地產生情感的連結。人與大地的關係將因為我們放進嘴裡的東西而大大不同，我們飲食習慣的小改變也因而造成對土地的大改變，這對練習瑜珈的我們好，對地球也很好。

吃多少，什麼時候吃，因人而異。對我來說，很重要的是練以前空腹數個小時，日落後盡量不進食，晚上11點上床是底限。早起，日出前起床最好。早上練習前把事情降到最簡單，把心思準備好，可以禁語的話最好，說話會耗費掉相當多能量。

我的生活作息只是一個參考，不必完全照做，也不要形成壓力，以健康喜樂的方式為大原則，不要傷害自己的身體，一切都可因人而異。開始練習，持續練習，當身體開始動了起來，一切瑜珈所能帶來的變化與甜美的果實，都會一樣一樣地來。

有人說瑜珈之所以神奇乃在於，它對我們生活點點滴滴的改變。隨著每天的練習，你自然會感覺到身體變輕盈了，人變有活力了，站得更挺了，去餐廳時要求清淡健康的食物，拒絕惰性食物（增加腸胃負擔，會需要很多能量才能消化吸收，甚至不能為人體所吸收的食物）。當你變美了，所有你周遭的人事物也會自然地變美，**所以瑜珈不只是健康的修練，也是美的修練**，更是一種生活態度。

你我的瑜珈修練，在瑜珈墊上，也在我們生活裡的每一件事情上。

瑜珈練習者的一天（我的生活作息）

06：00 前起床	（夏天稍早，冬天稍晚）
06：00～09：00	戶外練習，半年在陽明山上，半年在住家樓下的公園（開始練習前禁語）
09：30～11：30	在教室教課
11：30～12：00	食用水果及生菜
13：00～15：00	中餐——這是一天中的主餐，有時候是唯一的一餐，主食是全麥麵包五穀雜糧米飯
15：00～18：00	午休，到古道健走或游泳
18：15～21：00	晚上教課
22：00	就寢

何多如雲

chapter 2

大樹扎根
> 第一級動作

本章使用說明

這一章我們將阿斯坦加串連瑜珈第一級的動作分為五個部分來說明：拜日式、站姿、坐姿、後彎、完成動作。在每個單元前，以文字解說這部分動作的要領，希望你能快速從中瞭解其動作精神以及它存在的重要性。在動作示範頁會有許多註解，提醒你做動作時的小細節與注意事項。至於這套動作大量強調的跳躍串連，我們先在本頁圖解後跳與前跳的示範，之後的動作若有遇到需要體位法串連時，將改以小圖重複提示。若想先瞭解全套動作，可翻至附錄頁看全套完整演練的簡圖。

❖ 串連後跳示範

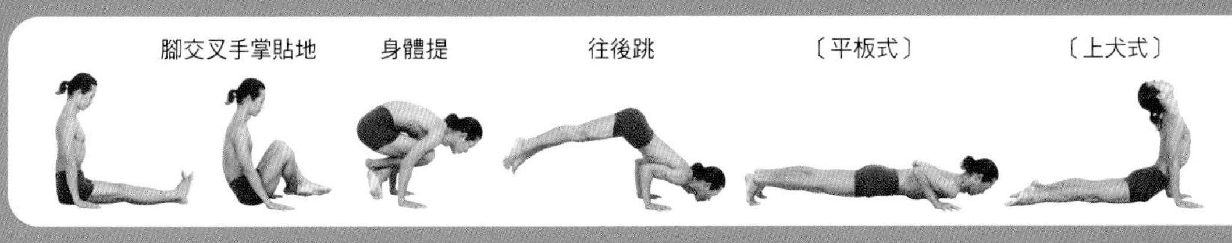

❖ 串連前跳示範

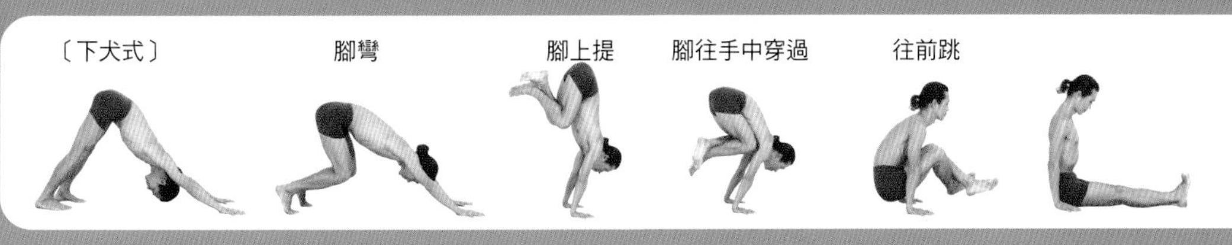

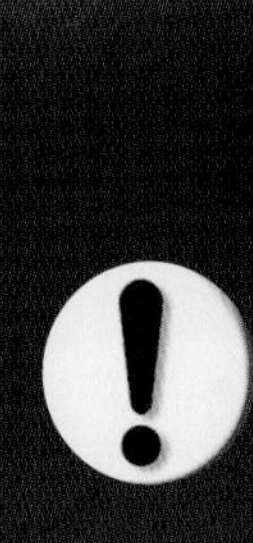

特・別・叮・嚀

這裡的提醒及小細節的叮嚀，是你在練習瑜珈時需多留心之處。

老・師・提・醒

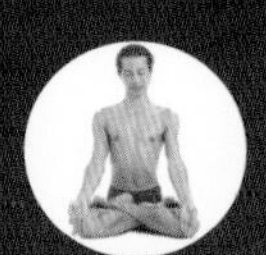

為了避免練習時受傷，請你務必留意這些關鍵點；同時也在此分享老師自己於練習時的經驗，希望你也能有更多自己的領會。

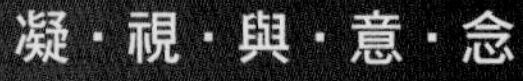

凝・視・與・意・念

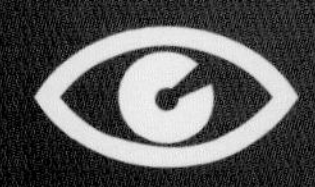

每個動作所要求的凝視身體延展方向、或是意念之所在，都關乎你是否徹底做好這個動作，不可輕忽。

替・代・動・作

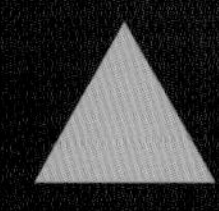

這部分是特別為初學者所設計，當你做不到標準動作時請別勉強，試著先練習這裡建議的替代動作，耐心的練習，總有一天你也能達到標準動作的要求。

串・連・動・作

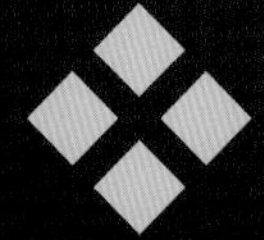

動作與動作間的重要連結在於跳躍串連，有分前跳與後跳的串連方式，跳躍的愈流暢，你的瑜珈就愈顯得優美。

體位法串連 (Vinyasa)

串連是阿斯坦加與其它瑜珈派別很不同的地方，是一個連結動作與動作之間的特殊方法。把腳在身體前面交叉，兩手撐地，讓身體提起穿過手臂，再把身體、雙腳往後打直，輕輕落地，接犬式向上、犬式向下，再把身體向前穿過手臂，雙腳打直輕輕坐下，整個過程彷彿飛翔一般，不但要有輕盈感，還得順暢優雅不費力，這是阿斯坦加特有、也幾乎可以說是阿斯坦加修練美的指標。

串連的作用在保持身體的動作與呼吸的鮮明節拍，維繫體內的暖度，也在一個動作之後彷彿新生似地迎接另一個新動作。換句話說就是，阿斯坦加可以讓你彷彿騰著雲駕著霧，讓勝利呼吸（Ujjayi）的風將你的身體提起往後送，再往前飄回原處，輕輕著陸，臉帶著勝利式笑容對自己說：「是的！我準備好了，Next Please！」初學者可能會有為期不短的身體沈重感，請先忘了上面這一段過度詩意與浪漫的話。這如同是在用身體寫著普魯斯特的追憶時光，似水年華，是要有耐性的。
當長時間的修練之後，串連會越來越上手，身體越來越輕盈，呼吸也會深入而順暢，外在的形體與內在的心靈將更接近合而為一的境界。我們也將慢慢由身體入門，而進入身體之上的另一個境地。

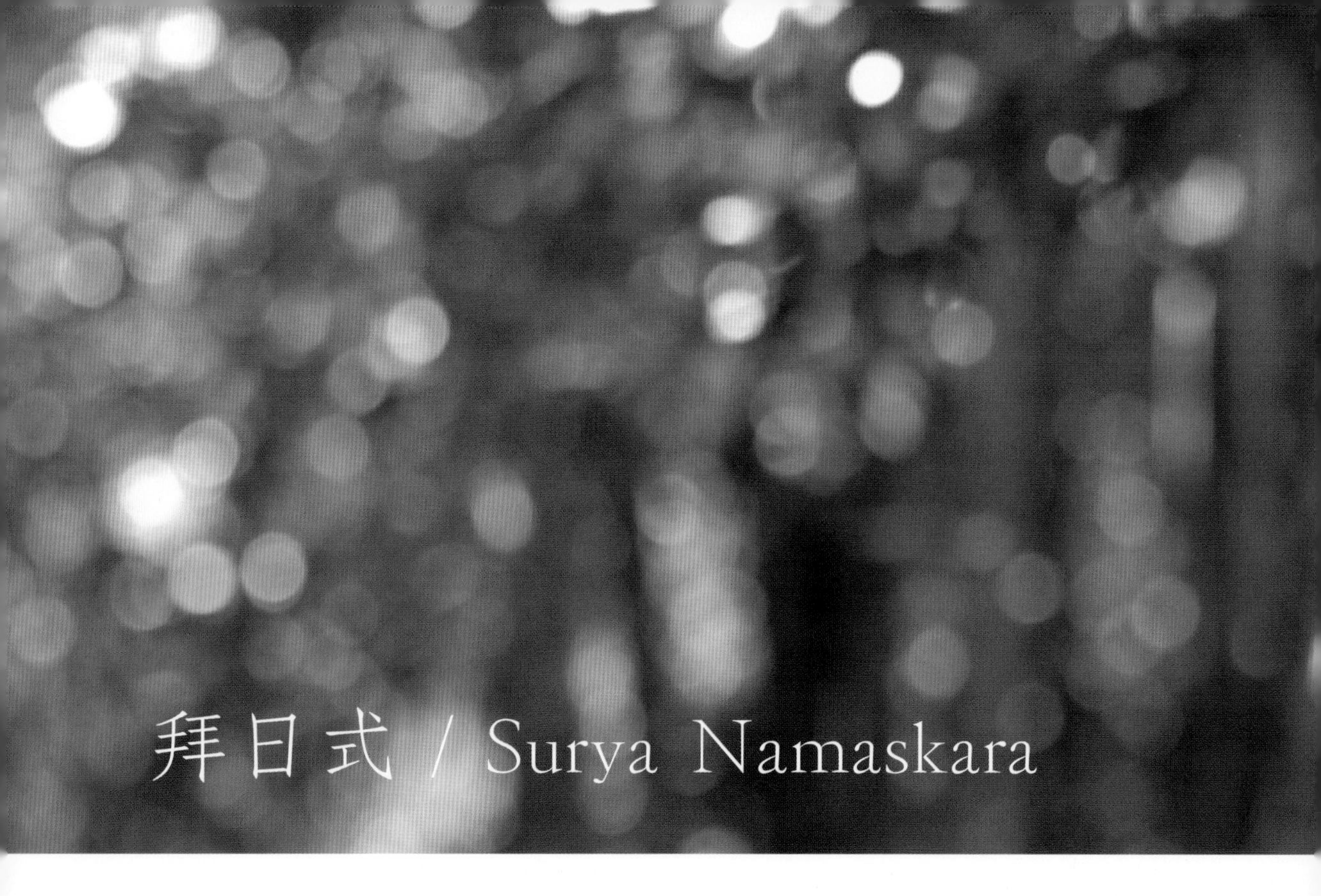

拜日式 / Surya Namaskara

阿斯坦加串連瑜珈每一次的練習都是以〔拜日式〕開始，分為A式與B式的〔拜日式〕不僅僅是暖身，更是接下來所有體位法動作與呼吸緊密配合的基礎和預備的練習。

在每一個動作的連接中，感受吸與呼對身體的不同影響，同時也藉由這一段為完整的練習定下基調，調整了身體同時也調整了心緒。

通常在幾次的〔拜日式 A〕之後，身暖了心也開始收了，〔拜日式 B〕的開始會更強化之前的感受，更容易專心、吸得更深、呼得更長。阿斯坦加特有的節拍感從〔拜日式〕第一回就開始，而內在的收心往往是慢慢由內而外地跟上來，等心定了之後，再來更多的動作甚至可以說都是由〔拜日式〕這個小縮影延續擴展開來。

～透過吸納朝日晨光的能量，不只是暖身，

更是向太陽、向大地獻上致意，同時向自己的身體獻上敬意。～

[拜日式 A] Surya Namaskara A

| Surya 太陽 | Namaskara 致意 | Sury Namaskara＝向太陽朝拜，致敬 |

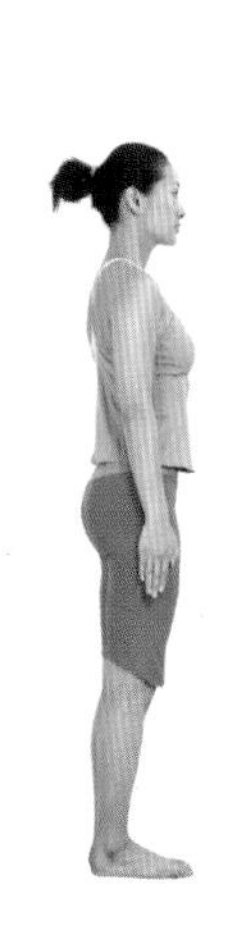

原點：腳併攏，手拼在身體兩側，站得挺直，小腹提。

! 尾骨稍往下，往內捲。

1

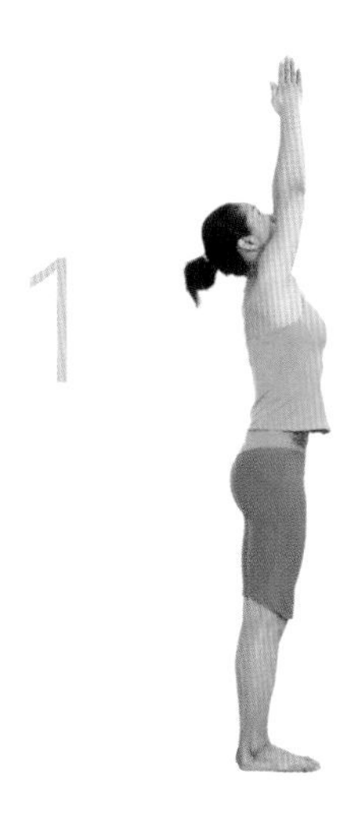

吸氣，兩手往上雙掌合十，眼睛往上看手掌。

! 肩膀往下。

2

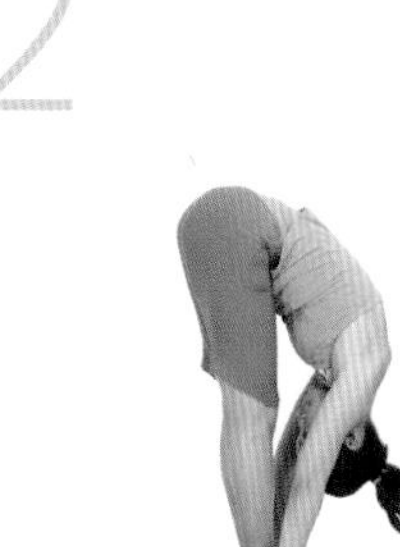

呼氣，身體與手一起往前拉長往下彎，手在腳掌兩側貼地，腹部貼近大腿，胸部貼近腳。

! 頸部延展拉長，肩胛骨離開耳朵。

! 保護膝蓋，腿可微彎。

3

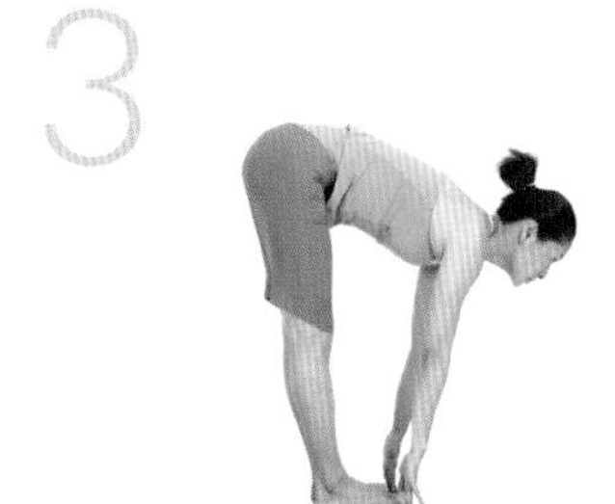

吸氣，脊柱向前拉長頭抬往遠方看，手指尖留在腳掌兩側。

! 不要過度將膝蓋往後推。

4

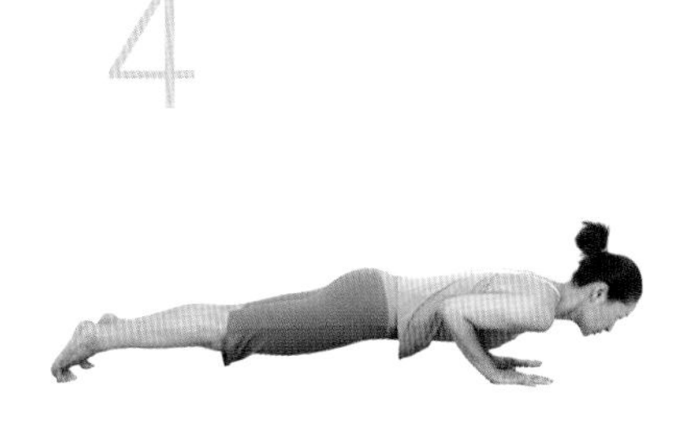

呼氣，往後走或跳，身體成一直線，可以貼著地面或離開地面約4～6公分高度，往前看。

! 手肘盡量靠近身體兩側維持在手腕上方，腳跟後推。

5

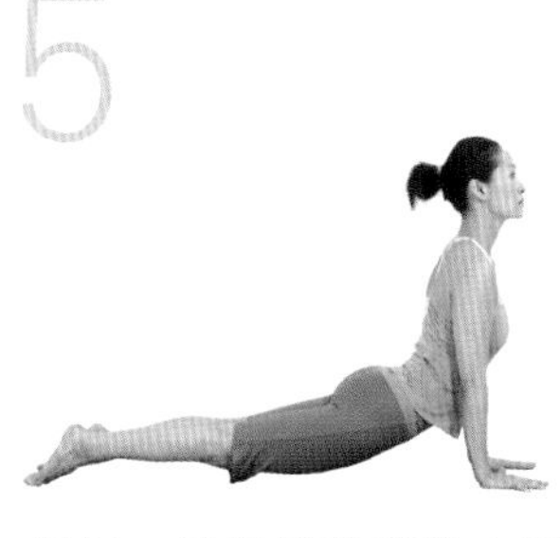

吸氣，將胸部往前往上開展，手慢慢打直，腳趾頭向外捲腳背貼地。

! 往前或往上看避免過度擠壓後頸部，臀部避免夾緊。

6

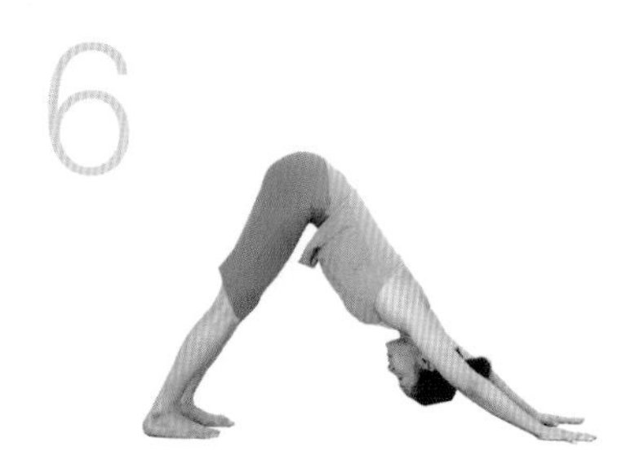

呼氣，將臀部往後推高，將尾骨到頭頂盡量延展拉長，腳跟往下踩，腳打直，向肚臍方向看，停留5個呼吸。

❗ 注意手掌平均用力平貼地面。避免肋骨往下凸出及肩部往中間夾。

7

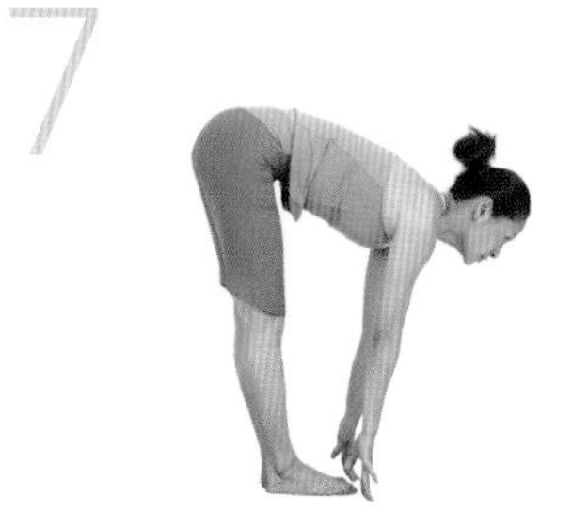

吸氣，看著兩手之間走或向前跳到雙手之間，頭抬往前看，脊椎延展。

8

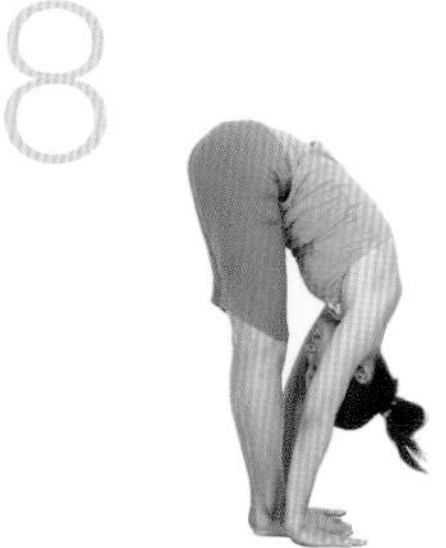

呼氣，向前彎下。

9

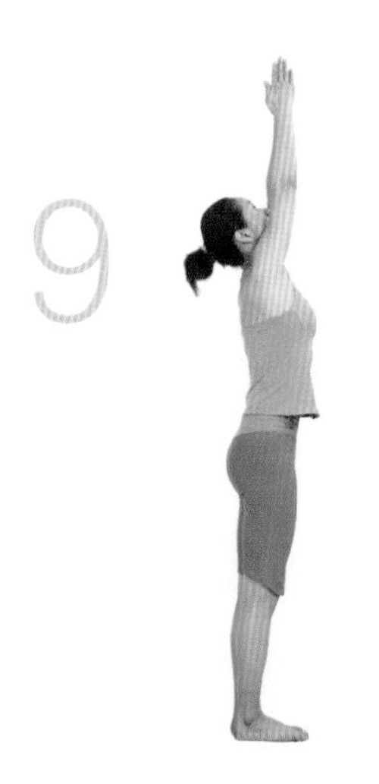

吸氣，雙手往上站起來，往上看雙手合十。

10

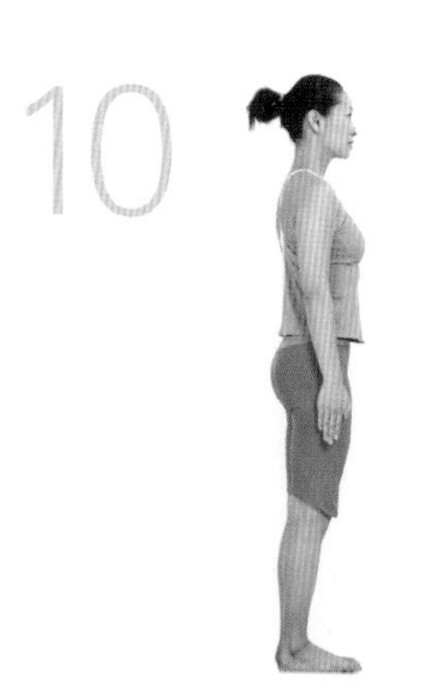

回原點：
呼氣，雙手往下，腿站直。

➔ 重覆5次，接〔拜日式B〕。

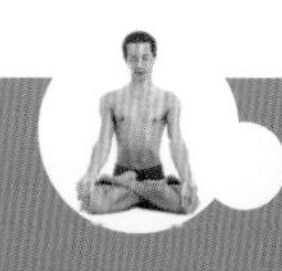

有時練習時間不足或許可以省略其它動作，但〔拜日式〕應該是每一次練習都包括的。

[拜日式B] Surya Namaskara B

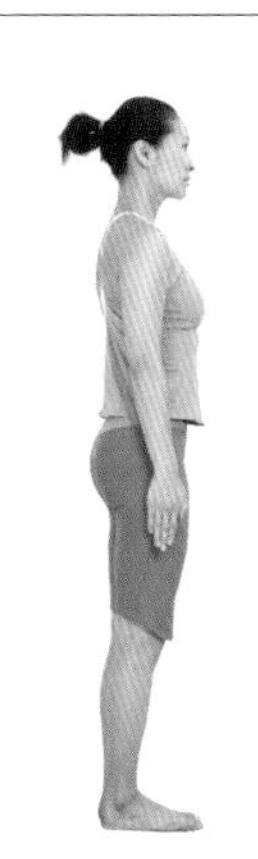

原點：站立挺直，腳拼攏
手在身體兩側。

1

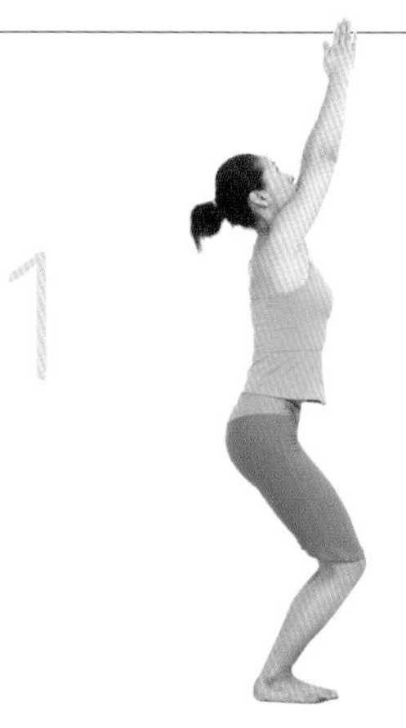

吸氣，雙手往上同時雙腳彎曲，雙手掌合十，頭抬看手掌。

❗ 膝蓋彎度保持在腳趾頭上方。
❗ 避免肋骨凸出。
❗ 腰椎與尾骨要往下拉長延展。

2

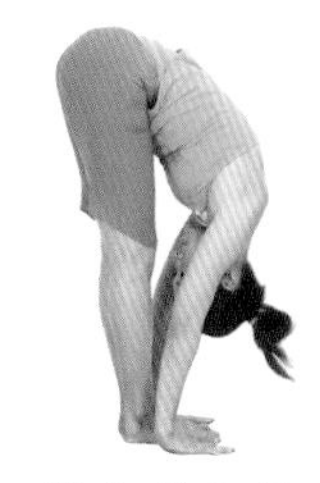

呼氣，邊往前拉長上半身，邊打直雙腿往下彎貼近雙腿。

3

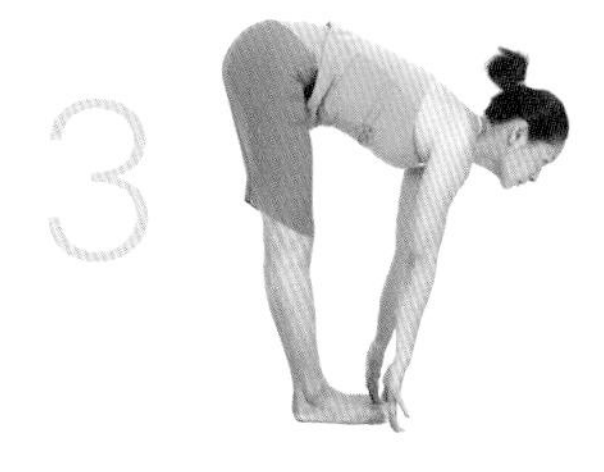

吸氣，頭抬胸提脊椎往前延展，手指尖留在腳掌兩側。

4

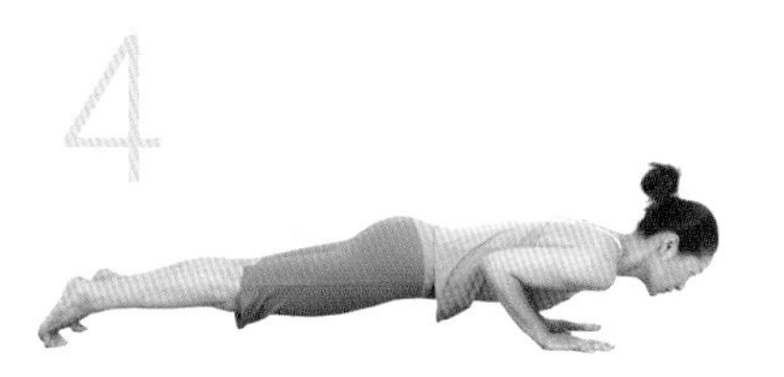

呼氣，往後走或跳盡量將身體挺直平行並離開地面。

5

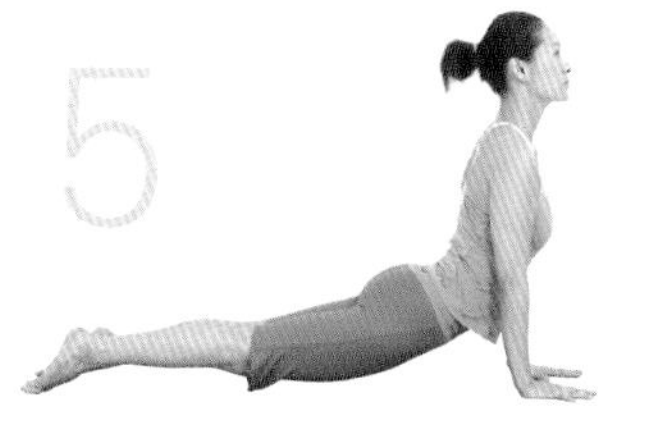

吸氣，胸部往前往上開展，腳背平貼於地面。

6

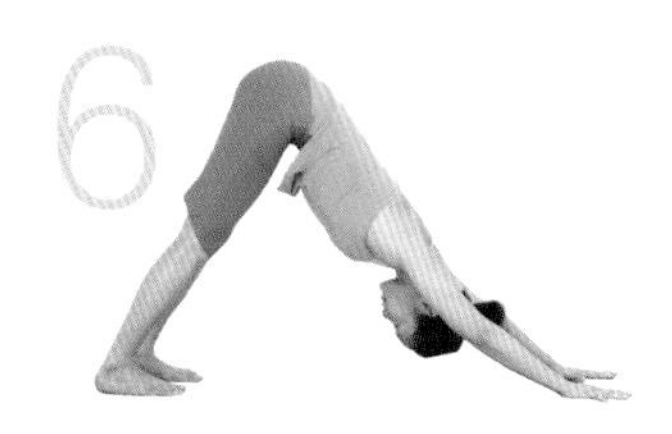

呼氣，將臀部往後推高，雙手掌平貼地面與上半身盡量成一直線，腳跟踩地面。

7

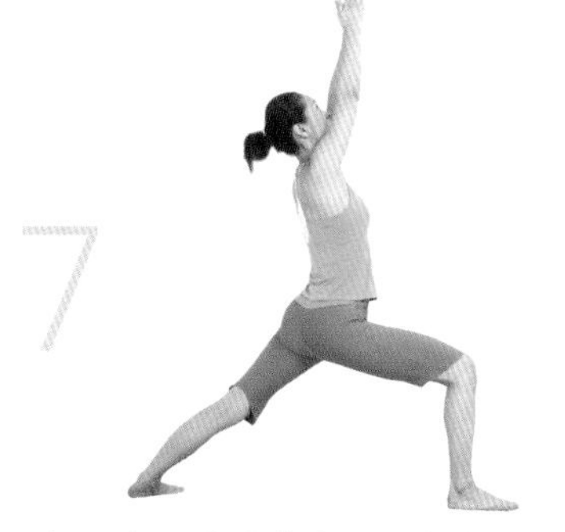

吸氣，左腳掌往外約60˚的斜角，右腳往前踩一大步，踩在雙手之間，右腳保持約90˚的彎度，雙手往上打直，雙手掌合十，頭抬看手掌。

❗ 後腳有力往後，腳掌貼地。
❗ 上身往上挺直，不往後彎。

8

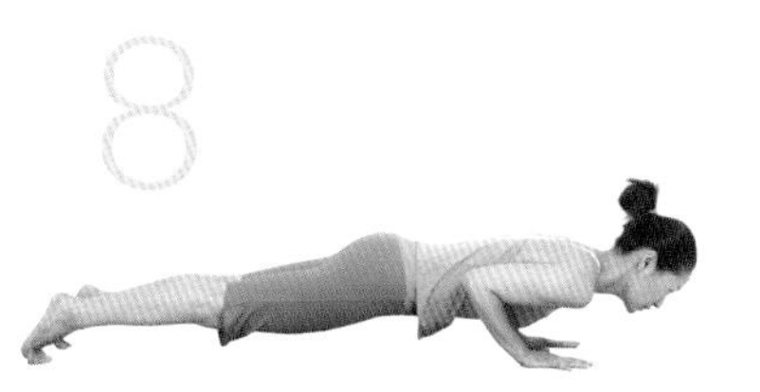

呼氣，雙手往下手掌貼地，腳往後身體離開地面，背與上手臂平行成一直線，往前看。

9

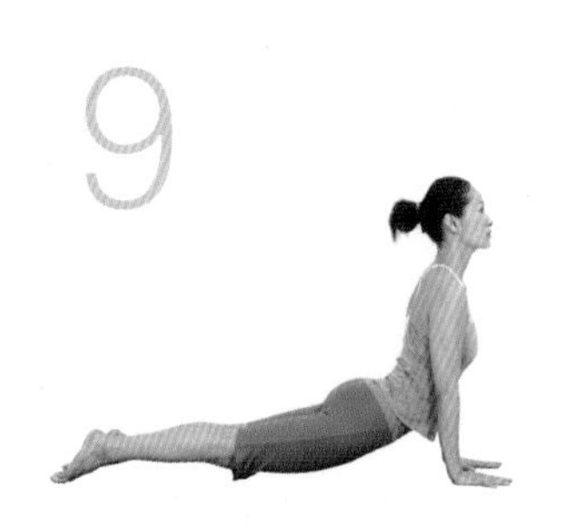

吸氣，胸部往前往上開展手打直，腳背貼地，往前或往上看。

10

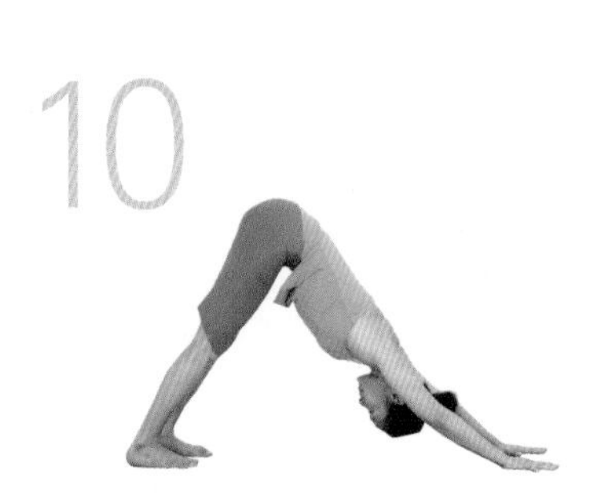

呼氣，臀部往後推高，腳趾頭捲過去腳跟著地，上半身與手臂成一直線，往肚臍看。

11

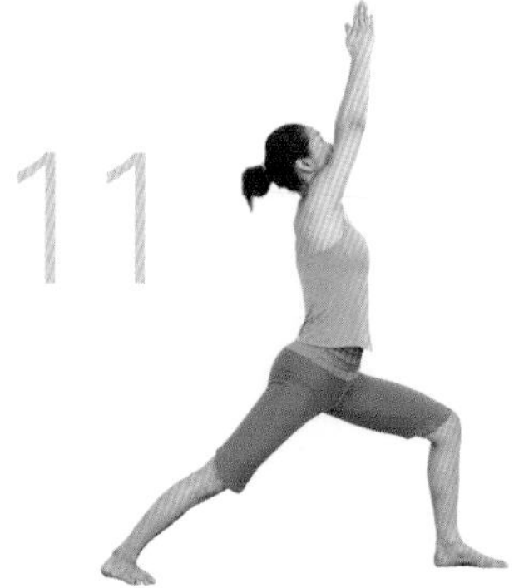

吸氣，左腳往前一大步。

12

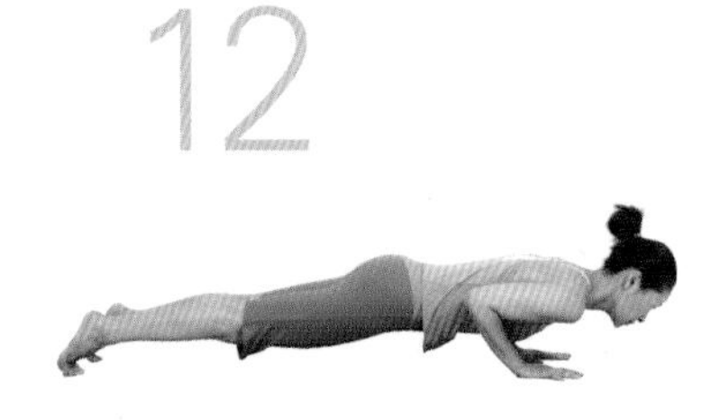

呼氣。

13

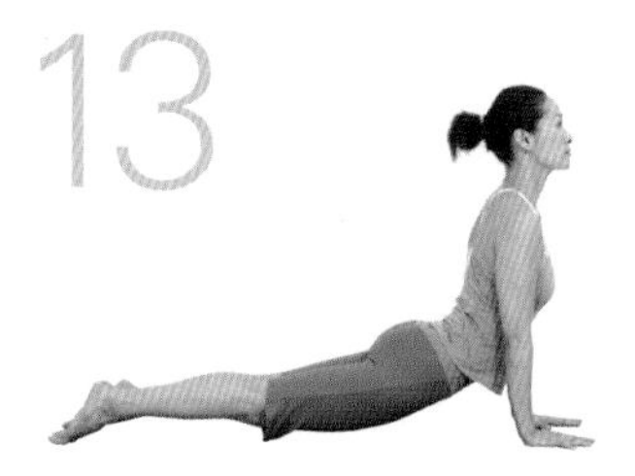

吸氣。

14

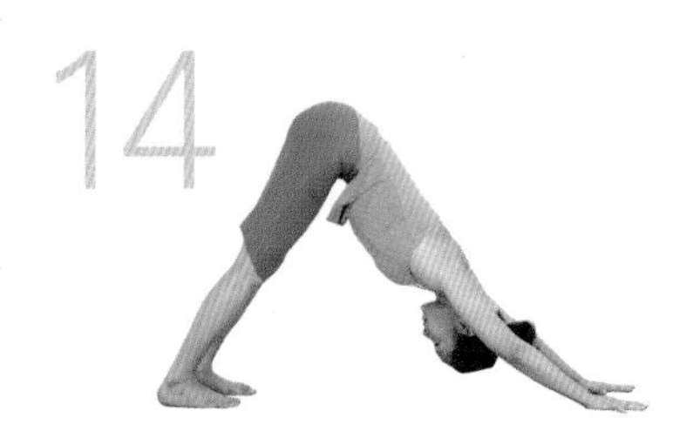

呼氣，在這裡停留5個呼吸。

15

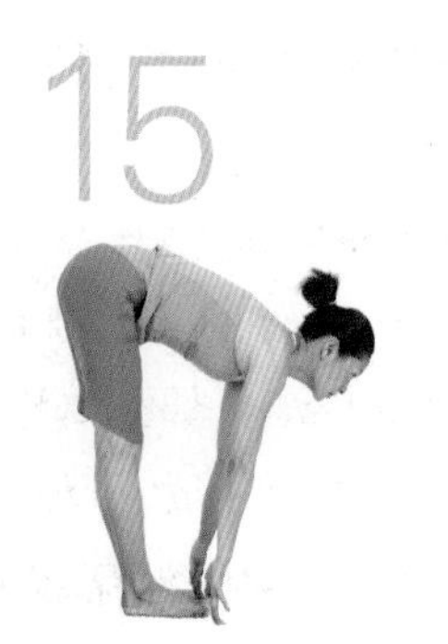

吸氣。

16

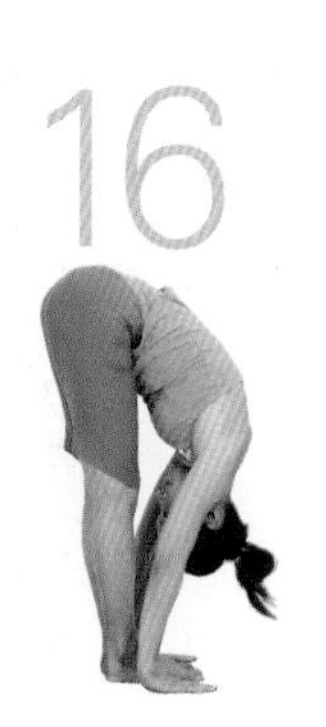

呼氣。

17

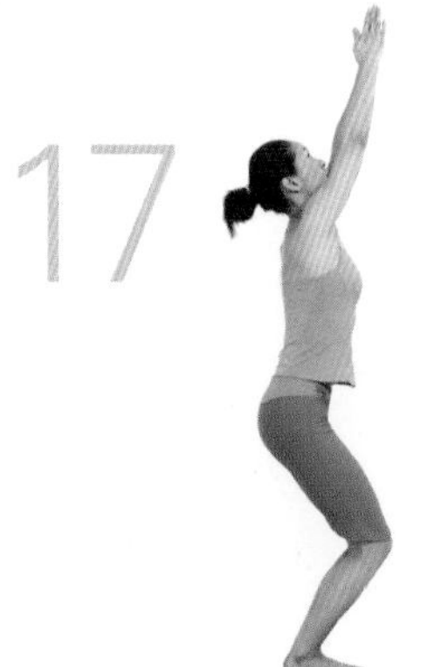

吸氣，手向上。

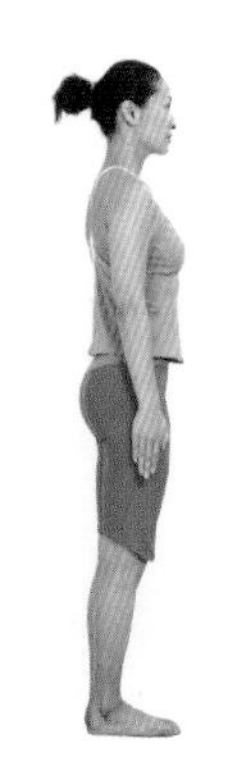

回原點：
呼氣，雙手往下，腿站直。

➔ 重覆5次，接站姿動作。

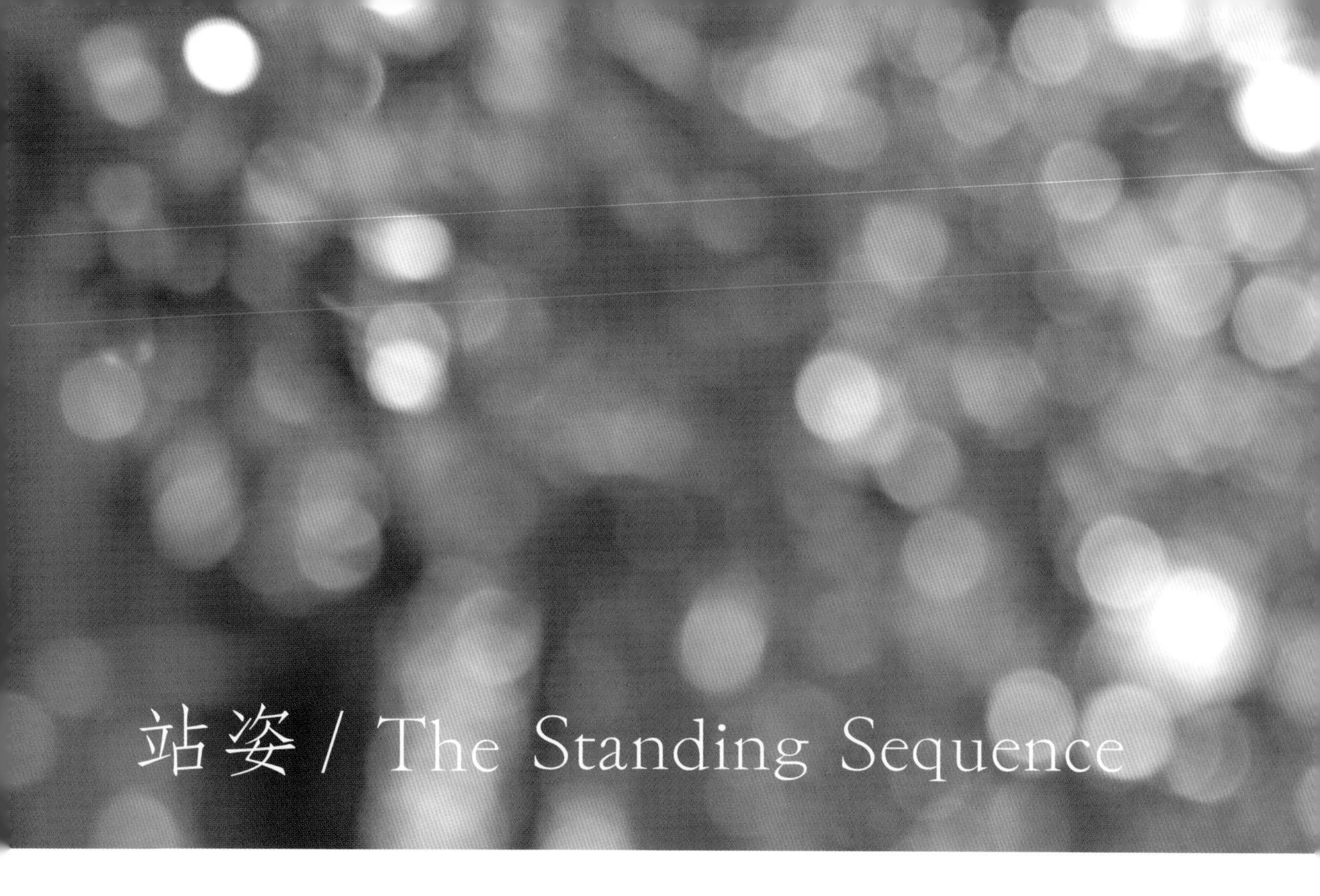

站姿 / The Standing Sequence

阿斯坦加所有等級的站姿幾乎是完全相同的，站立的體位法非常有利於練習者強化雙腿——下盤的穩定度以及相當程度的延展性，對於髖關節的靈活度也有很好的幫助。
在〔拜日式〕暖身之後，由這一系列的站立動作來開始，彷彿在提醒我們——所有的練習者都必須要先學會站才去開始跑開始跳，就像一個小小孩在地上爬行摸索、站立走路、跑跳的過程。
站的動作除了是肌耐力的考驗也往往是平衡感的測試。站的動作讓我們對於地心引力的作用有著深深的感受。在使用肌耐力、平衡感的過程，學習與地心引力達到一個和諧又有力往上往外在的均衡點延展擴張的同時，又能兼顧往下朝內的穩定力量。

學習如何使用雙腳——尤其是整個腳底，像大樹樹根一般地深深駐紮於地底將是所有站立體位法的根基。只有我們的腳穩了、根實了所有的枝葉才會茂密，我們才有向上迎向無限天空的可能。

～站姿——穩定我們的下盤，再學跑再學跳。～

[站立前彎式] 拉腳姆趾 Padangustansana

| Pada 腳掌 | Angusta 腳姆趾 | Asana 體位法 |

👁：鼻尖

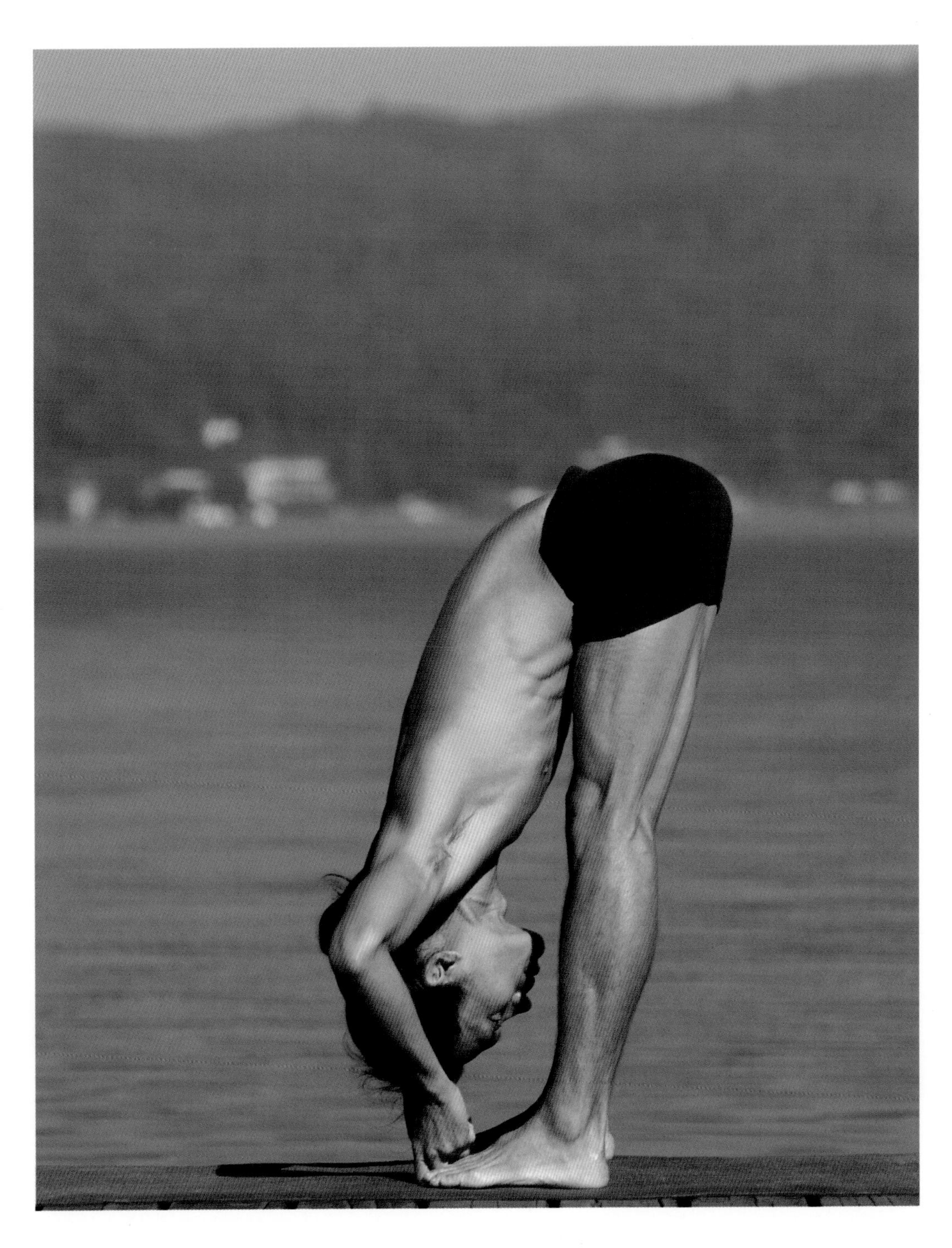

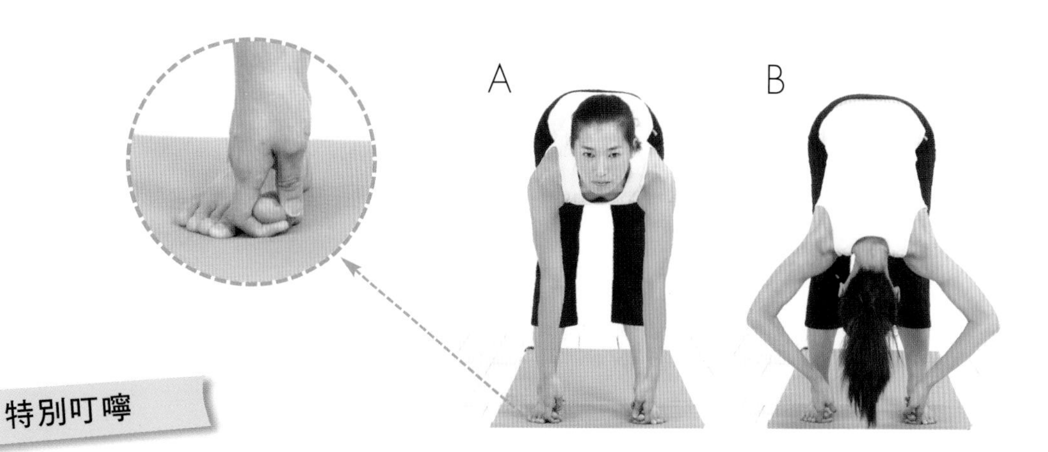

特別叮嚀

- 肩胛骨離開耳朵，向兩側開展。
- 頸椎延展拉長，頭頂往地面拉長。

1. 吸氣，腳掌打開與臀同寬，雙手拉到腳姆趾，上半身往前延展，頭抬往前看。（圖A）
2. 呼氣，往前彎下來，打直身體往下延展，手肘往兩側開展。（圖B）

★ 停留5個呼吸。

3. 吸氣，頭抬起身體往前延展。（回圖A）

➔ **由此接下一個體位法。**

初學者的替代動作：

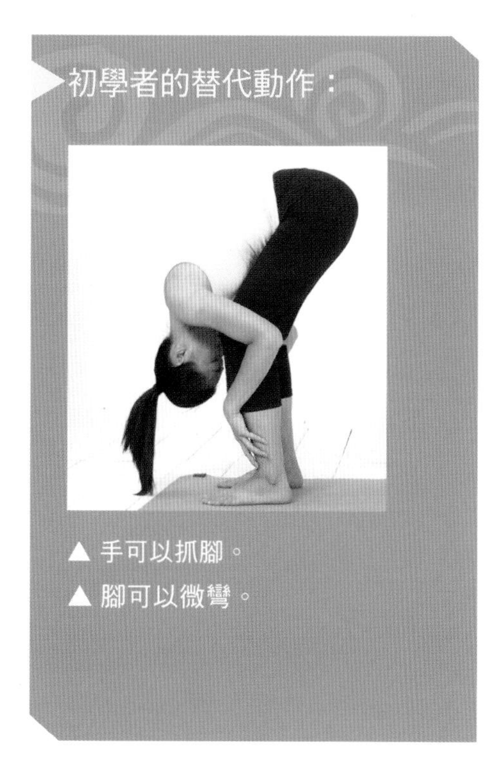

▲ 手可以抓腳。
▲ 腳可以微彎。

[站立前彎式] 腳踩手掌 Padahastasana

| Pada 腳掌 | Hasta 手 |

👁：鼻尖

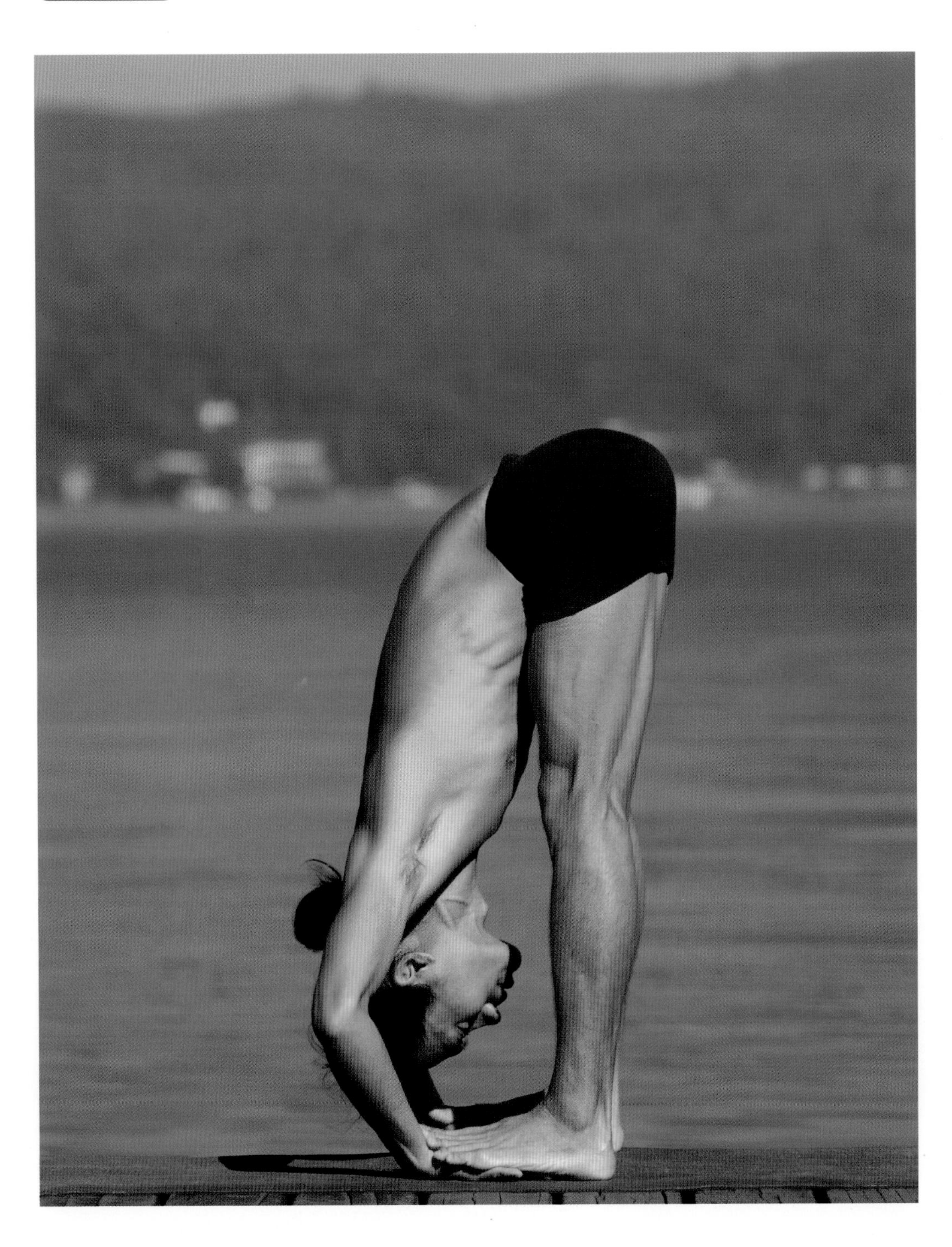

A B C

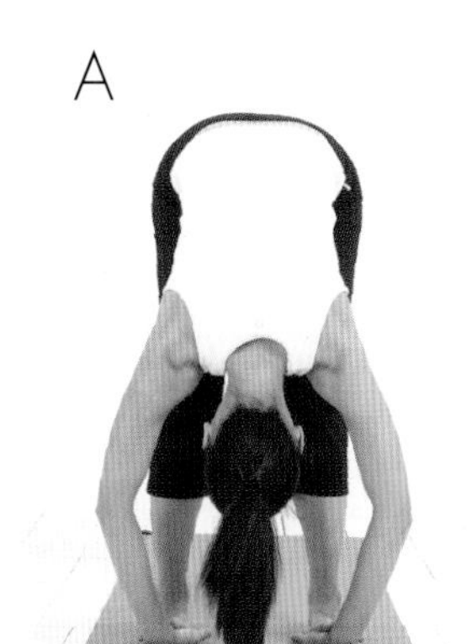

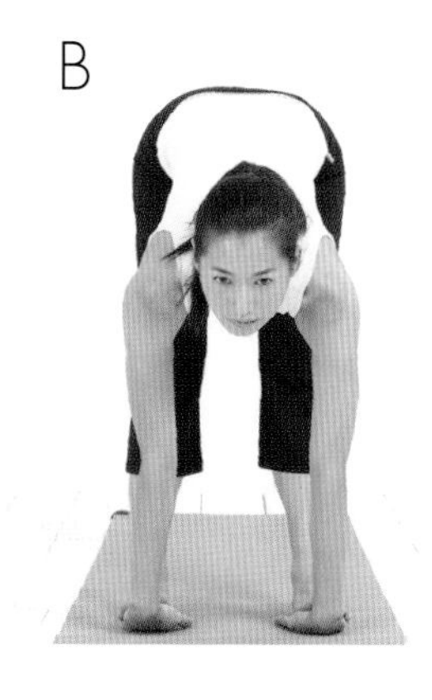

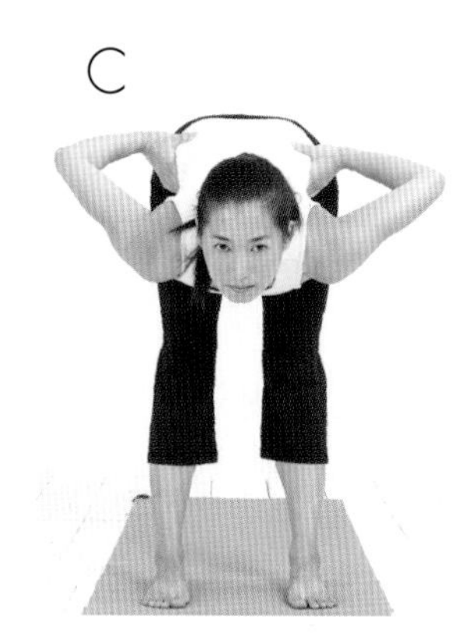

1. 呼氣，把手掌伸進腳掌底下踩住手心，身體前彎向下延展。（圖A）
2. 吸氣，頭抬胸提往前延展。（圖B）
3. 呼氣，再向下彎。（回圖A）

★ 停留5個呼吸。

4. 吸氣，頭抬胸提。
5. 呼氣，雙手插腰。（圖C）
6. 吸氣，站起來。
7. 呼氣，雙腳拼攏，雙手併在身體兩側。

➔ **由此接下一個體位法。**

初學者的替代動作：

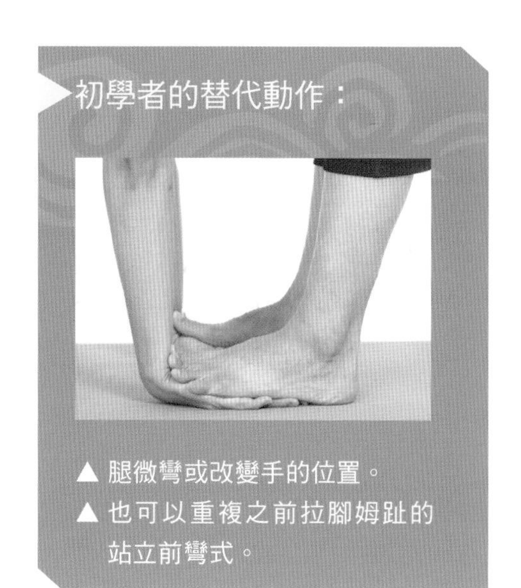

▲ 腿微彎或改變手的位置。

▲ 也可以重複之前拉腳姆趾的站立前彎式。

[三角式] Utthita Trikonasana

| Utthita 延展的 | Tri 三 | Kona 角度 |

👁：手掌

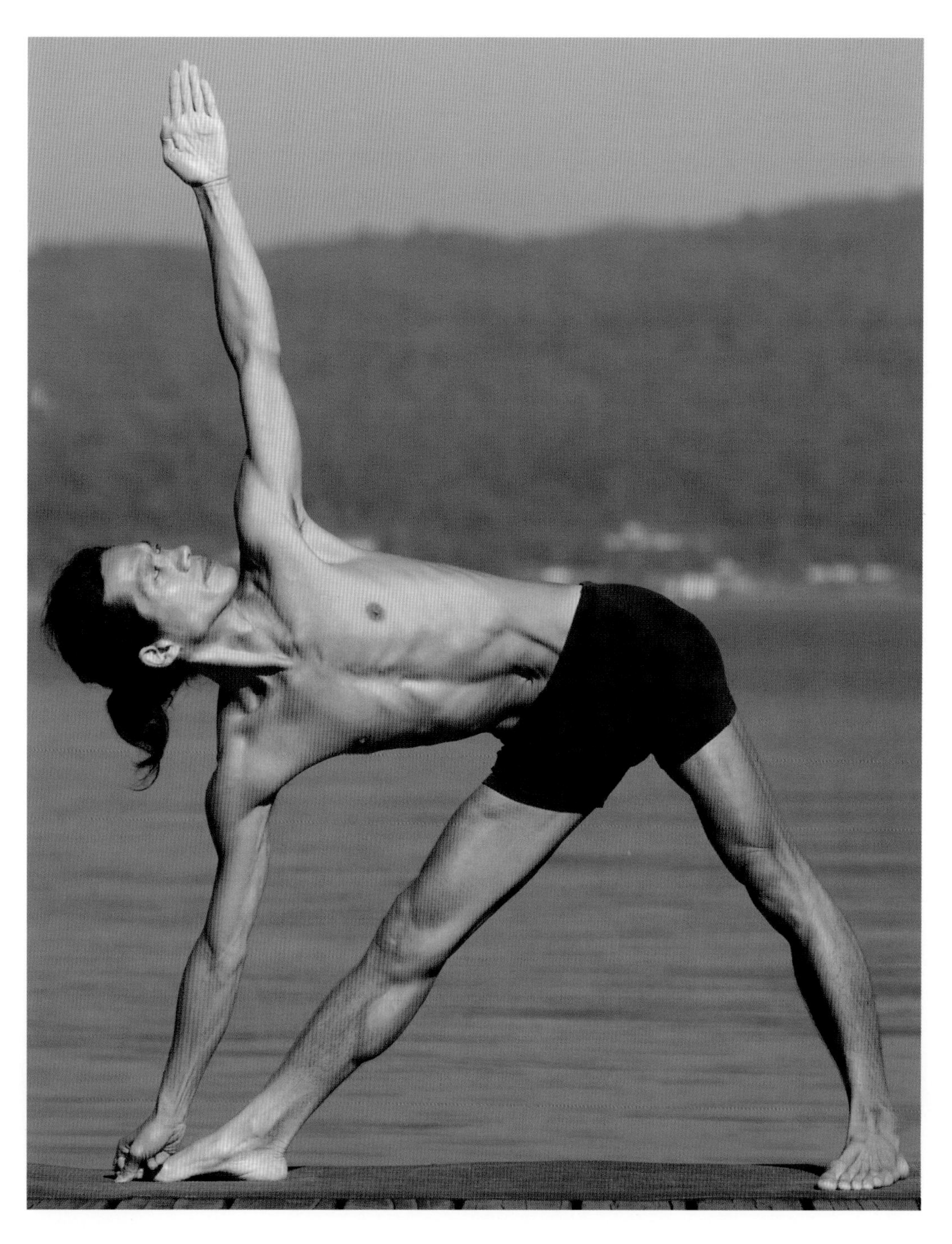

特別叮嚀

- 雙腳開展的距離約莫一隻腿的長度，
- 讓身體往側面彎下時脊椎可以跟地面平行。
- 上身盡量與腿的線條對齊，避免前傾。
- 後腳掌踩穩地面。
- 雙手皆有力的擴張延展。
- 請勿過度壓膝蓋。

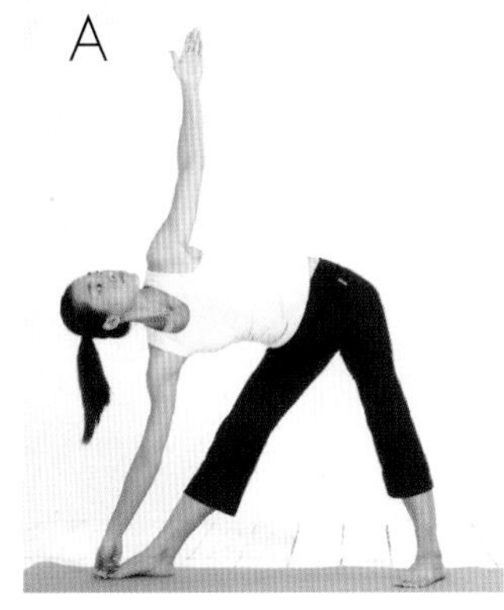

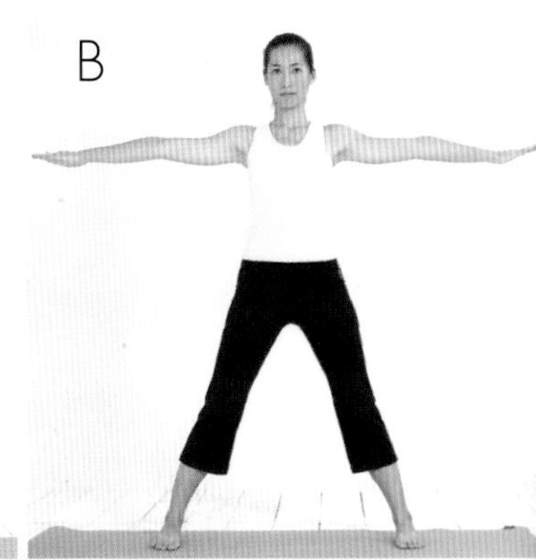

1. 吸氣，身體轉向右側，雙臂開展與肩同高掌心朝下，雙腳打開腳掌外側互相平行。
2. 呼氣，右腳掌向右（外）轉90°，左腳掌向內轉約30°，身體往右手方向延展再向下彎，用右手來拉住右腳姆趾，往上看手掌。（圖A）

★ 停留5個呼吸。

3. 吸氣，站起來雙手臂保持開展，右腳往內轉回來。（圖B）
4. 呼氣，重複（2）往左腳方向延展彎下。

★ 停留5個呼吸。

5. 吸氣，起身雙手臂保持開展，左腳掌轉進來。

➔ **由此接下一個體位法。**

初學者的替代動作：

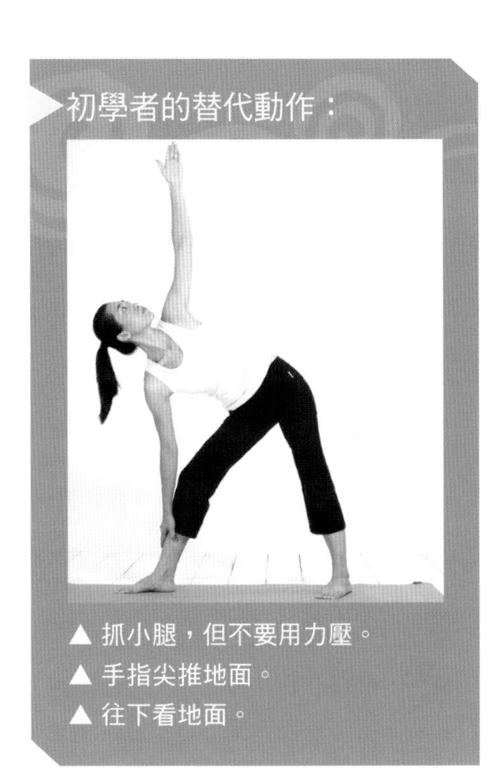

▲ 抓小腿，但不要用力壓。
▲ 手指尖推地面。
▲ 往下看地面。

[轉腰三角式] Parivritta Trikonasana

| Parivritta 扭轉的 | Tii 三 | Kona 角度 |

👁：手掌

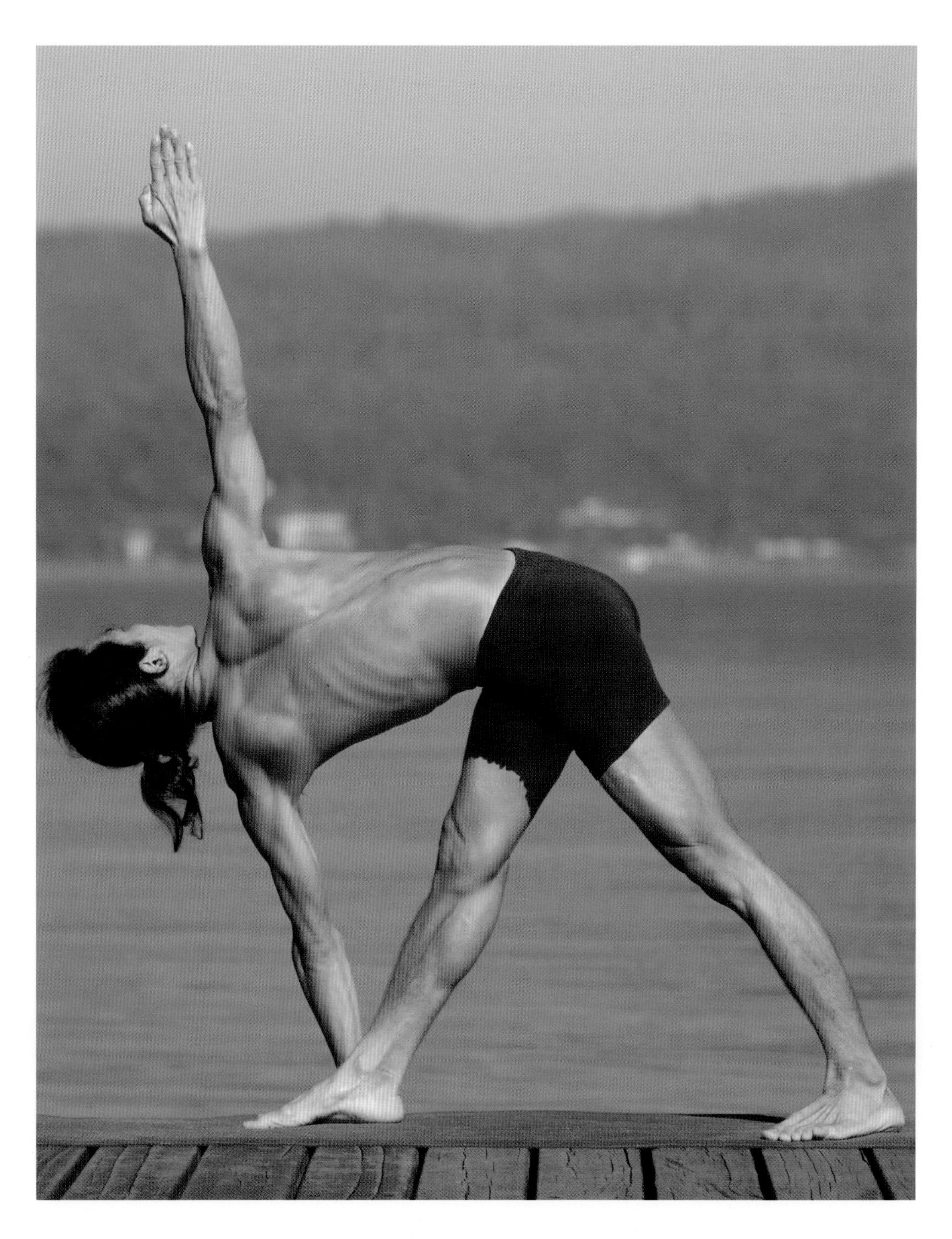

特別叮嚀

- 雙腳開展的距離約莫一隻腿的長度，
- 讓身體往側面彎下時脊椎可以跟地面平行。
- 上身盡量與腿的線條對齊，避免前傾。
- 後腳掌踩穩地面。
- 雙手皆有力的擴張延展。
- 請勿過度壓膝蓋。

初學者的替代動作：

▲ 指尖推地或手抓腳。
▲ 往下看地面。

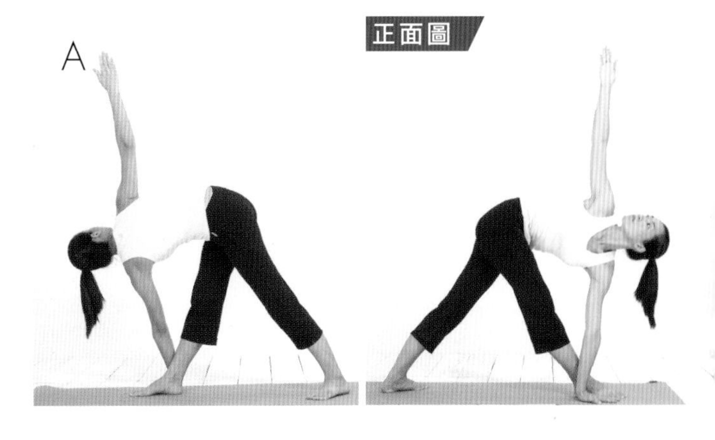

1. 呼氣，右腳掌往右轉90°，左腳掌向內轉約45°，身體轉向右腳，左手臂拉高向右腳方向延展再隨著身體往下彎，左手掌貼在右腳掌外，右手臂向上延展，視線往上看右手掌。（圖A）

★ 停留5個呼吸。

2. 吸氣，站起來雙腳掌轉回來。
3. 呼氣，向左邊重複（1）。

★ 停留5個呼吸。

4. 吸氣，站起來腳掌轉正。
5. 呼氣，身體向左轉，手腳拼攏回來原點。

➔ **由此接下一個體位法。**

[側邊延展式] Utthita Parsvakonasana

| Utthita 延展的 | Parsva 側面邊 | Kona 角度 |

👁：手掌

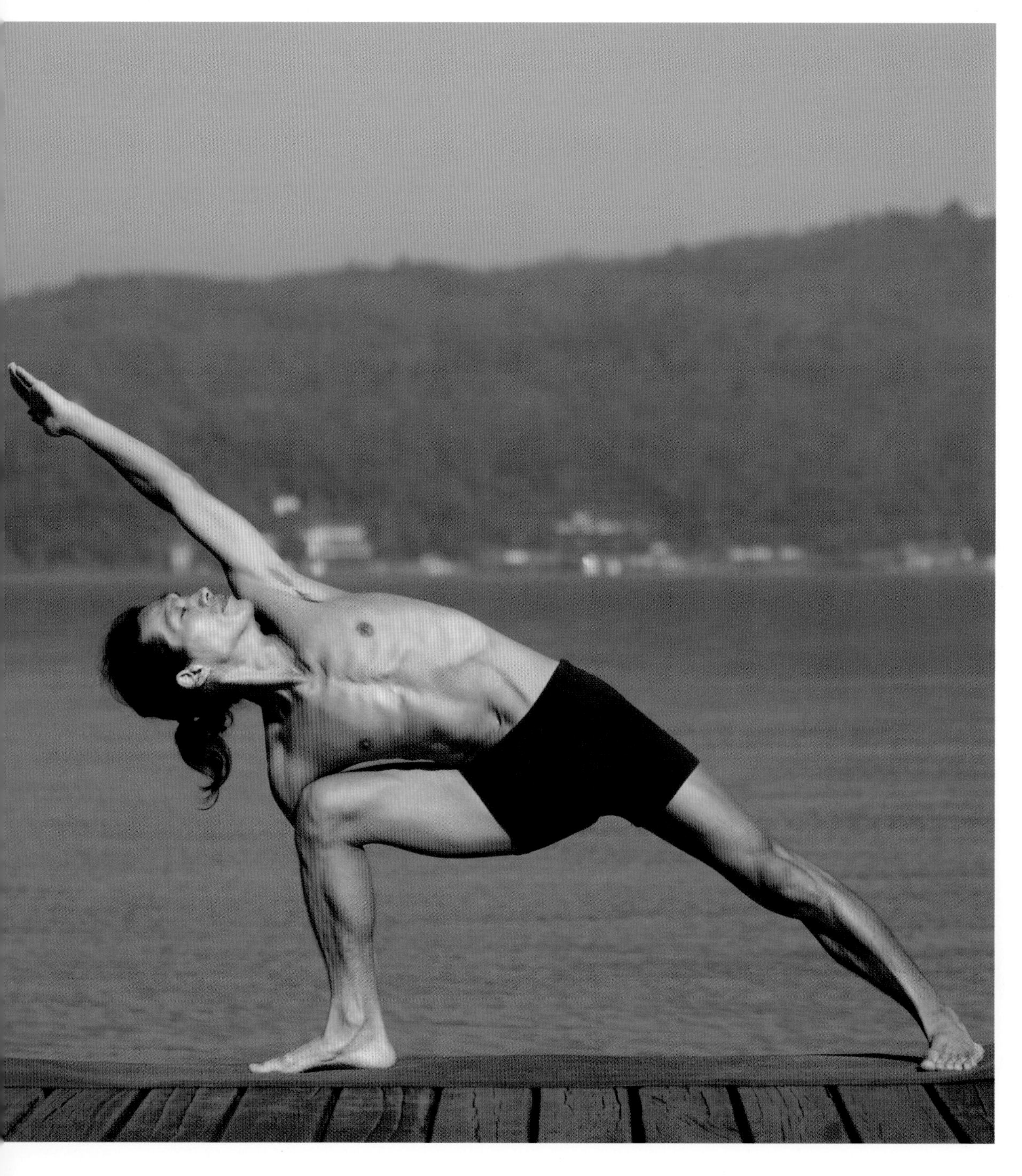

特別叮嚀

- 左腳掌微往內轉，整個腳掌完整貼地。
- 右腳彎約90° 膝蓋保持在腳踝正上方
- 留意身體兩側對等延展。
- 避免肋骨凸出。
- 保持雙腿對等力道支撐身體重量。
- 彎腳膝蓋與上手臂相互平行，輕輕互推垂直於地面。

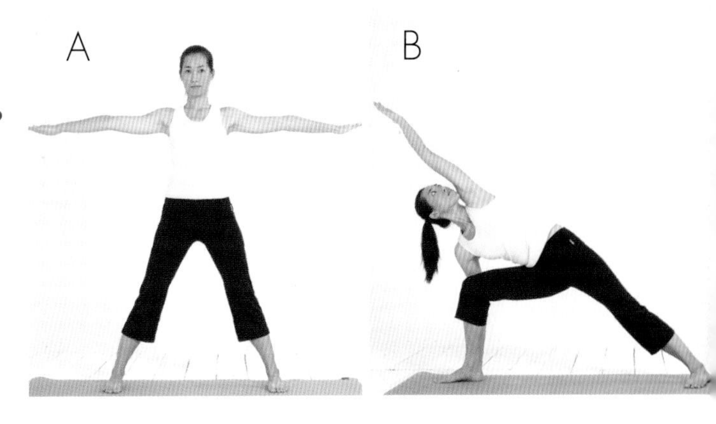

1. 吸氣，向右兩腳打開，雙手臂開展與肩同寬。（圖A）
2. 呼氣，右腳掌向右轉90°，右腿彎右手掌貼在右腳掌外的地面上，左手臂與左腳及左側身體成一斜線往上延展，往上看手。（圖B）

★ 停留5個呼吸。

3. 吸氣，站起來腳掌回復平行。
4. 呼氣，重複（2）往左腳。

★ 停留5個呼吸。

5. 吸氣，站起來腳掌平行。

➔ **由此接下一個體位法。**

初學者的替代動作：

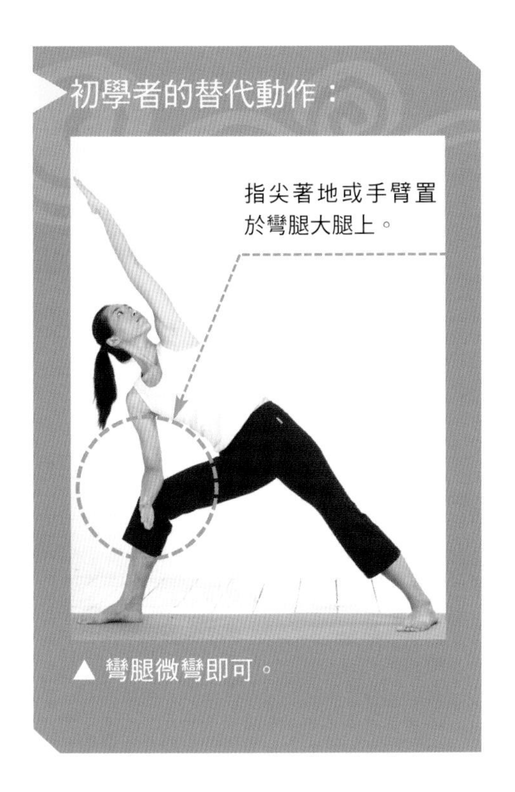

▲ 彎腿微彎即可。

[轉腰側邊延展式] Parivritta Parsvakonasana

| Parivritta 扭轉的 | Parsva 側邊 | Kona 角度 |

👁：手掌

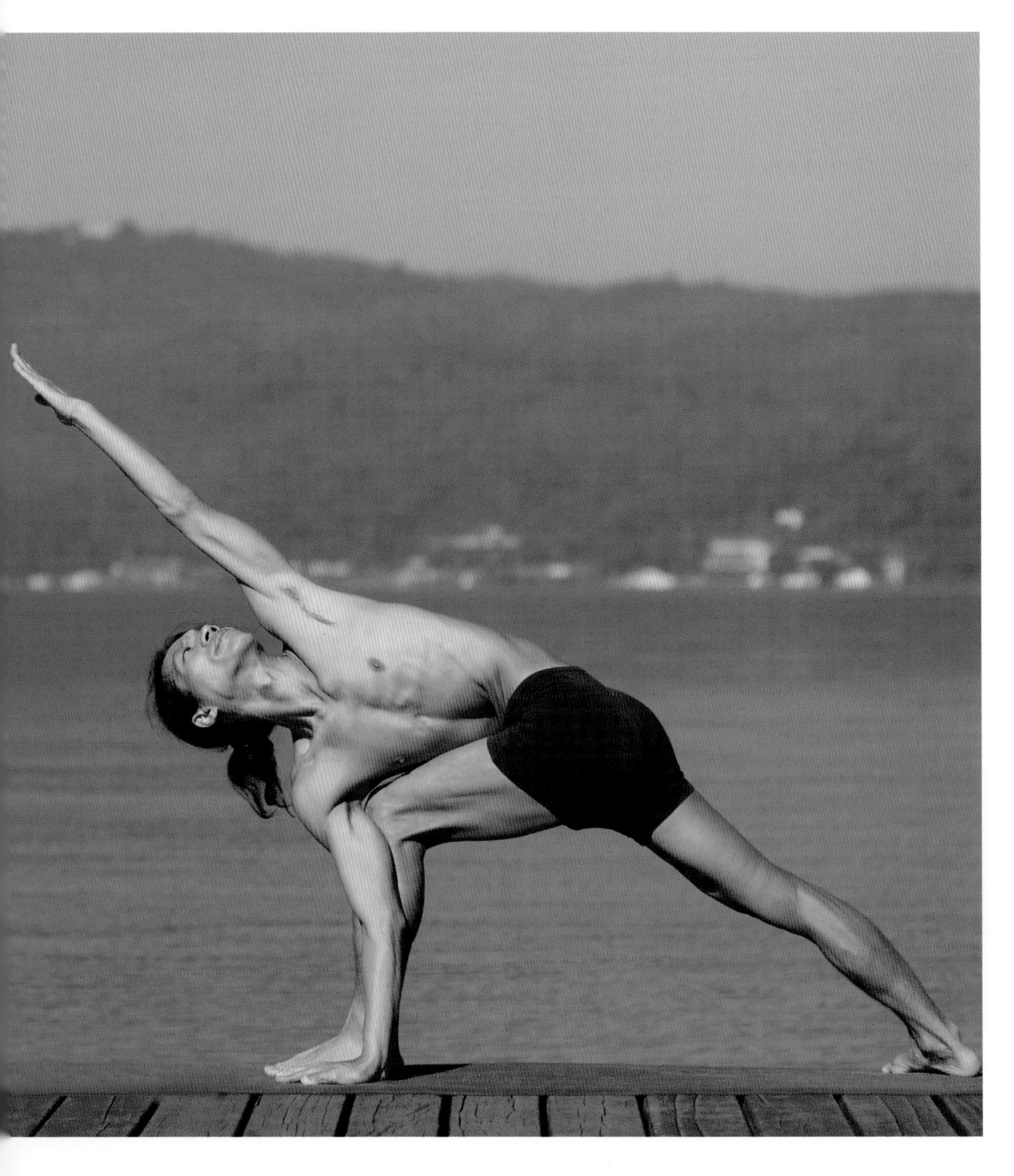

特別叮嚀

- 保持彎腳膝蓋在腳踝上方。
- 善用腳與手相互推抵的作用力，來穩定與創造延展的張力。
- 留意後方打直腿的腳掌踩實踩穩。

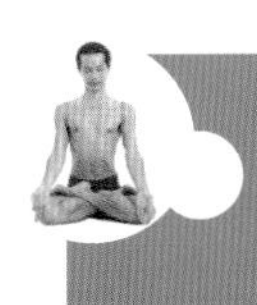

這是一個很有挑戰性的動作，放鬆你的肩、放軟你的心呼吸。

初學者的替代動作：

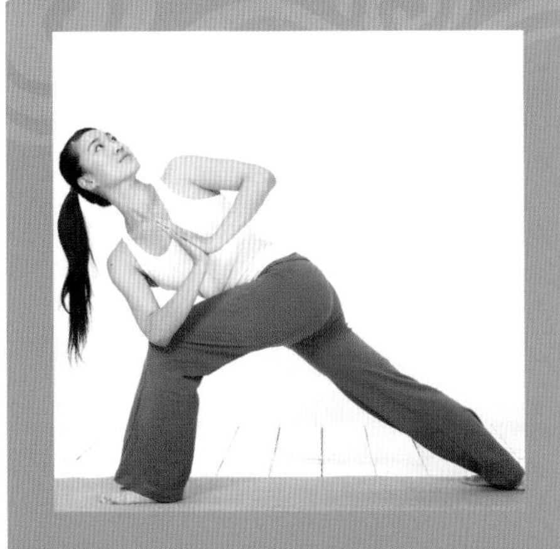

▲ 後腿可以跪地。
▲ 雙手可以合十，不必貼地。
▲ 胸部保持開展，脊椎保持延展拉長。

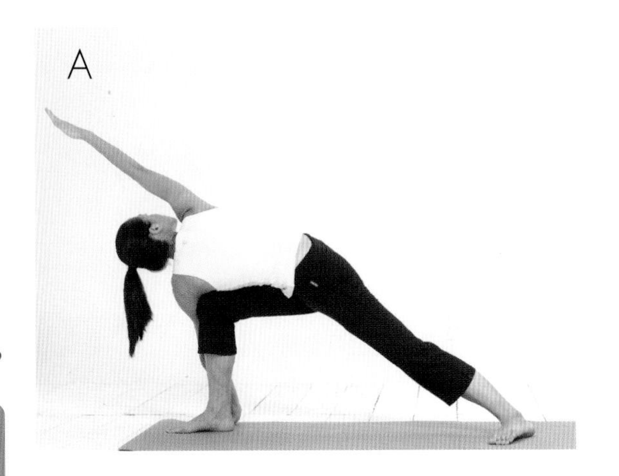

1. 呼氣，右腳掌往外轉90°，左腳掌往內約30°，身體再往右邊扭轉，右腿彎90°左手臂放在右膝蓋外側，左手掌貼在右腳掌外邊的地面上，右手臂沿著左腿與上半身的斜線延展向上，視線往右手掌看。（圖A）

★ 停留5個呼吸。

2. 吸氣，站起來腳掌回復平行，雙手臂開展。
3. 呼氣，轉向左腳重複（1）。

★ 停留5個呼吸。

4. 吸氣，站起來。
5. 呼氣，站回原點。

➔ **由此接下一個體位法。**

[雙腳開展前彎式 A] Prasarita Padottanasana A

| Prasarita 開展 | Pada 腳掌 | Utana 深度延展 |

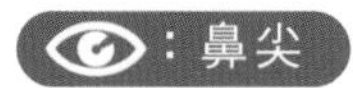：鼻尖

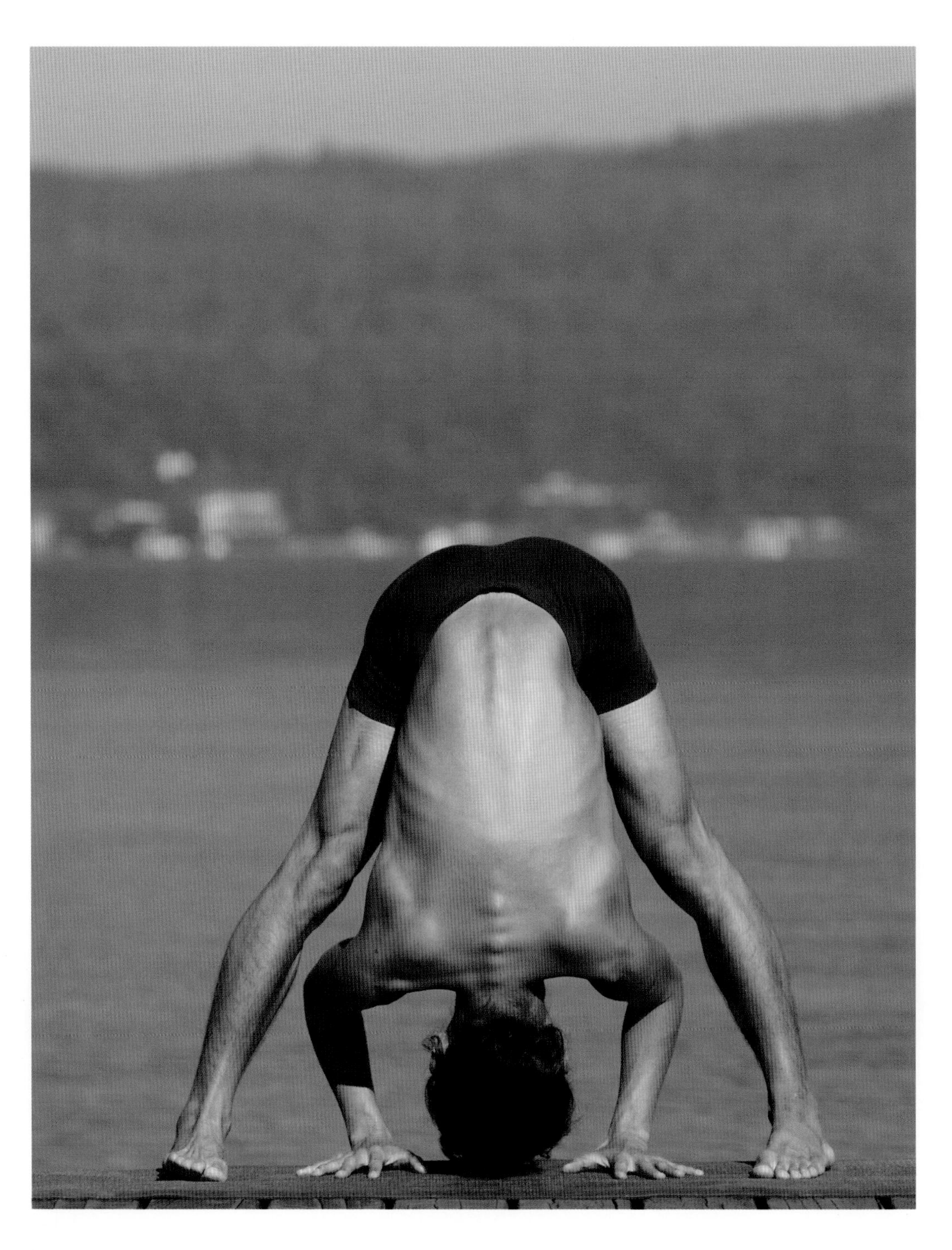

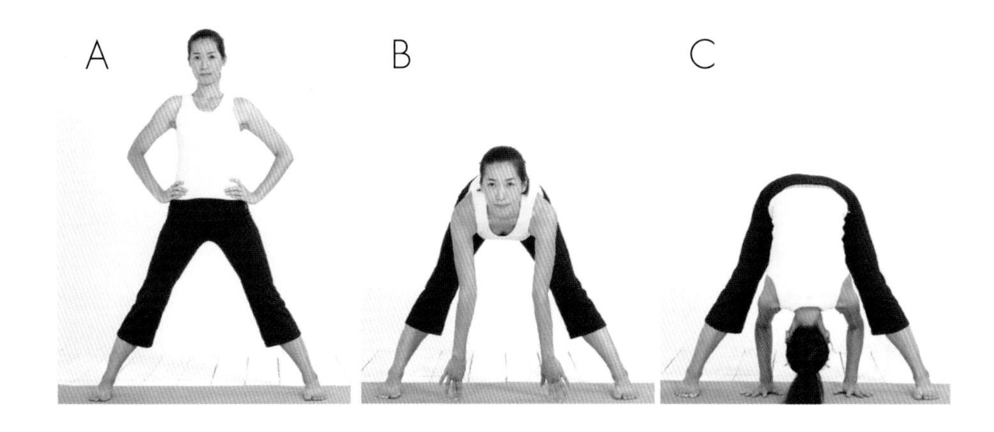

1. 吸氣，向右轉90°雙腳打開，雙手插腰，腳掌平行，身體往上延展往上看。（圖A）
2. 呼氣，向前延展上半身向下彎，手掌貼地。
3. 吸氣，胸提頭抬，脊椎向前延展。（圖B）
4. 呼氣，再往下彎，頭頂朝地面靠近。（圖C）

★ 停留5個呼吸。

5. 吸氣，頭抬胸提，脊椎向前延展。（回圖B）
6. 呼氣，雙手插腰，身體保持往前延展。
7. 吸氣，站起來。
8. 呼氣，留在原地。

➔ **由此接下一個體位法。**

特別叮嚀

- 雙手距離與肩同寬，肩胛骨往上推往兩側開展。
- 盡量拉長延展脊柱。
- 雙腿有力地挺直支撐。

[雙腳開展前彎式 B] Prasarita Padottanasana B

| Prasarita 開展 | Pada 腳掌 | Utana 深度延展 |

👁：鼻尖

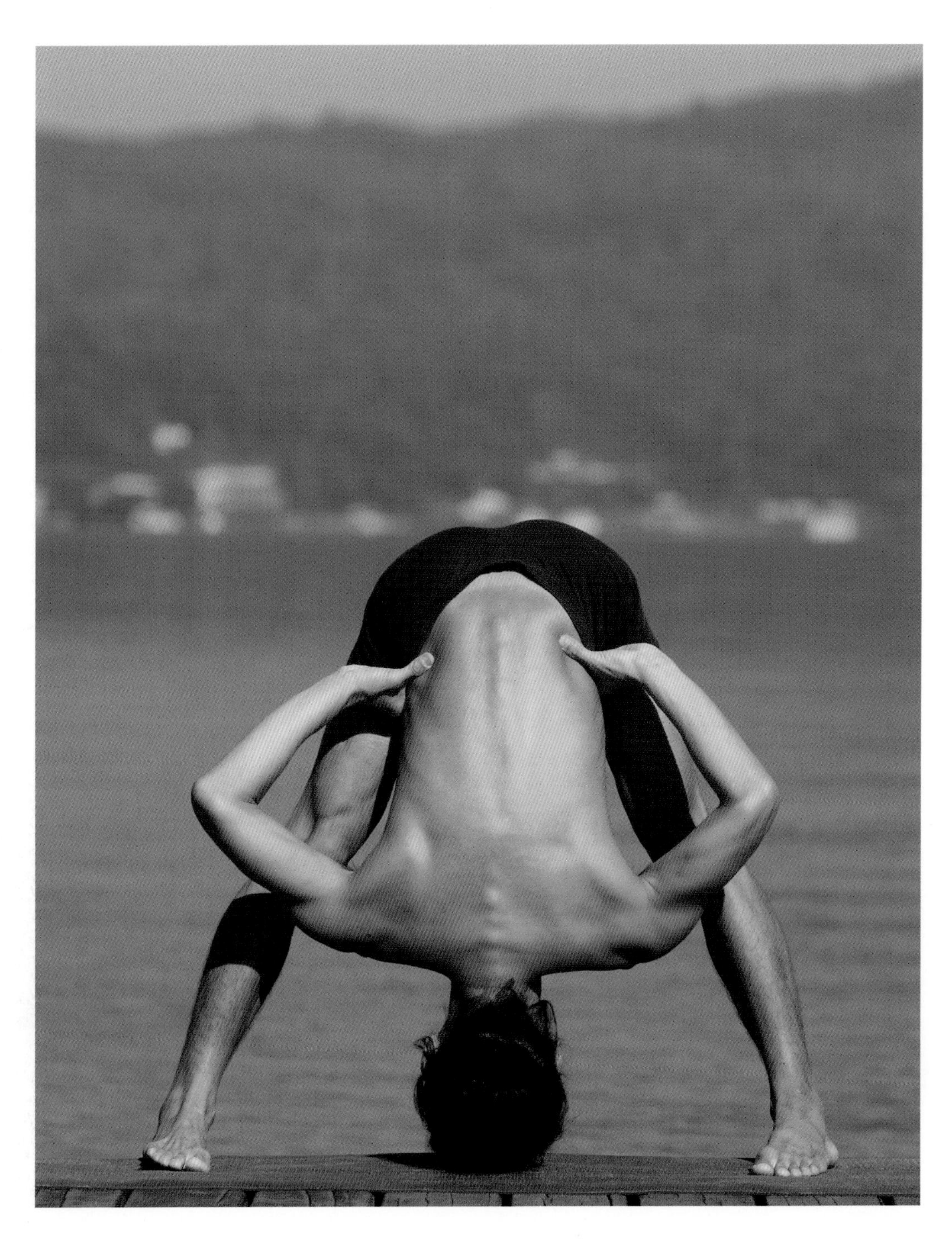

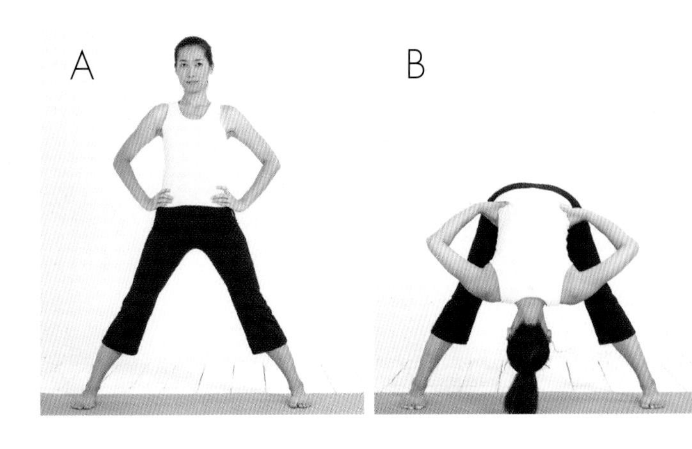

1. 吸氣，雙手開展。
2. 呼氣，雙手插腰。（圖A）
3. 吸氣，身體往上拉長，頭抬往上看。
4. 呼氣，雙手留在腰上，身體往前延展往向下彎。（圖B）

★ 停留5個呼吸。

5. 吸氣，站起來。
6. 呼氣，留在原地。

➔ **由此接下一個體位法。**

[雙腳開展前彎式 C] Prasarita Padottanasana C

| Prasarita 開展 | Pada 腳掌 | Utana 深度延展 |

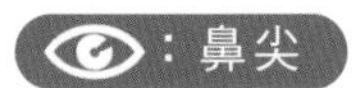：鼻尖

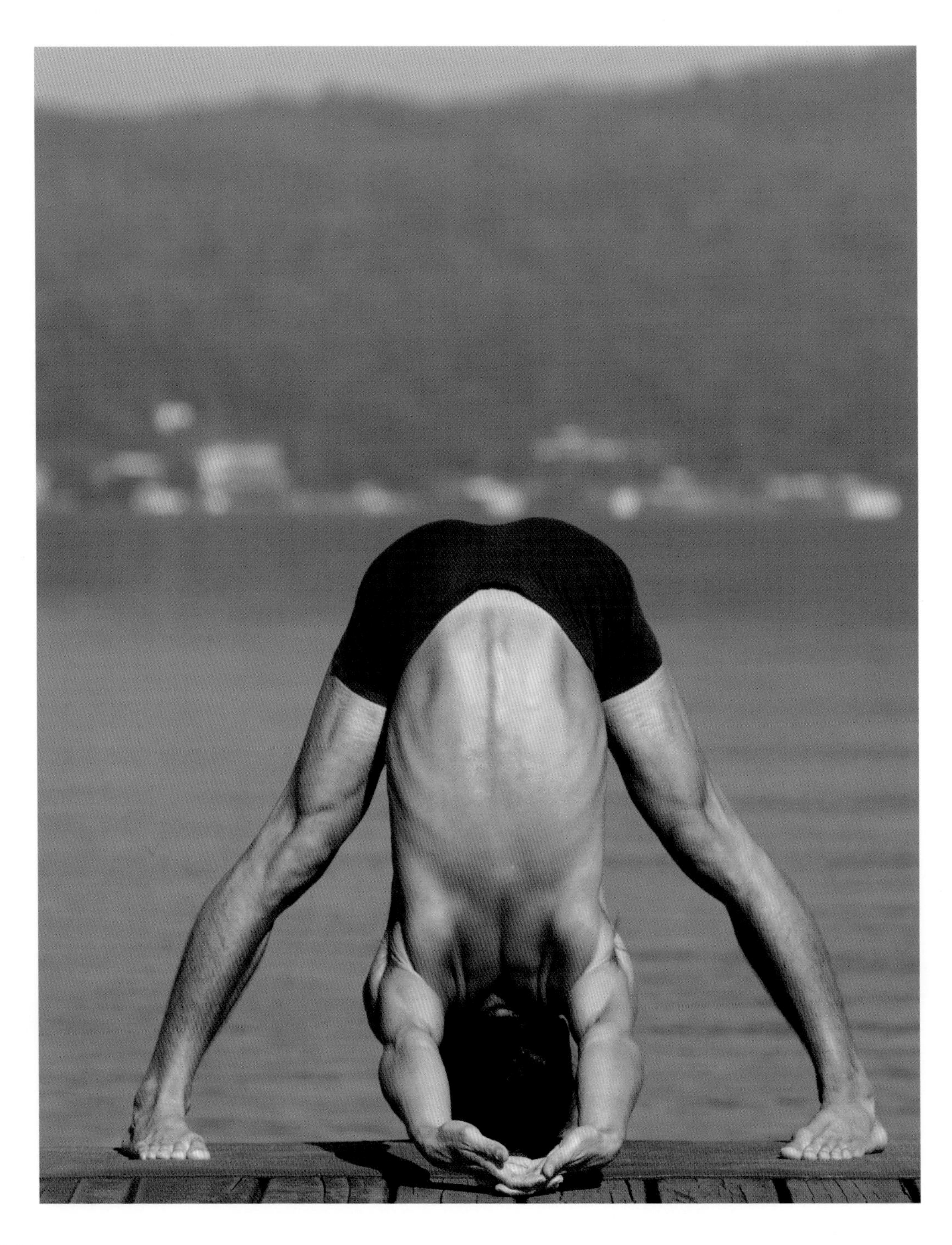

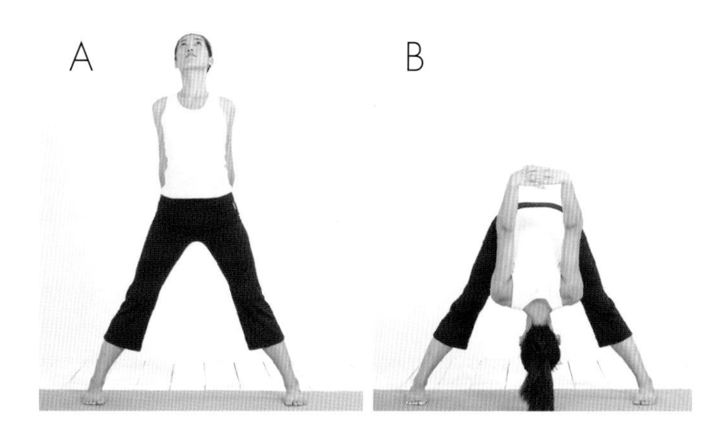

1. 吸氣，雙手開展。
2. 呼氣，雙手在背後手指交握。
3. 吸氣，身體往上延展向上看。（圖A）
4. 呼氣，身體向前延展向下彎。把雙手打直盡量朝下往地面靠近。（圖B）

★ 停留5個呼吸。

5. 吸氣，站起來。
6. 呼氣，留在原地。

➔ **由此接下一個體位法。**

初學者的替代動作：

▲ 腳可微彎。

▲ 手可互抓手肘。

[雙腳開展前彎式 D] Prasarita Padottanasana D

| Prasarita 開展 | Pada 腳掌 | Utana 深度延展 |

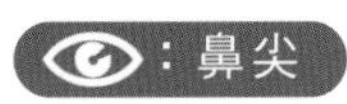：鼻尖

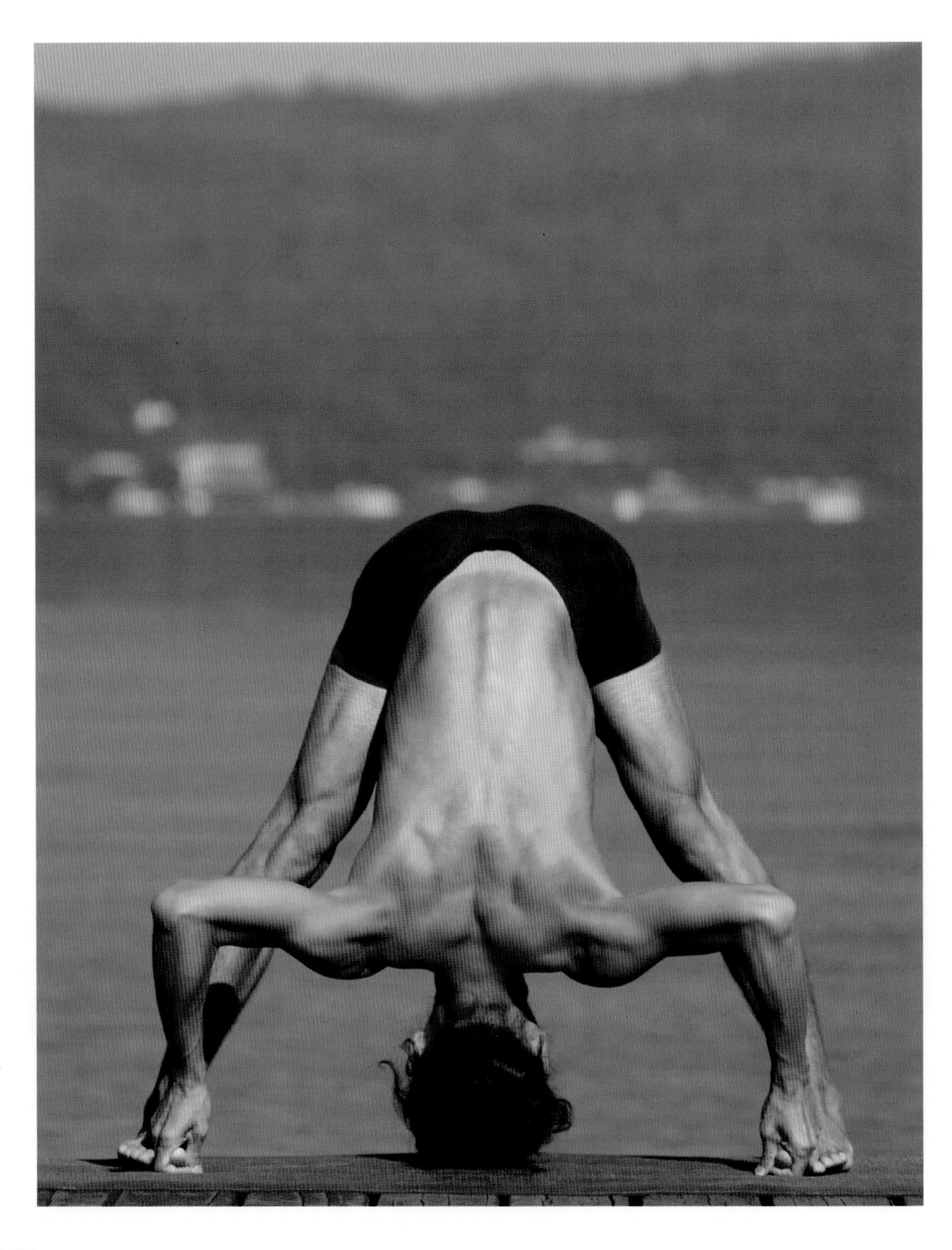

A　　　　B

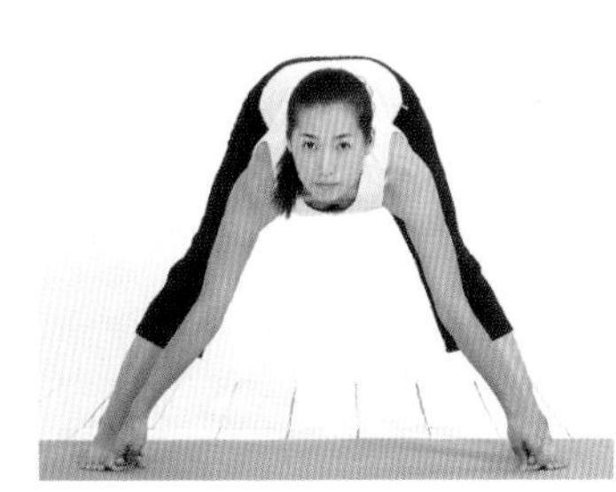

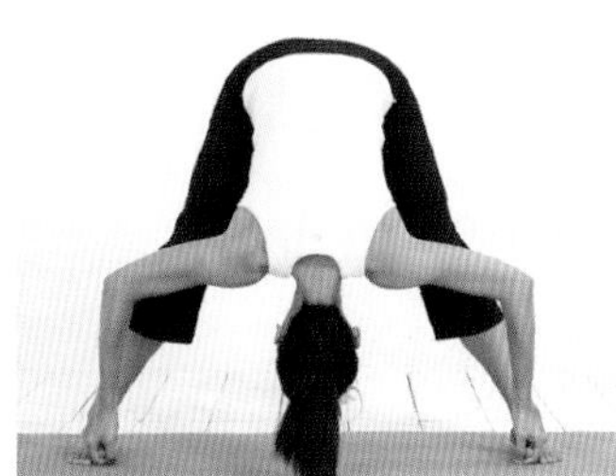

1. 吸氣，雙手插腰，身體向上延展往上看。
2. 呼氣，身體往前伸展往下彎，雙手拉住腳姆趾。
3. 吸氣，胸提頭抬，脊椎往前伸展。（圖A）
4. 呼氣，身體再向前彎下，整個背盡量向下伸展拉長，手肘向兩側開展。（圖B）

★ 停留5個呼吸。

5. 吸氣，胸提頭抬。（回圖A）
6. 呼氣，雙手插腰。
7. 吸氣，站起來。
8. 呼氣，回到原點手腳拼攏。

➔ **由此接下一個體位法。**

[深度側邊延展式] Parsvottanasana

| Parsva 側邊 | Uttana 深度延展 |

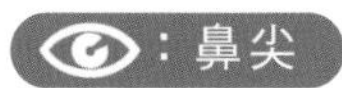
：鼻尖

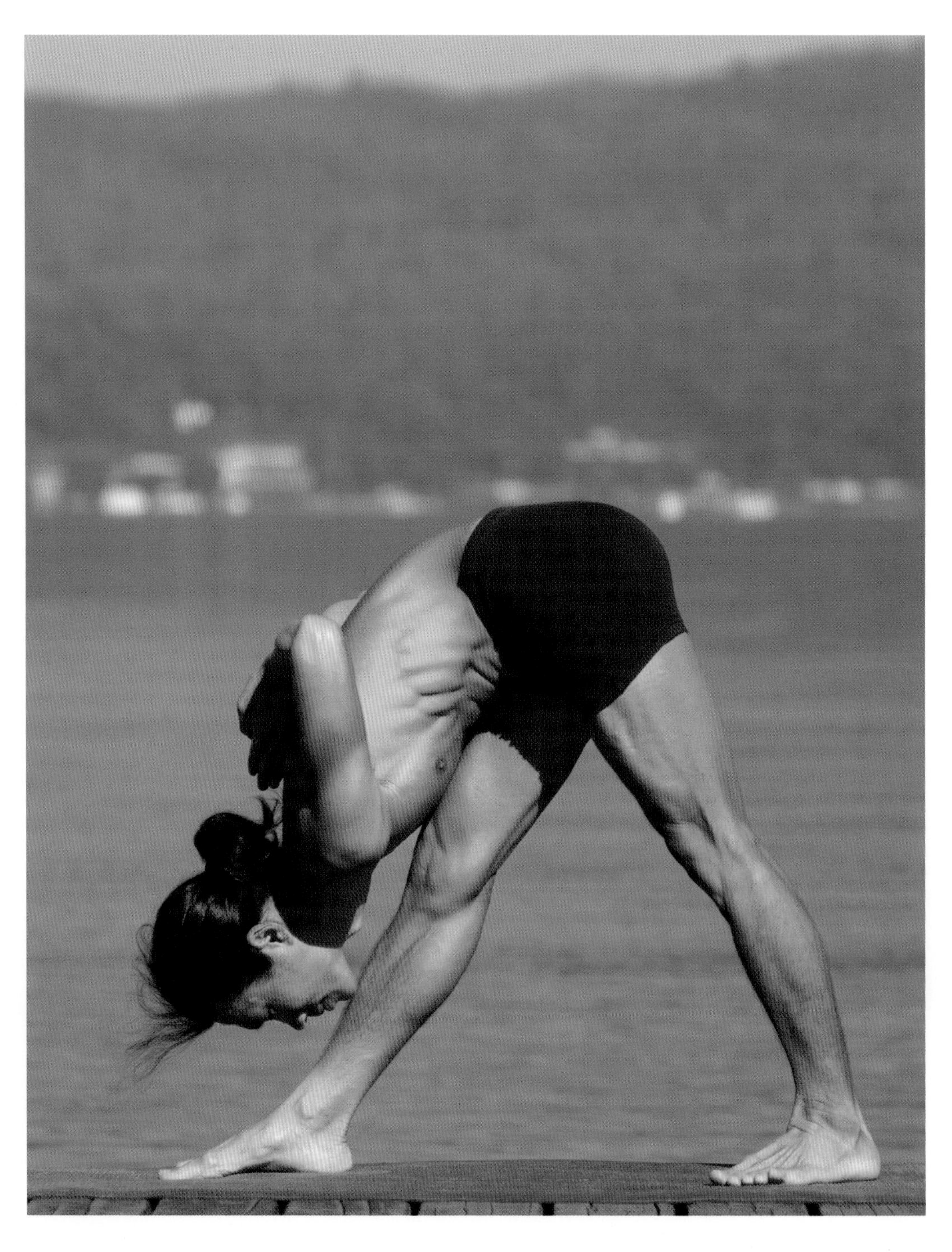

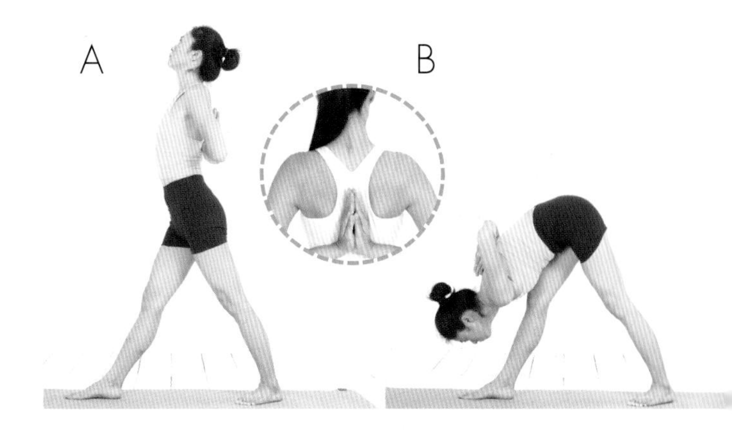

特別叮嚀

- 右腹部、肋骨、胸部沿著右腿往下延展。
- 雙腳打直。
- 手肘往後開展。手掌盡量互貼。

1. 吸氣，身體轉向右邊，腳打開雙腳掌平行。雙手在背後雙手合十於肩胛骨之間。右腳外轉 90°，身體面向右腳往上延展。（圖A）
2. 呼氣，上半身往前拉長向下彎。（圖B）

★ 停留5個呼吸。

3. 吸氣，站起來重複（1）。往左邊。
4. 呼氣，重複（2）。

★ 停留5個呼吸。

5. 吸氣，站起來，身體轉回來雙腳平行。
6. 呼氣，轉回原點手腳併攏。

→ **由此接下一個體位法。**

初學者的替代動作：

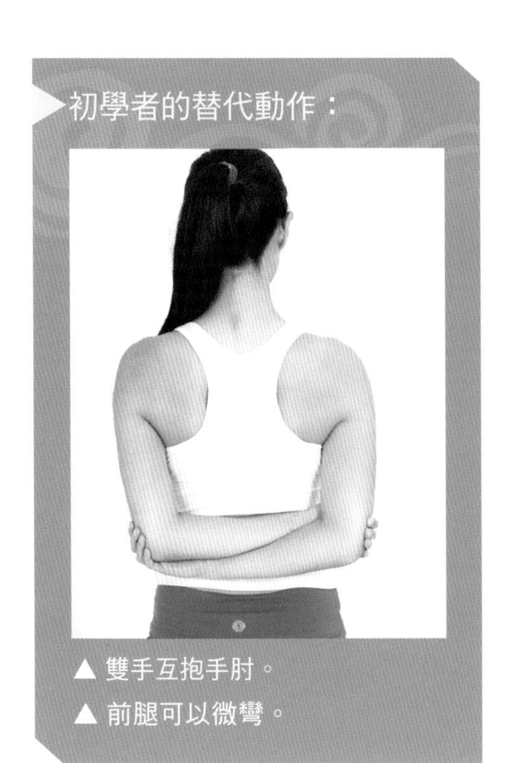

▲ 雙手互抱手肘。
▲ 前腿可以微彎。

[手拉單腳伸展式 A] Utthita Hasta Padangusthasana A

| Utthita 延展 | Hasta 手 | Padangustha 腳姆趾 |

👁：腳掌

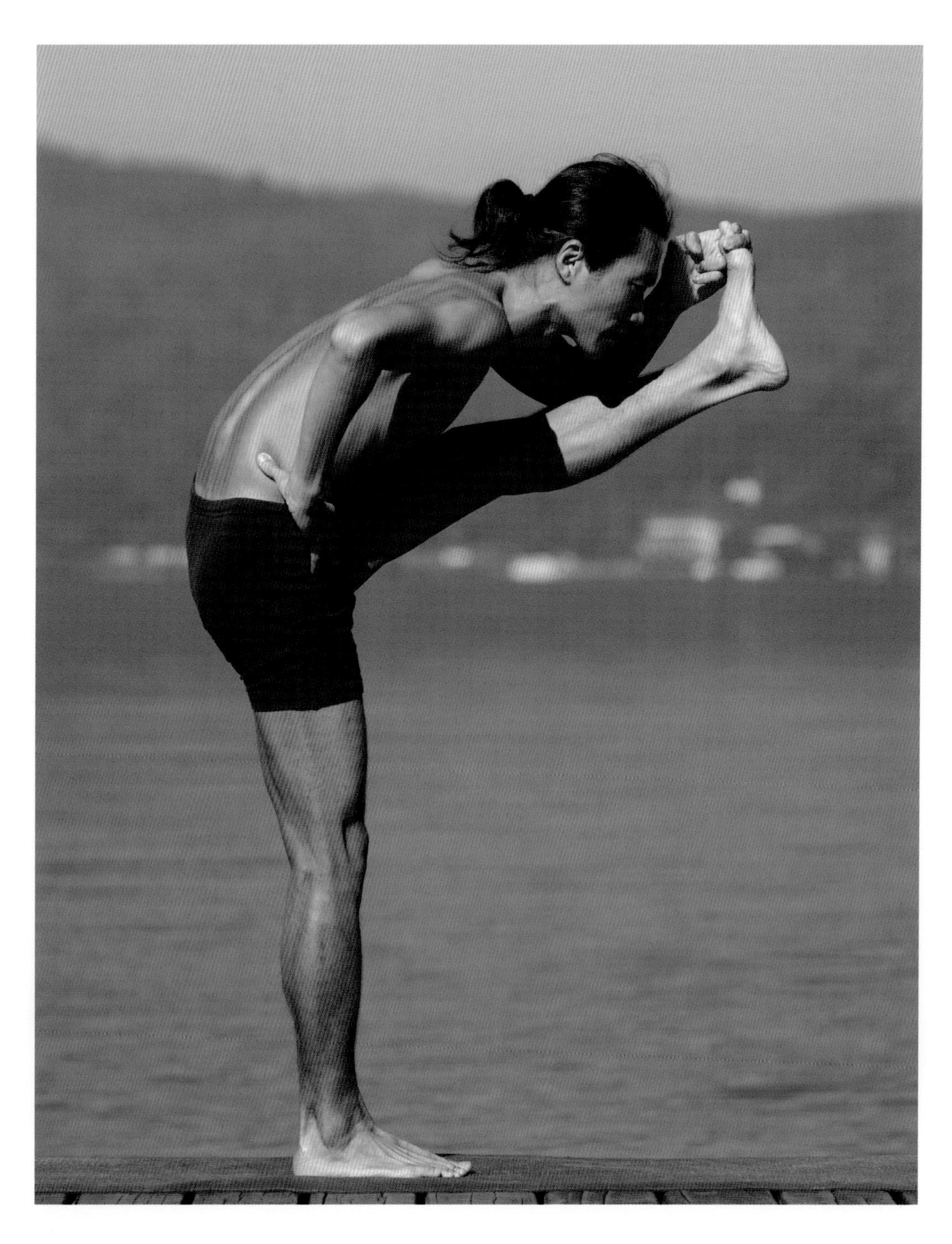

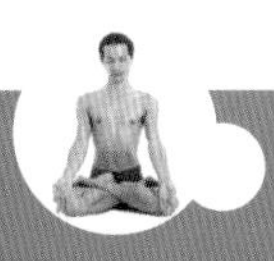

這是相當有挑戰性的單腳平衡動作，考驗我們的平衡感、肌耐力還有專注度，對後腿肌肉的延展性及髖關節的開展度有相當助益。練習時小腹提、兩眼注視固定點，也會有幫助。在盡力而為時也要適度放鬆，在鬆與緊、提與放之間，尋求一個均衡點；那個外在形體與內在心境的交會點。

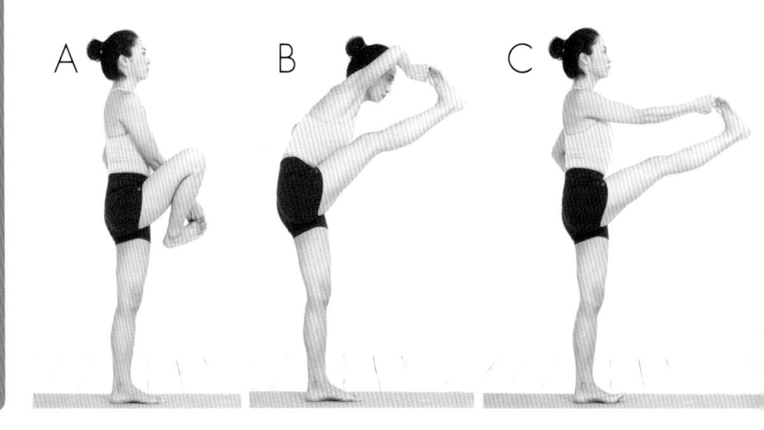

1. 吸氣，左手插腰，右手拉住右腳姆趾往上提。（圖A）
2. 呼氣，右腳再拉高，上半身往前伸展靠近右腿。（圖B）

★ 停留5個呼吸。

3. 吸氣，身體站直，拉的手打直，腳略低。（圖C）

➔ **由此接下一個體位法。**

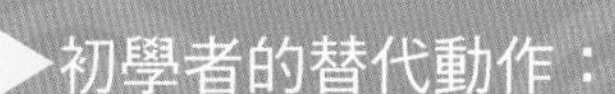

初學者的替代動作：

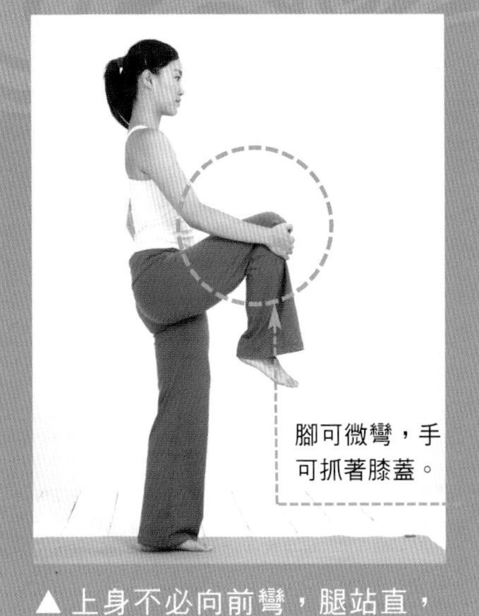

▲上身不必向前彎，腿站直，往前看拉著腳即可。

特別叮嚀

- ! 留意右邊肩膀不要向前斜傾。
- ! 雙腳盡量打直，站的腳膝蓋與大腿肌肉都往上提，但避免將膝蓋鎖死。
- ! 避免急著用頭或下巴向前迎向拉的腿，應是腹部、肋骨、胸部漸漸貼近腿，最後才是下巴碰腿。

[手拉單腳伸展式 B] Utthita Hasta Padangusthasana B

| Utthita 延展 | Hasta 手 | Padangustha 腳姆趾 |

👁：側面

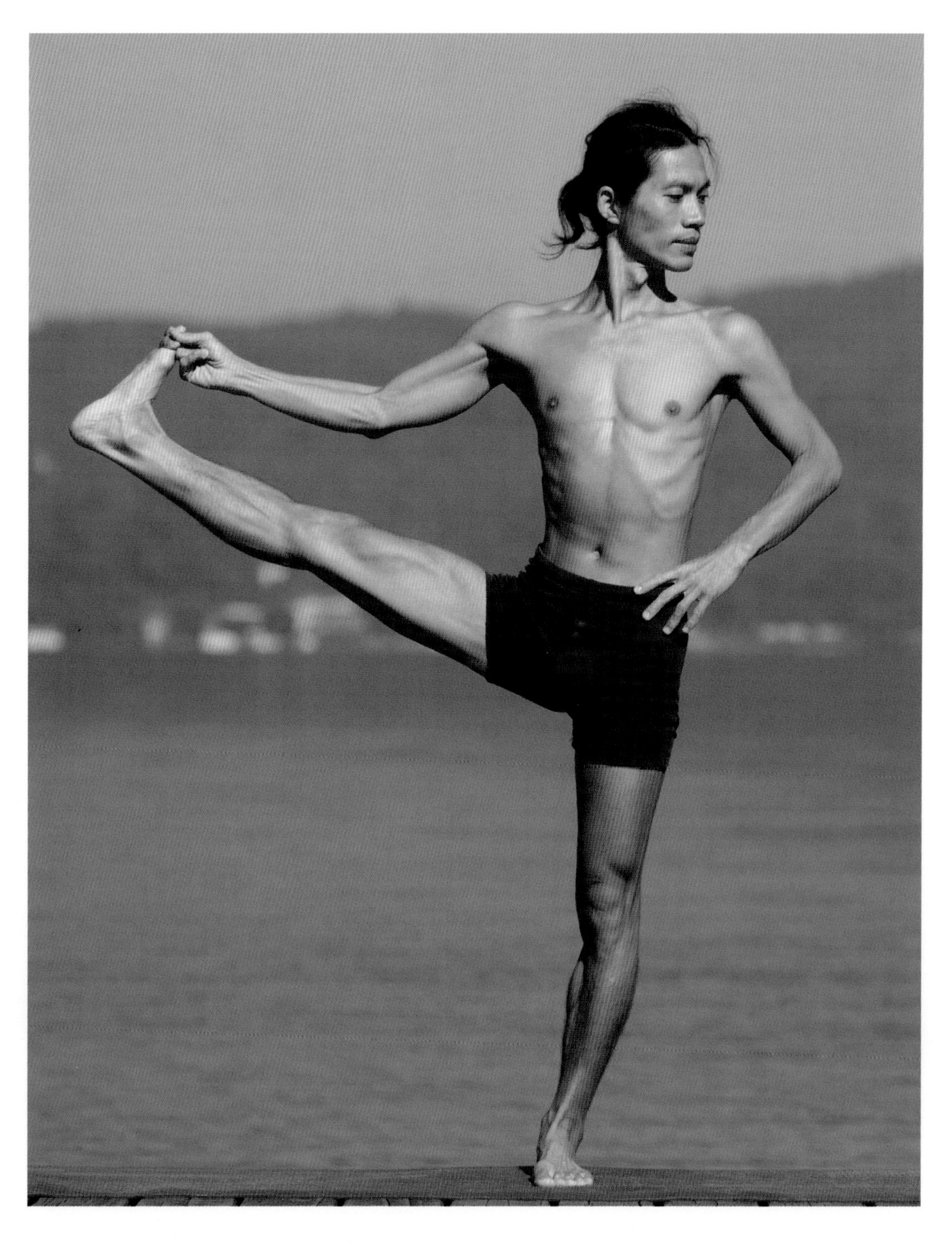

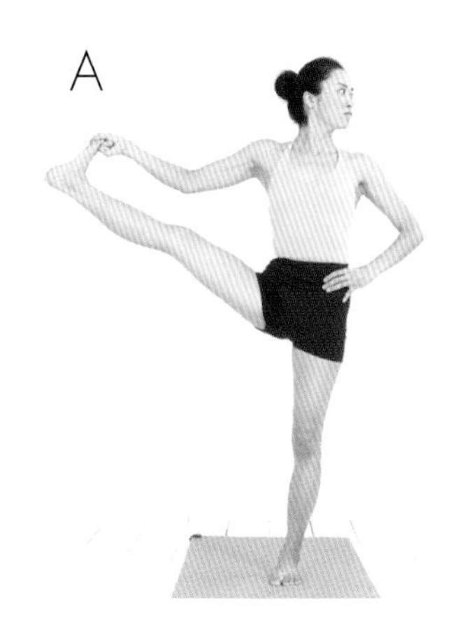

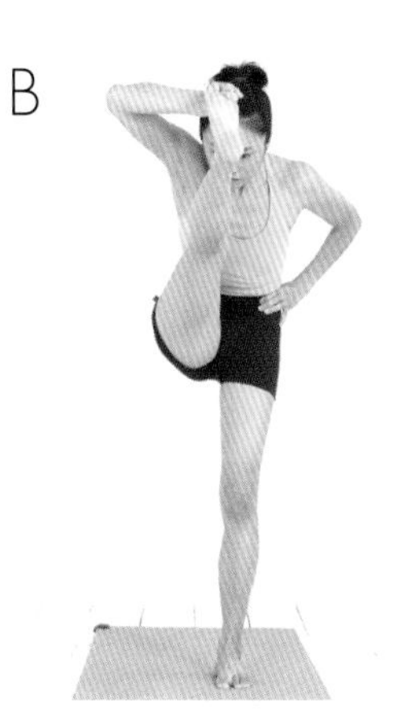

1. 吸氣，將腳拉向右邊對齊右肩膀，頭轉向左肩膀往遠方看。（圖A）

★ 停留5個呼吸。

2. 吸氣，腳拉回前面。
3. 呼氣，腳往上提，身體再往前延展靠近腿。（圖B）
4. 吸氣，身體站直，腳略低，手打直。

➔ **由此接下一個體位法。**

[手拉單腳伸展式 C] Utthita Hasta Padangusthasana C

| Utthita 延展 | Hasta 手 | Padangustha 腳姆趾 |

👁：腳掌

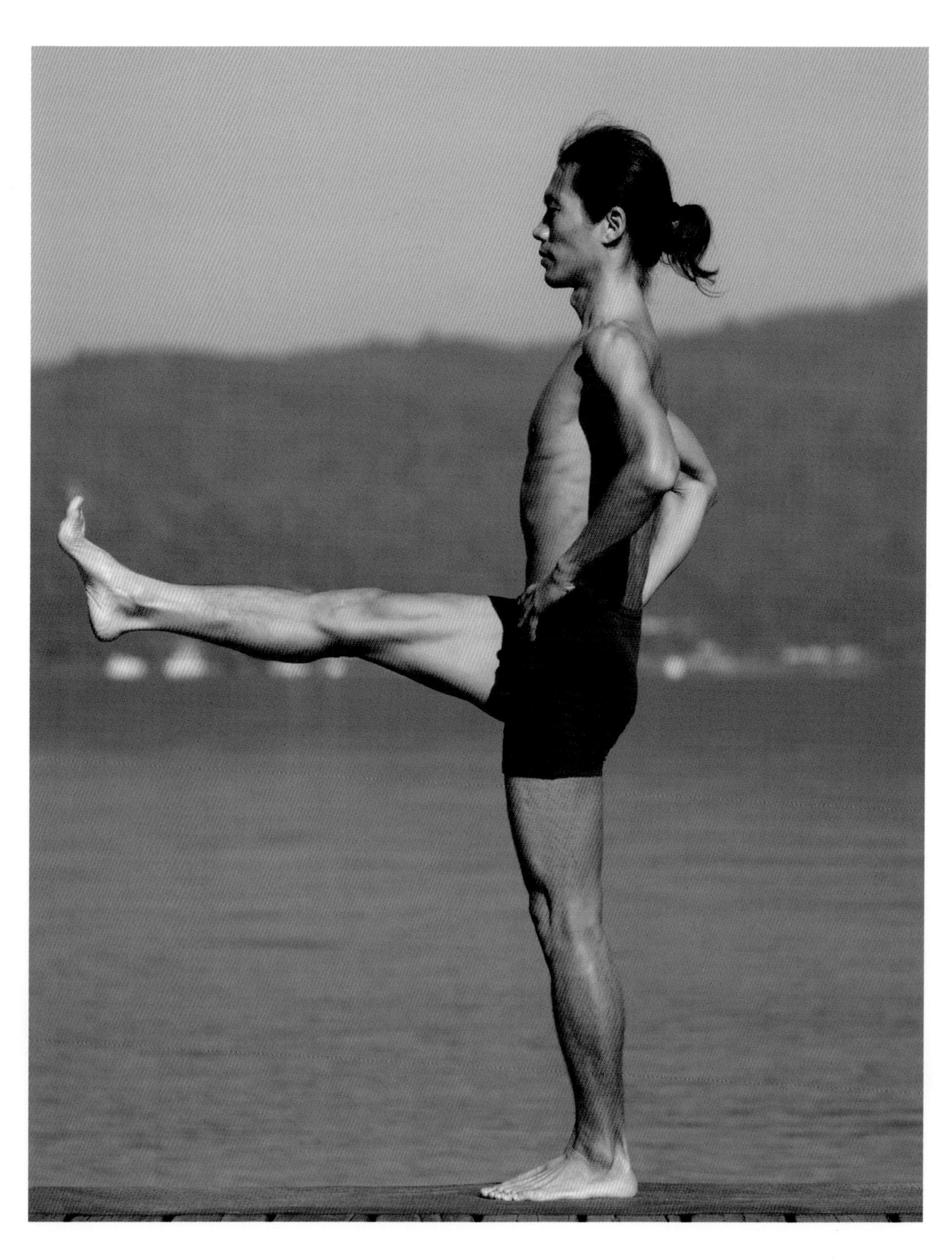

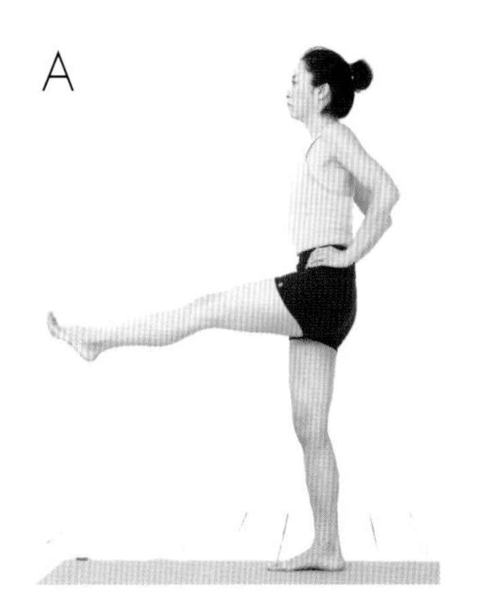

1. 呼氣，雙手插腰，腿保持高度，身體站直往前看。（圖A）

★ 停留5個呼吸。

2. 呼氣，手腳放下併攏。
3. 拉左腳。再重複〔手拉單腳伸展式A、B、C〕。

➔ **由此接下一個體位法。**

[單盤站姿前彎式] Ardha Baddha Padmottanasana

| Ardha 半 | Baddha 結 | Padma 蓮花 | Uttana 深度伸展 |

：鼻尖

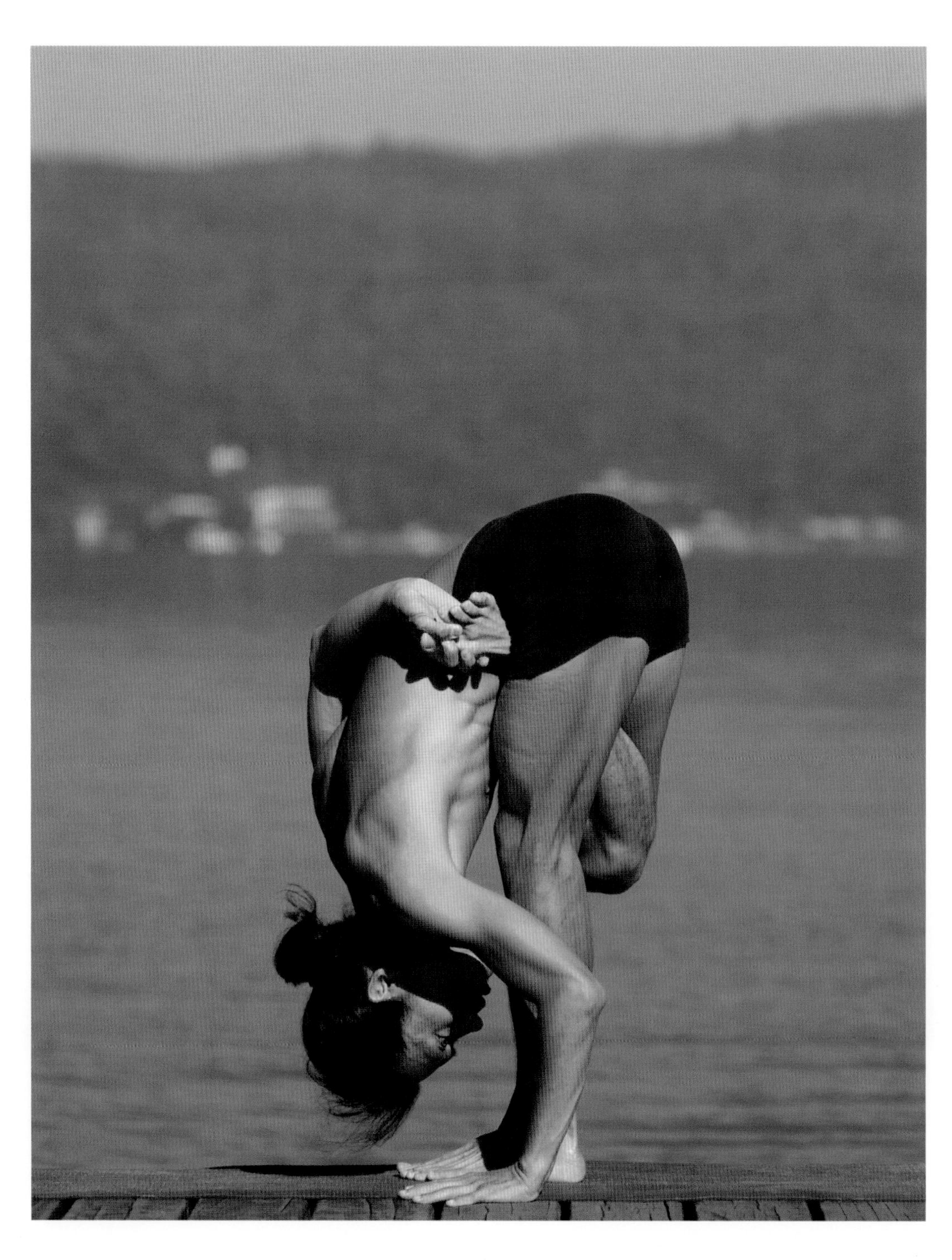

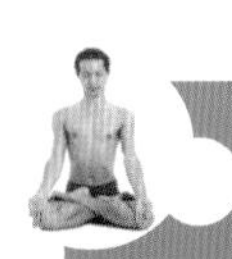

這是個不小心就相當容易受傷的動作，初學者請特別留意或選擇替代動作，也可以多一兩個呼吸來做預備動作，膝蓋是必須特意留心的部位。

A

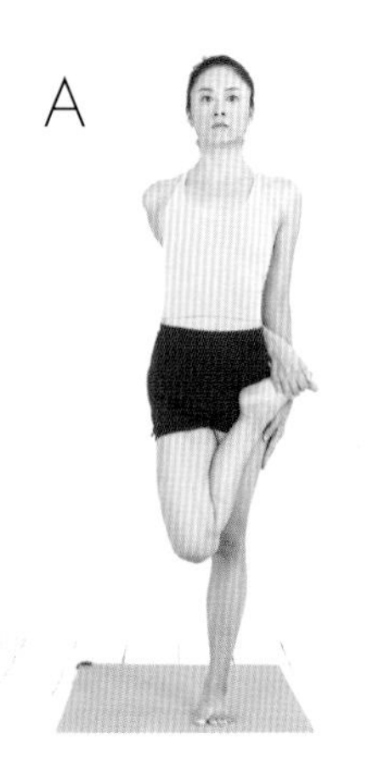

B

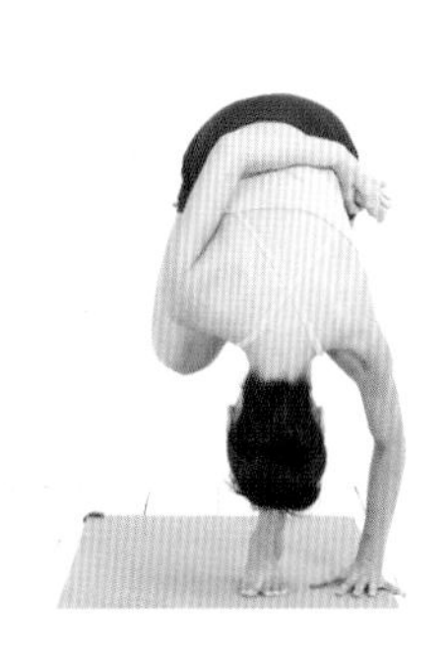

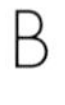

1. 吸氣，右腳單盤，右手繞到背後勾住右腳姆趾。（圖A）
2. 呼氣，身體往前延展下彎，左手貼地。（圖B）

★ 停留5個呼吸。

3. 吸氣，站起來。
4. 呼氣，解開腳，再重複另一邊。

★ 停留5個呼吸。

➔ **由此接下一個體位法。**

初學者的替代動作：

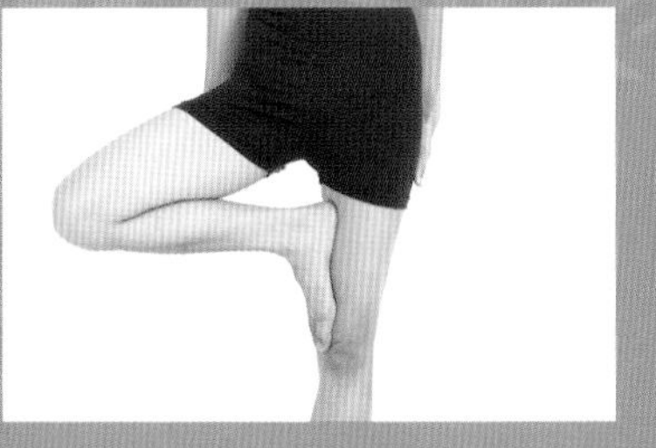

▲ 將彎腿的腳掌貼在站立腳的大腿內側，不必盤腿。

▲ 改左手抓盤腿的腳掌

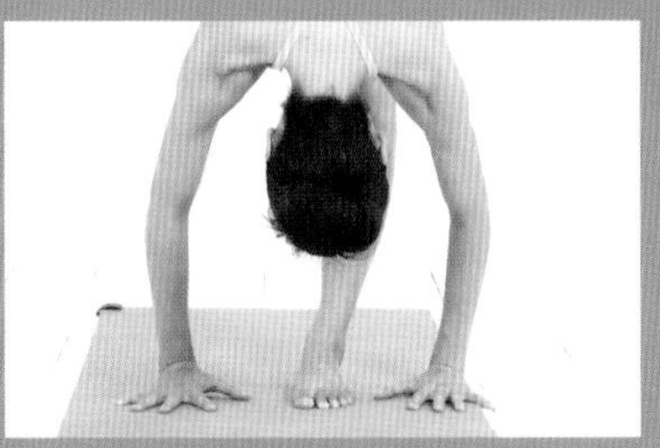

▲ 前彎時，可以雙手貼地幫助平衡。

特別叮嚀

❗ 站立的腳要保持挺直有力，但不過度延展，不要將膝蓋往後推。

[椅子式] Utkatasana

| Utka 有力的 |

👁：手掌

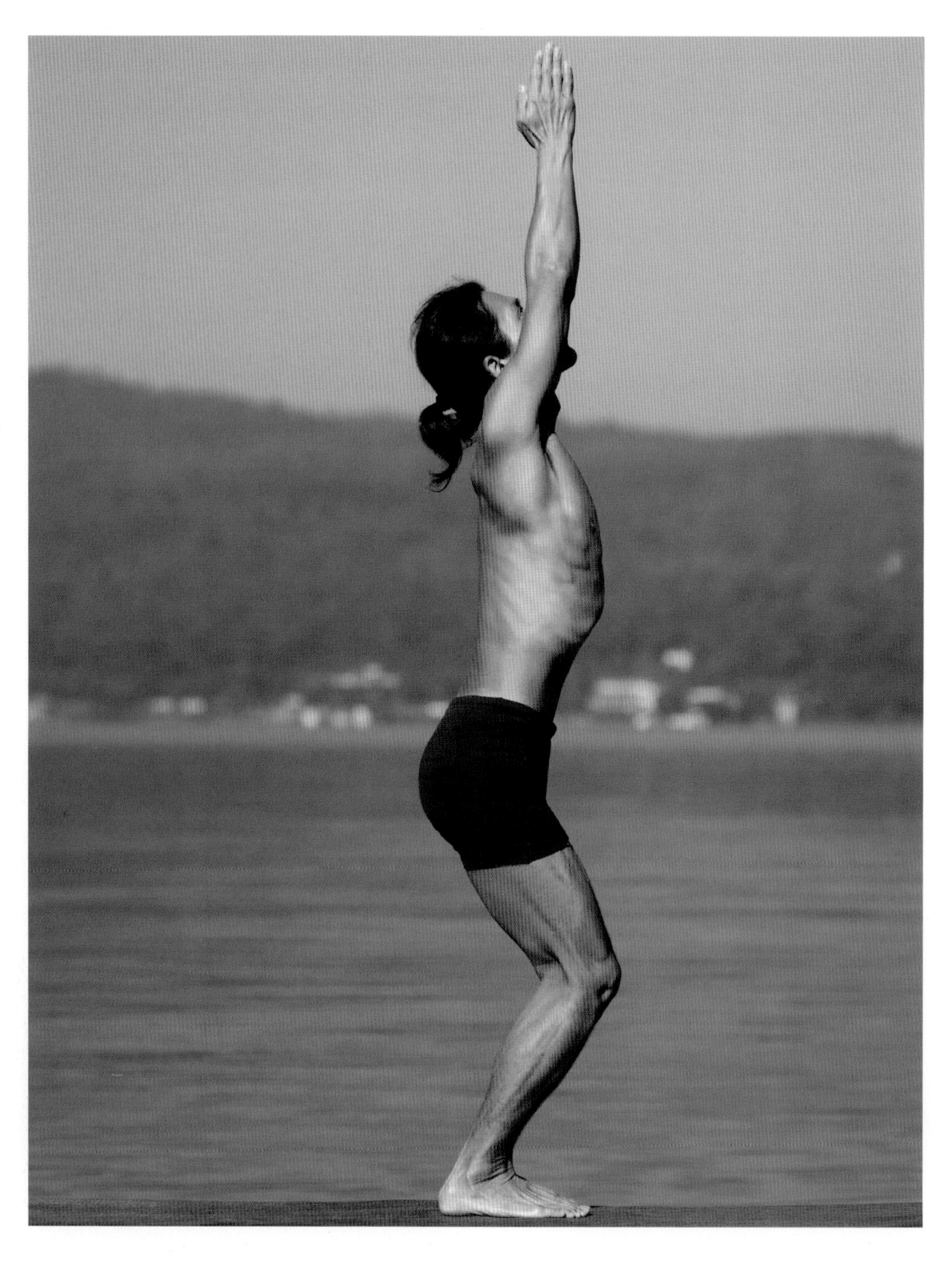

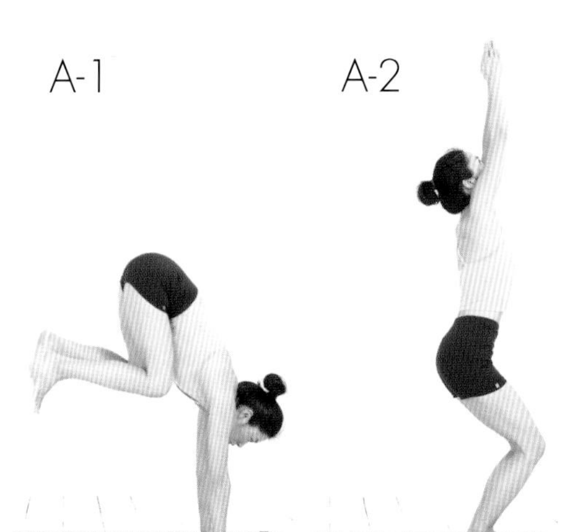

做這個動作之前先重複〔拜日式 A〕至〔下犬式〕。

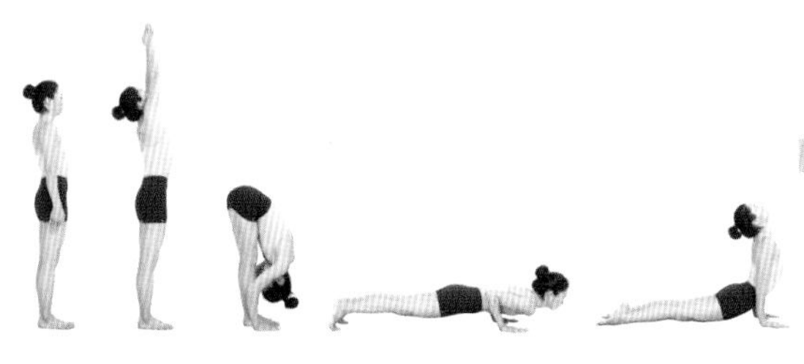

1. 從〔下犬式〕沒有停留5個呼吸，直接往前跳到兩手之間。手臂往上打直，雙手合掌，腳彎，尾骨往下延展，上半身往上伸展。（圖A）

★ 停留5個呼吸。

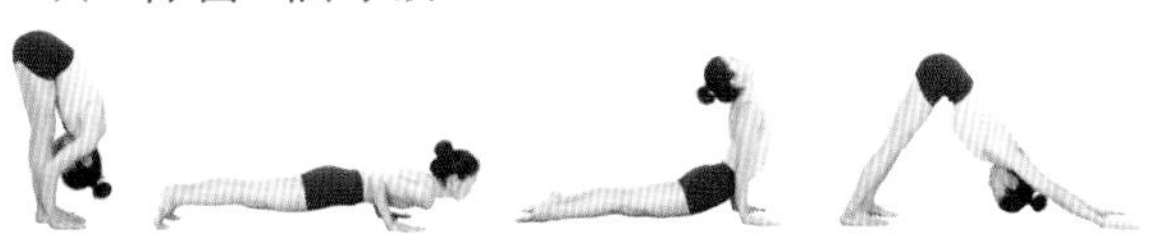

2. 呼氣，往前彎下雙手貼地。
3. 吸氣，胸提，脊椎往前延展。
4. 呼氣，往後跳身體拉長成一直線幾平貼地〔平板式〕。
5. 吸氣，〔上犬式〕。
6. 呼氣，〔下犬式〕。

➔ **由此接下一個體位法。**

特別叮嚀

- 膝蓋彎度不超過腳趾頭。
- 臀部避免向後翹高。
- 肩胛骨往下。
- 避免肋骨向前凸出。

[英雄式 A] Virabhadrasana A

| Virabhadra 英雄或戰士 |

👁：手掌

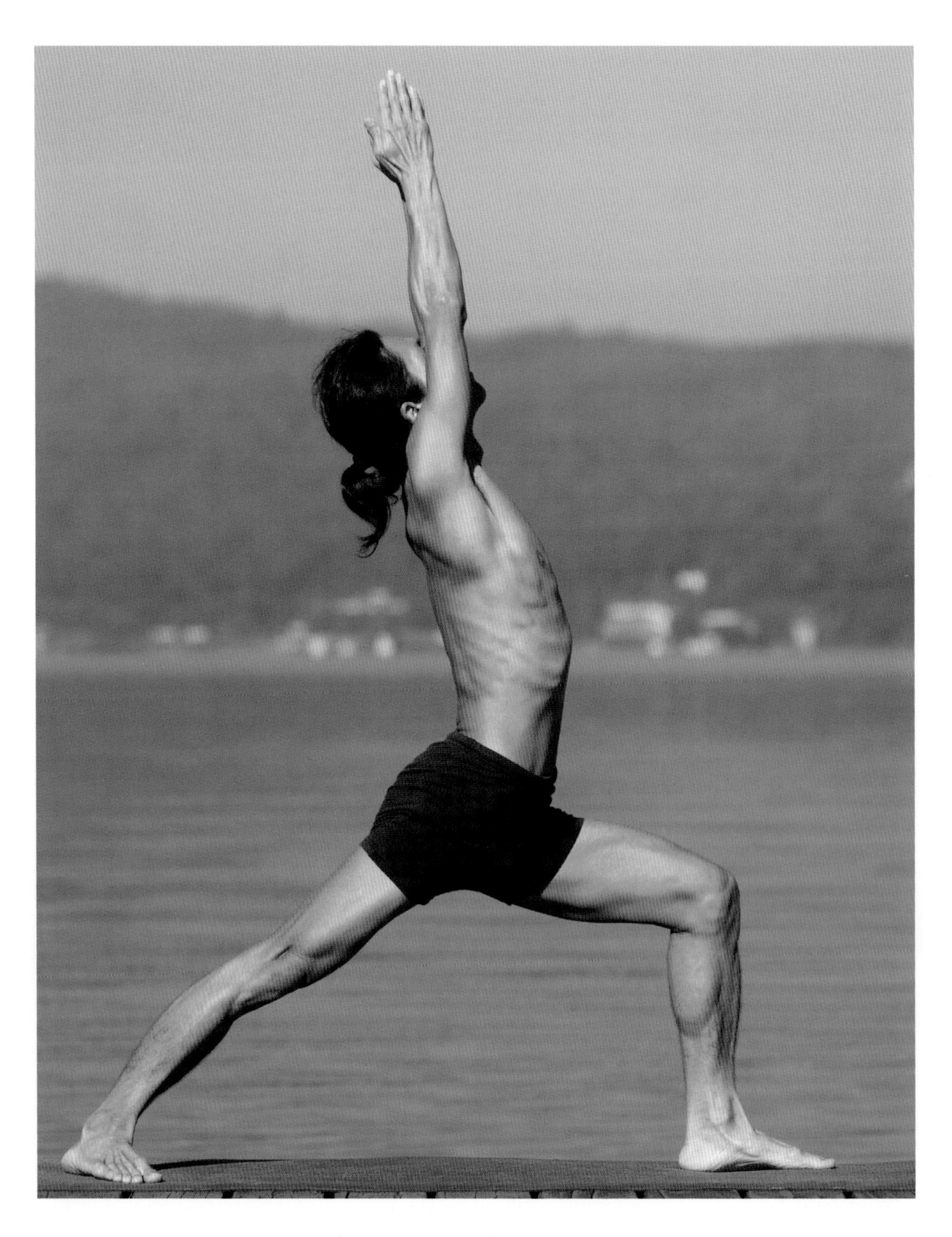

特別叮嚀

- ! 留意後腳掌實踩於地面，整條腿有力挺直。
- ! 避免上半身前傾或後彎。
- ! 彎腳的膝蓋垂直於腳踝之上，對齊腳掌避免向內或外傾。

A

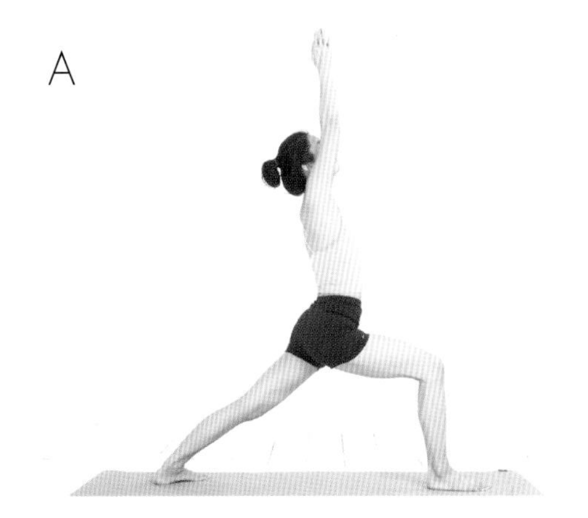

1. 吸氣，從〔下犬式〕開始，左腳掌往後轉60°，右腳往前踩在雙手之間，右腿彎90°，雙手往上拉長合掌，往上看。（圖A）

★ 停留5個呼吸。

2. 吸氣，右腿打直後，右腳掌往內轉120°，左腳掌外轉120°，面對左腳。
3. 呼氣，左腿彎90°，再重複〔英雄式A〕左邊。

★ 停留5個呼吸。

→ **由此接下一個體位法。**

[英雄式 B] Virabhadrasana B

| Virabhadra 英雄或戰士 |

👁：手掌

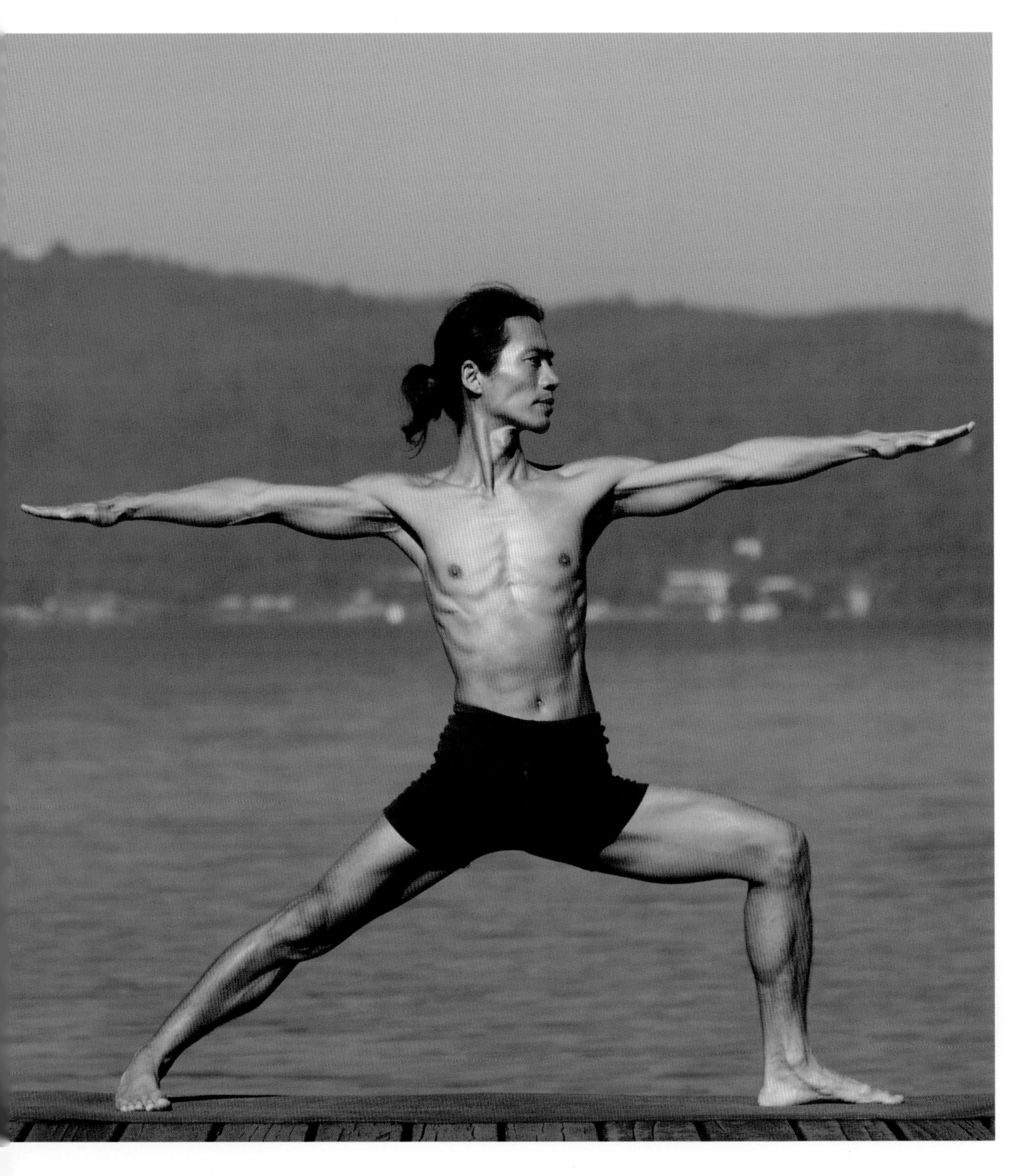

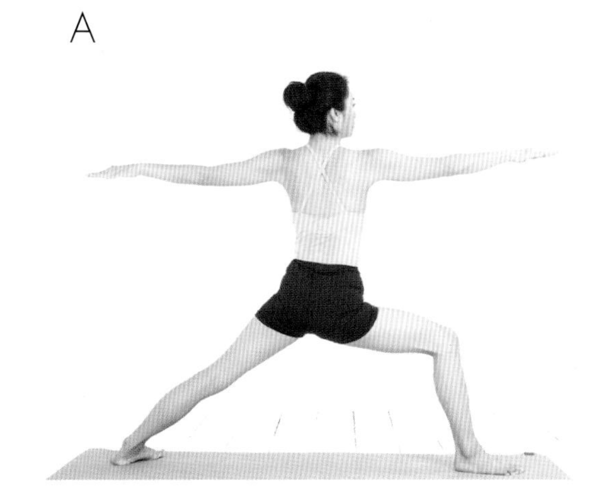
A

1. 呼氣，（由〔英雄式A〕）開始雙手臂開展與肩同高對齊雙腳，頭轉向左手臂看手掌。

★ 停留5個呼吸。

2. 吸氣，左腳打直左腳掌內轉，右腳掌外轉，面向右手臂看右手掌。
3. 呼氣，右腿彎90˚〔英雄式B〕。（圖A）

★ 停留5個呼吸。

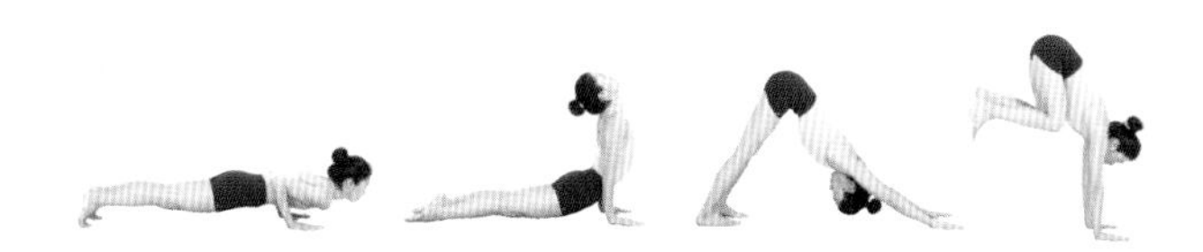

4. 呼氣，雙手往下貼地於右腳掌兩側，右腳後跨成〔平板式〕。
5. 吸氣，〔上犬式〕。
6. 呼氣，〔下犬式〕。
7. 吸氣，往前跳。

➔ **由此接坐姿動作。**

初學者的替代動作：

▲ 彎腳可略直。
▲ 兩腳距離可縮短。

特別叮嚀

! 雙腳掌有力地「實踩」在地上（特別留意前腳掌內側、後腳掌外側）。
! 上半身挺直對齊在坐骨盤上，避免前傾。
! 雙手臂確實延展拉長（特別留意手掌指尖，用意到氣到的「力感」）。
! 胸部很開展，肩膀鬆鬆地往下。

坐姿 / The Sitting Sequence

在第一級的體位法裡，大部分是採坐姿，所以我稱這部分為坐姿系列，很明顯地在這麼多的坐姿動作中大部分都是前彎，**為的是脊柱與腿後肌群的延展及髖關節的開展**，這可說是與之前站姿系列的動作是互相呼應的，也就是這些要點都被視為阿斯坦加練習者的基本功課。

我們常看到許多天生身體就很開展、許多體位法都做得「很好」的人，他們常常被認為很適合練瑜珈而且很厲害，然而第一級（後跳前跳）的串連動作、後翻輪式串連，很能為他們建立核心力量、肌耐力及整體的穩定度，這些都是於坐姿動作中練串連動作所強化來的。

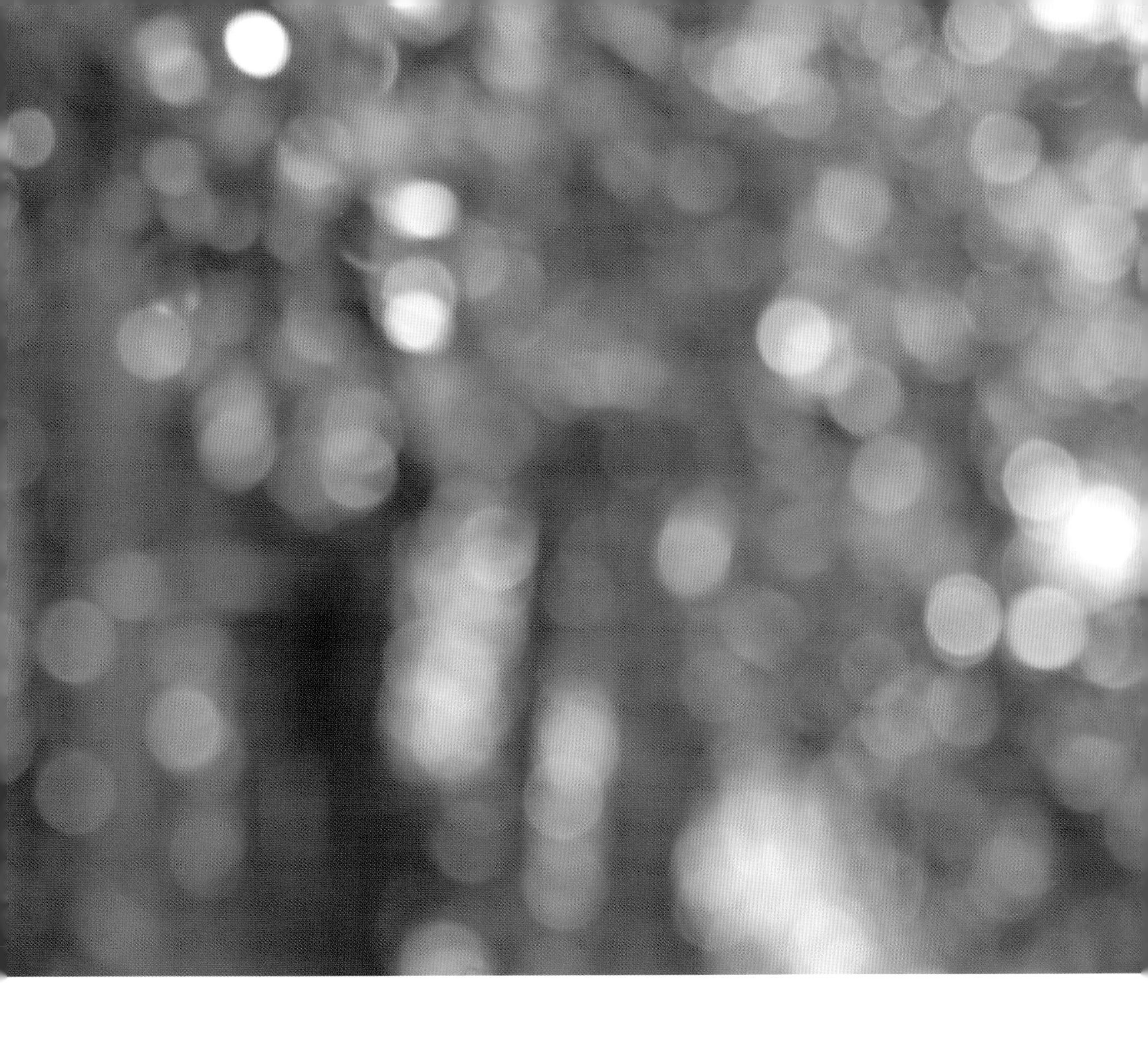

在第一級的延展開啟與串連動作的強化作用，這一陰柔一陽剛的邏輯安排，配合韻律分明的深呼吸，使坐姿系列奠定了未來長長久久持續練習的穩定基石。請記住，不管是比較需要延展或比較需要加強肌力的練習者，都不能忘記的重點──呼吸。對我來說，**阿斯坦加瑜珈不是軟骨功，它是氣功**。坐姿練習最重要的關鍵是不能漏掉串連──身體動作與一吸一呼的串連，這點在第一級或是未來的任何一級也一直都是重點。

～坐──柔化雙腿與地心引力的抗衡，緩和了身，安靜了心。～

[杖式] Dandasana

| Danda 手杖 |

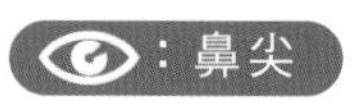

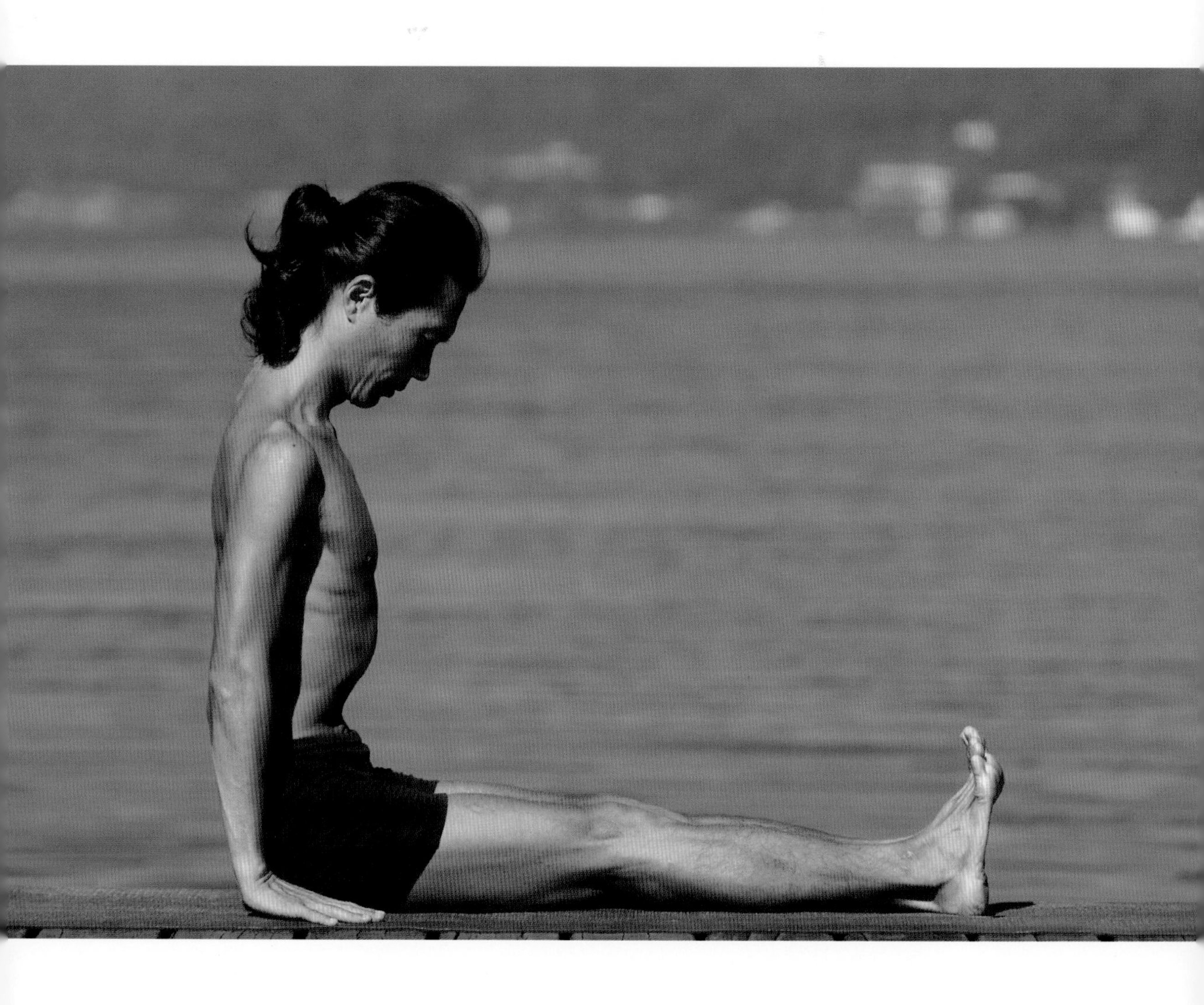

特別叮嚀

- 腳跟往前推，延長腿的伸展性但不要離地，避免膝蓋過度下壓。
- 腳球向前推，腳趾頭打開往回勾。
- 胸部確實開展。
- 臀部坐實於地面。
- 肩膀往後往下。

A

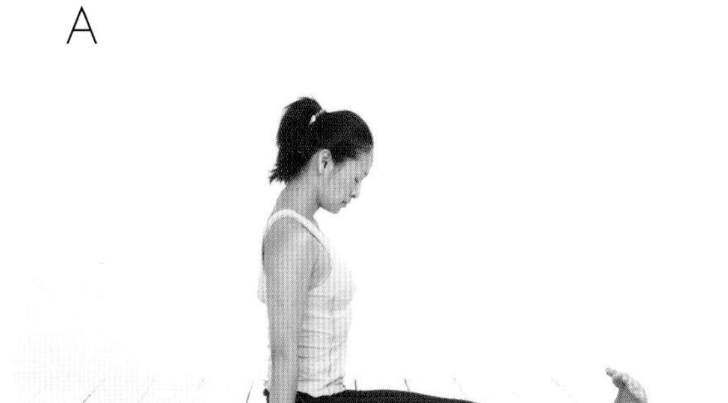

1. 呼氣，雙手臂打直，手掌貼於臀部兩側，腿打直坐下來。下巴靠近胸部將喉輪鎖住，上半身挺直，腿延展拉長。（圖A）

★ 停留5個呼吸。

2. 吸氣，頭抬。

➔ **由此接下一個體位法。**

初學者的替代動作：

▲ 手掌稍往後移。

▲ 腿微彎。

[坐姿前彎式 A] Paschimottanasana A

| Paschima 西向的 | Uttana 深度延展 |

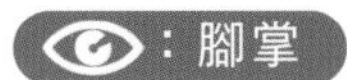：腳掌

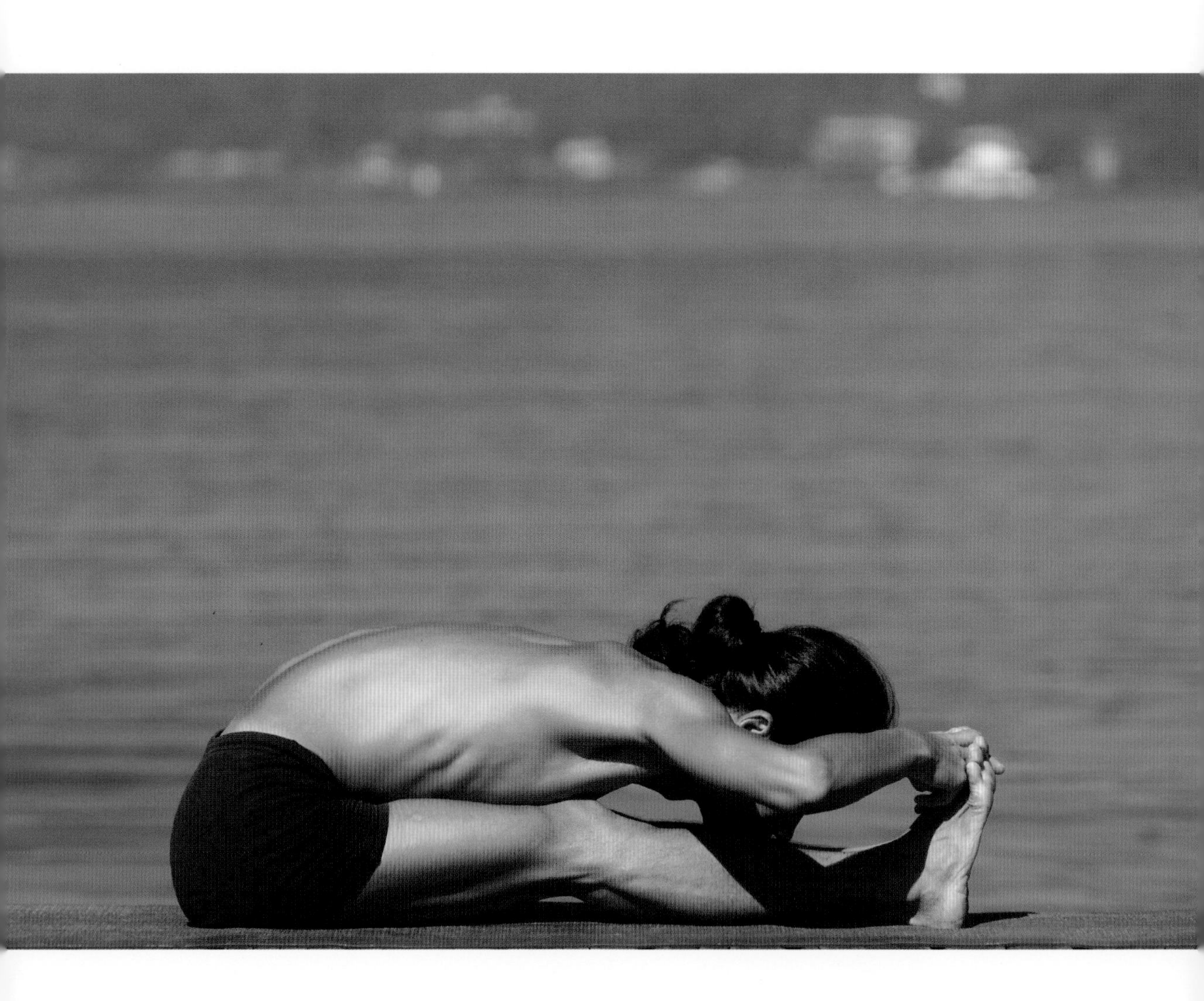

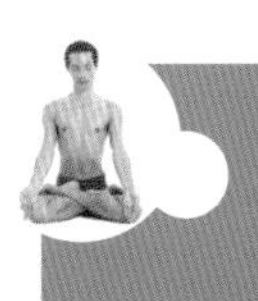

背的挺直與伸展要比腿的挺直更重要。

A

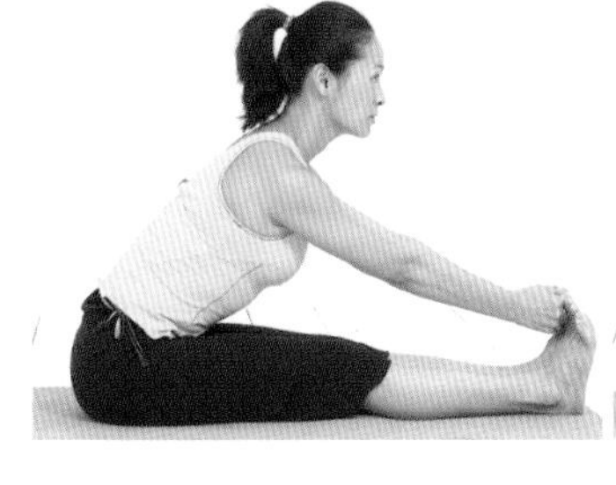

B

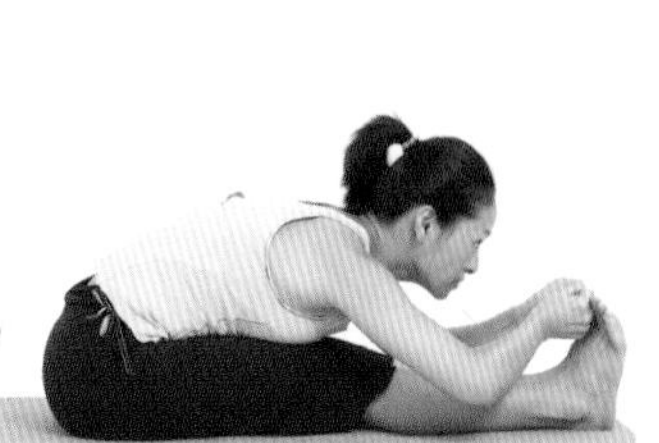

初學者的替代動作：

▲可以拉住小腿或將腿微彎。

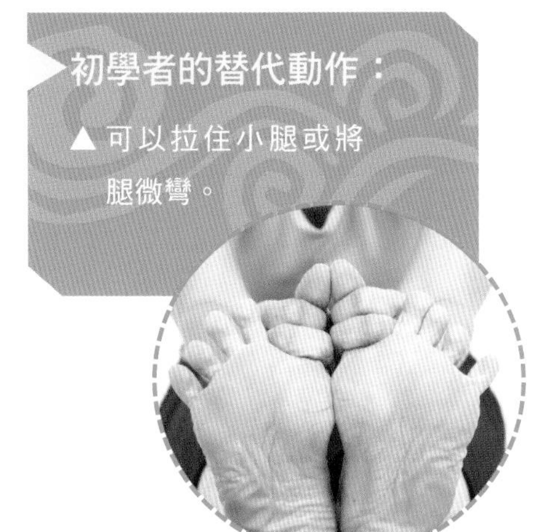

預備動作：

吸氣，兩手拉住腳姆趾，上身挺直延展。（圖A）

1. 呼氣，往前伸展同時往下，腹部、身體靠近雙腿。（圖B）

★ 停留5個呼吸。

➔ **由此接下一個體位法。**

特別叮嚀

- 上身尤其背部，從下背部開始，中背部、上背部頸椎、頭部保持向前伸展，不拱背。
- 雙手臂有力向上提。
- 肩胛骨後退離開耳朵。
- 腳掌內側併在一起往前推，外側往後開展。

[坐姿前彎式 B] Paschimottanasana B

| Paschima 西向的 | Uttana 深度延展 |

👁：腳掌

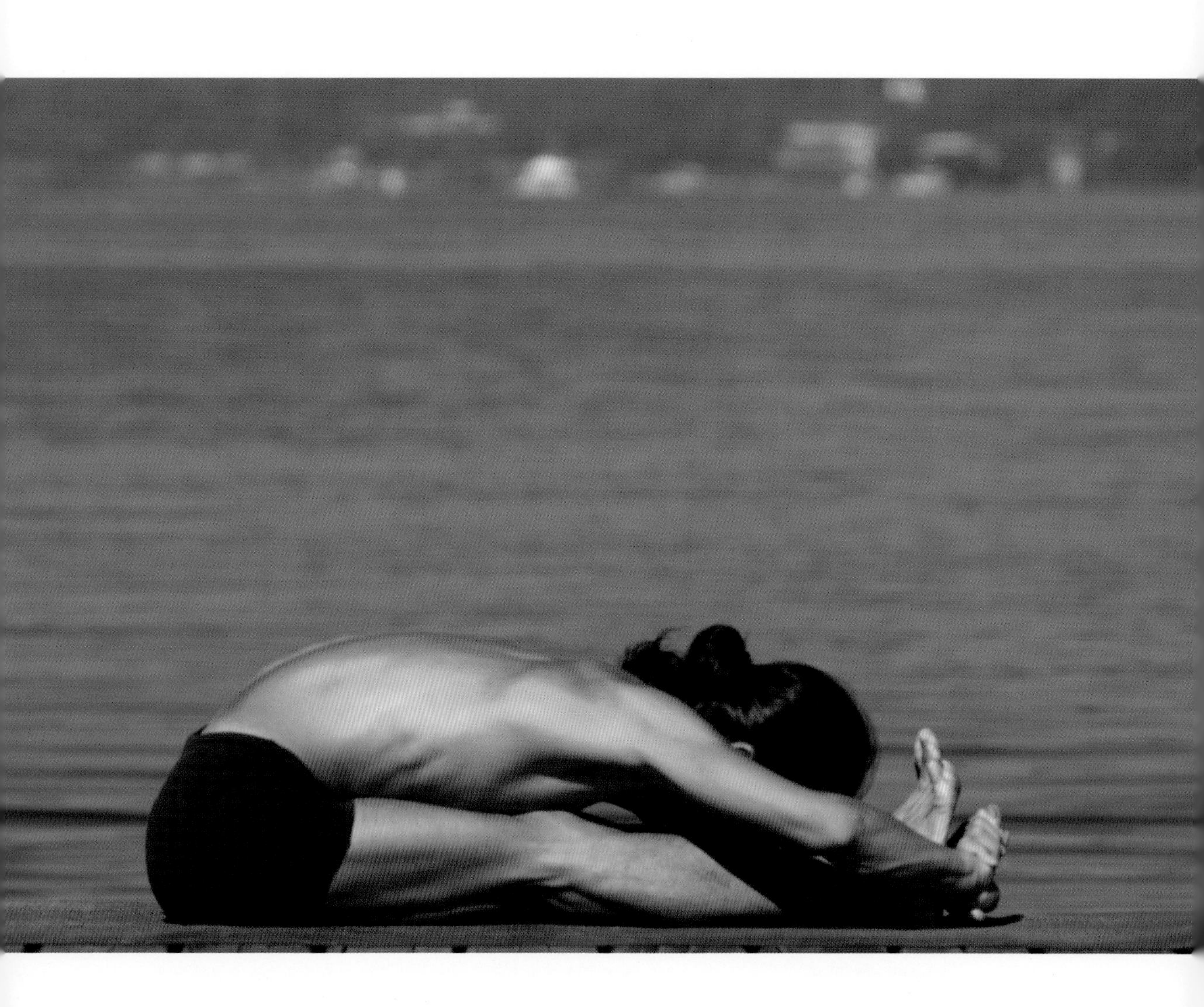

❖ 串連動作

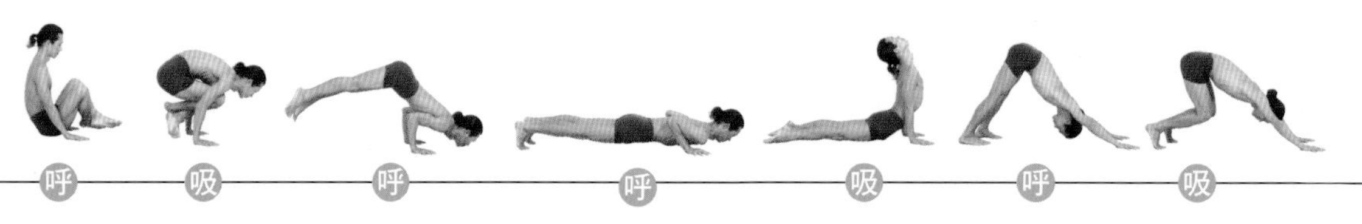

特別叮嚀

! 留意要點同〔坐姿前彎式 A〕

A

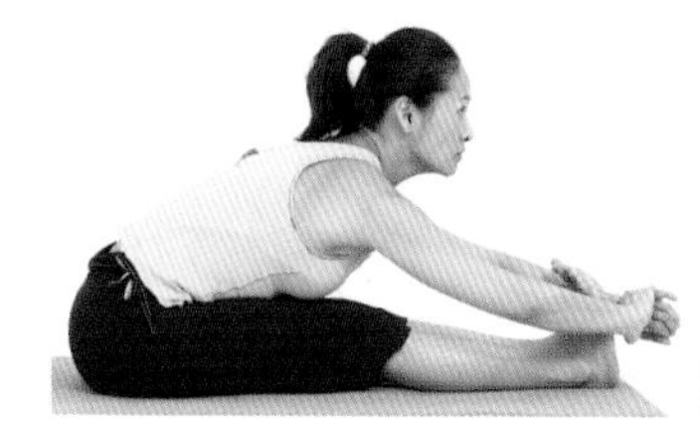

B

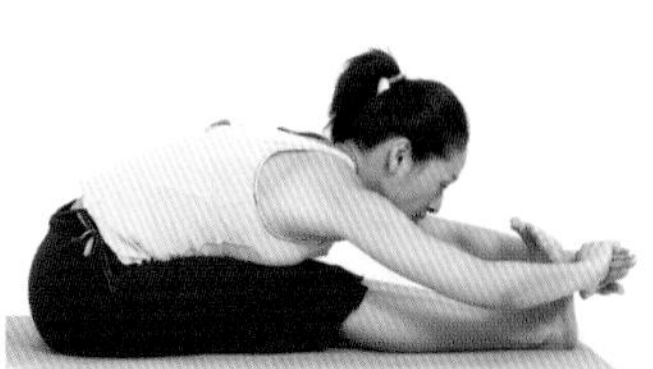

預備動作：

吸氣身體略後上延展，雙手移到腳掌前面，右手抓左手手腕、左手掌朝前面外。（圖 A）

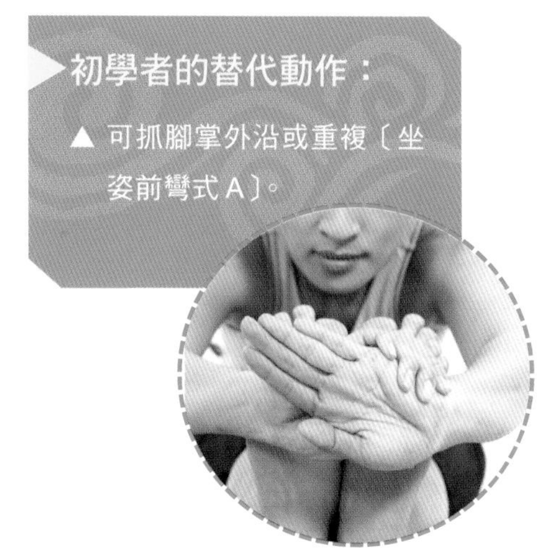

初學者的替代動作：

▲ 可抓腳掌外沿或重複〔坐姿前彎式 A〕。

1. 呼氣，上身再往前彎下來。（圖 B）

★ 停留 5 個呼吸。

2. 吸氣，身體坐高。

❖ 接串連動作

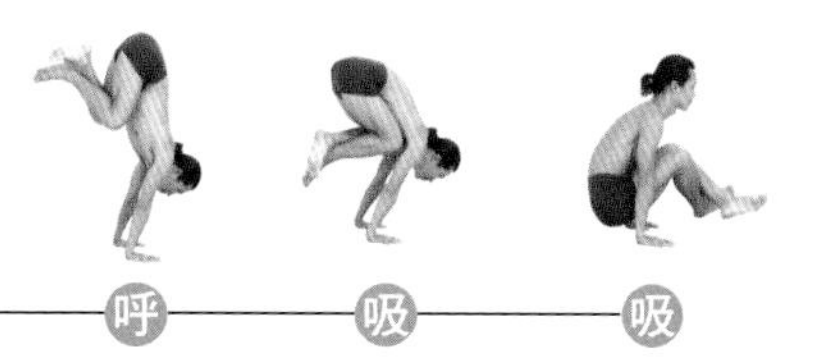

[坐姿前彎還原式] Purvottanasana

| Pcirva 東向的 | Uttana 深度延展 |

：鼻尖

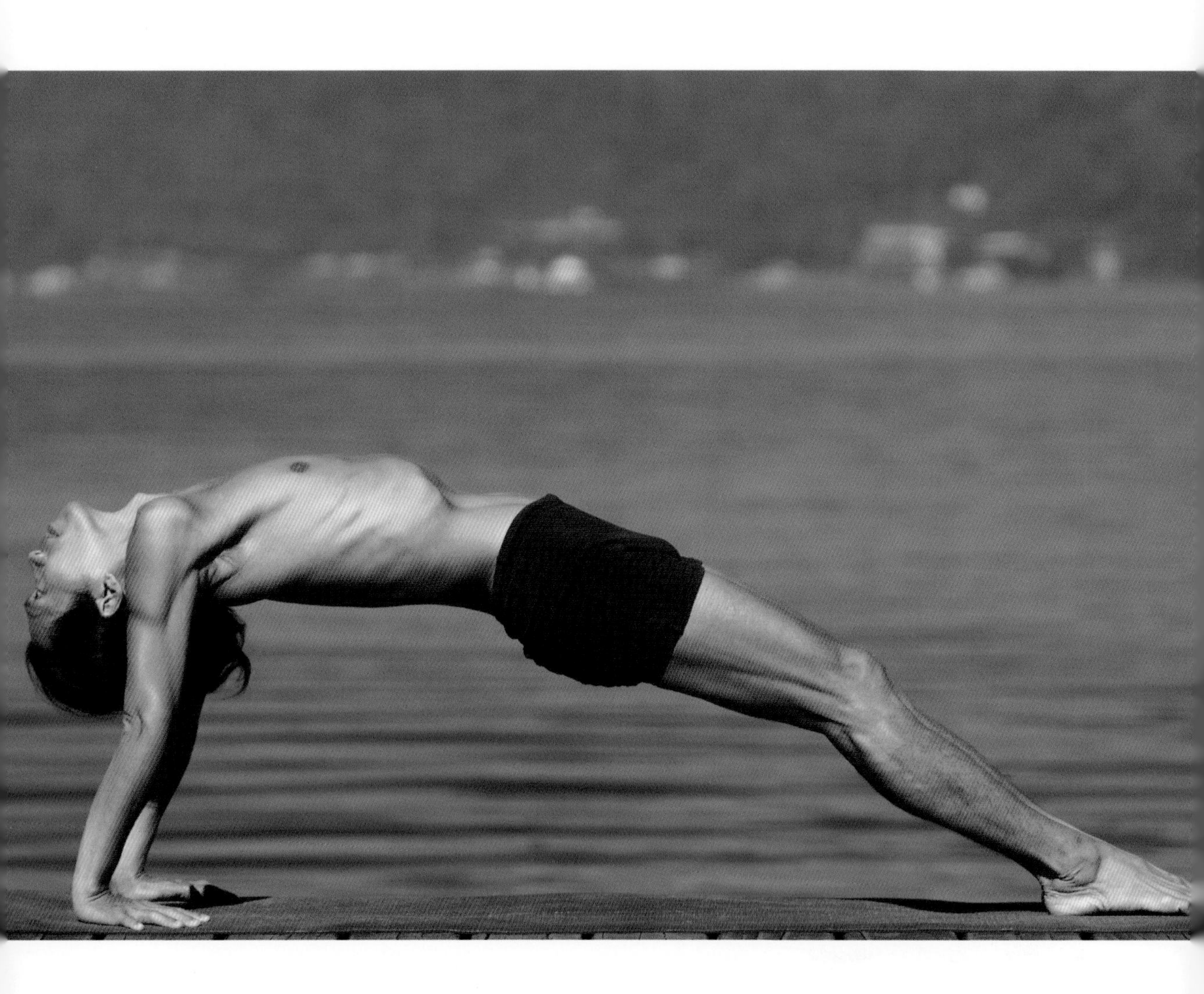

❖ 串連動作

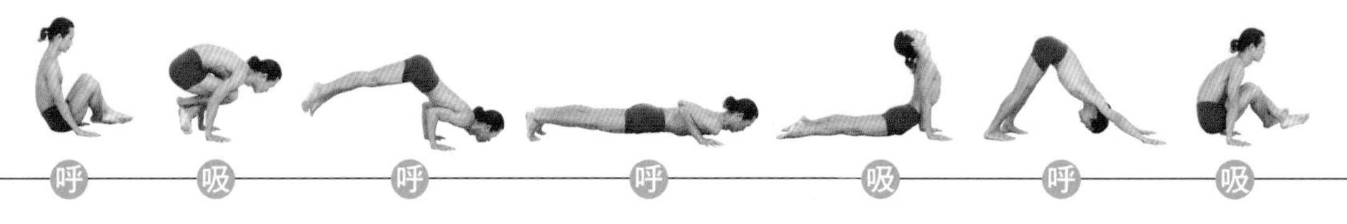

特別叮嚀

- ❗ 手腕落於肩膀正下方，手臂垂直於地面。
- ❗ 雙腿微往內轉，往中間靠攏。

A

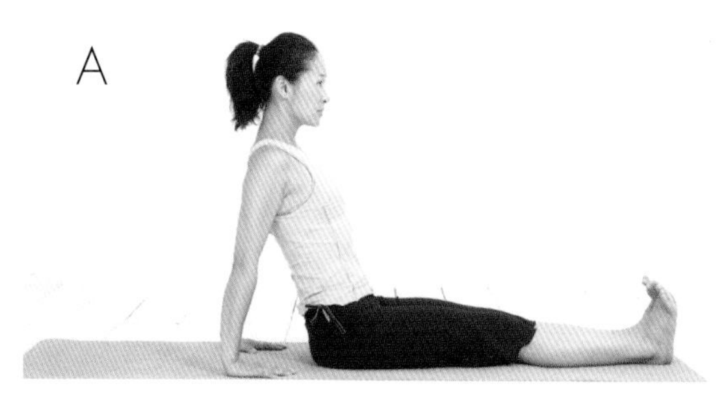

B

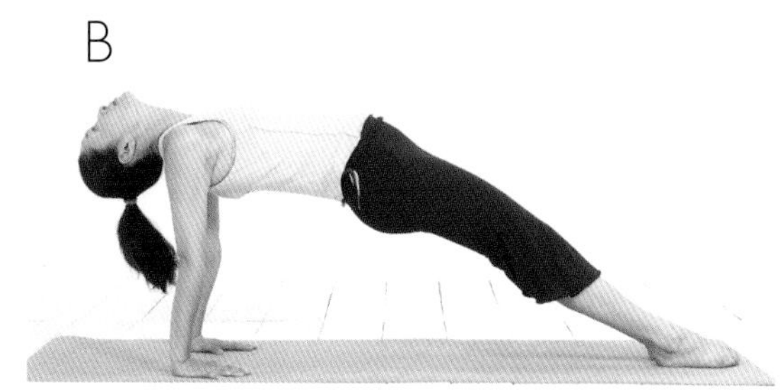

1. 呼氣，雙手於身體後方平貼地上，手指朝前。（圖A）
2. 吸氣，雙手推地臀部離地，雙腿併攏打直，腳掌踩地，頸部往後延展，頭向後墜。（圖B）

★ 停留5個呼吸。

3. 呼氣，坐下來。

❖ 接串連動作

初學者的替代動作：

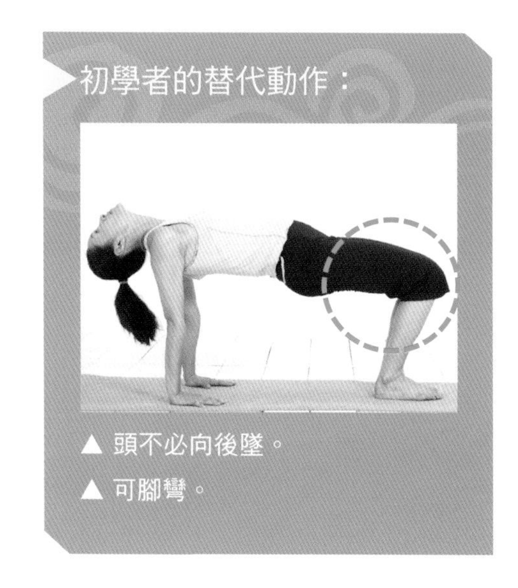

▲ 頭不必向後墜。

▲ 可腳彎。

[坐姿單盤前彎式] Ardha Baddha Padma Paschimottanasana

| Ardha 一半 | Baddha 連結 | Padma 蓮花 | Paschima 西向的 | Uttana 深度延展 |

👁：腳掌

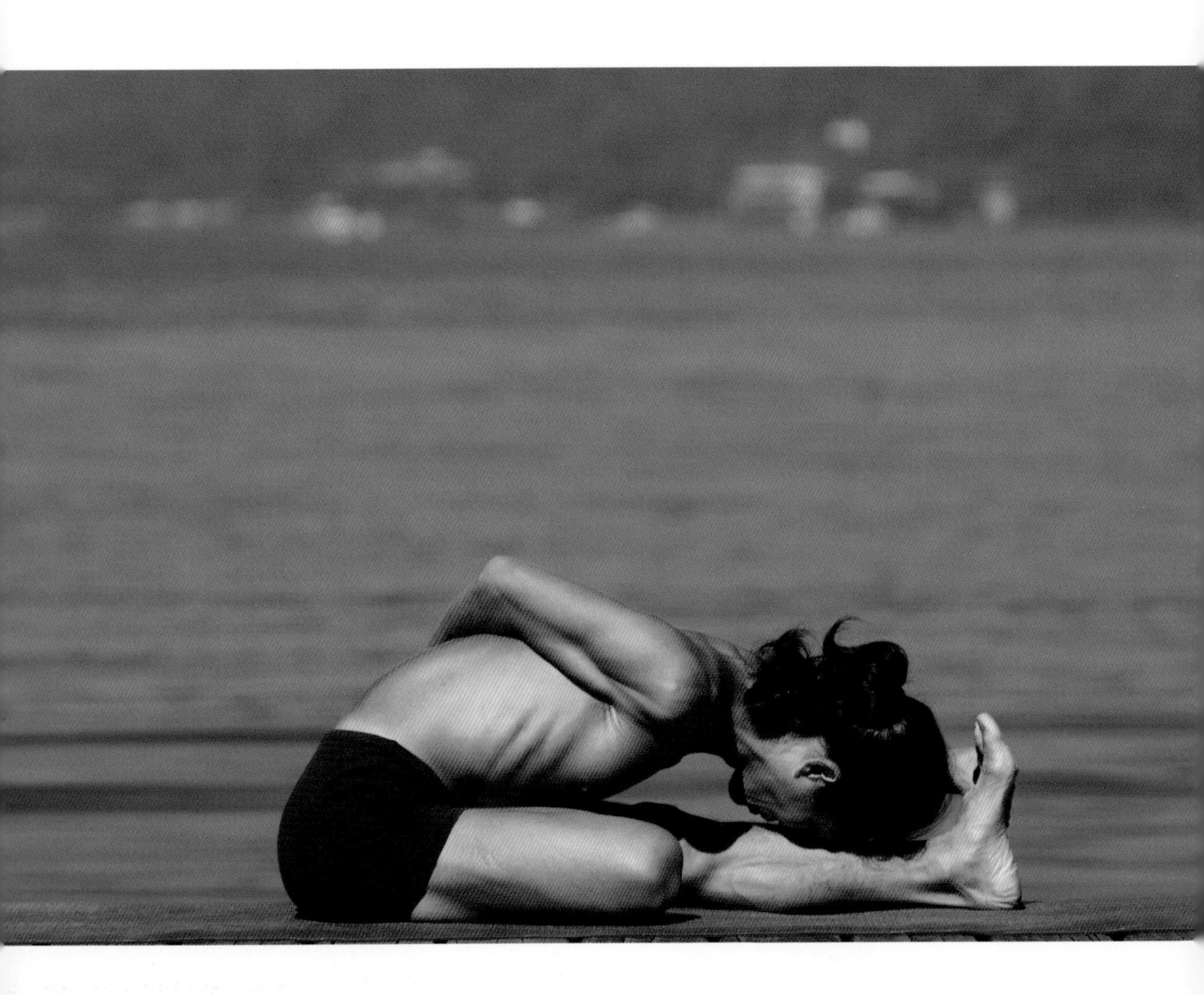

❖ 串連動作

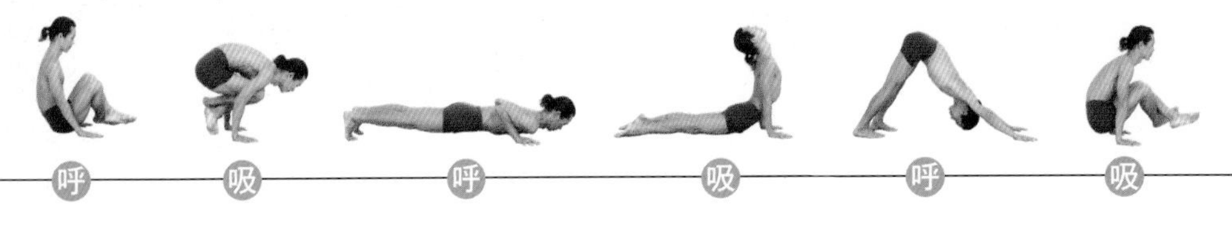

特別叮嚀

- 盤腿時左手由下方托著右腳掌，右手托著右膝蓋將整個腿同時盤上左腿上，不要強拉。
- 雙肩盡量保持等高。

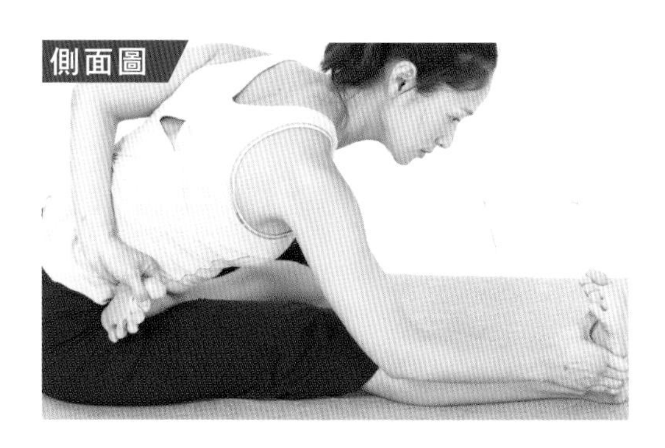
側面圖

A B

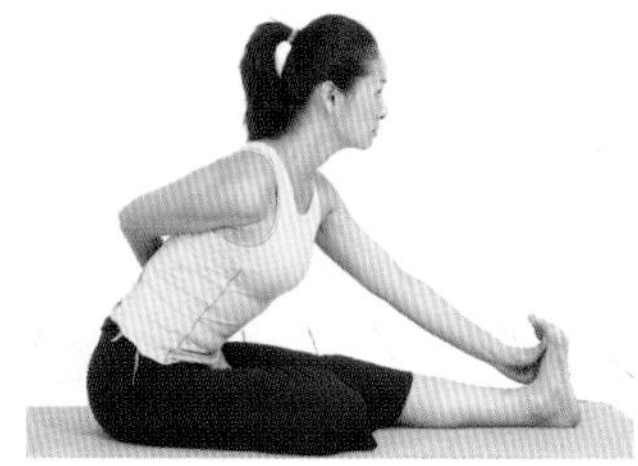

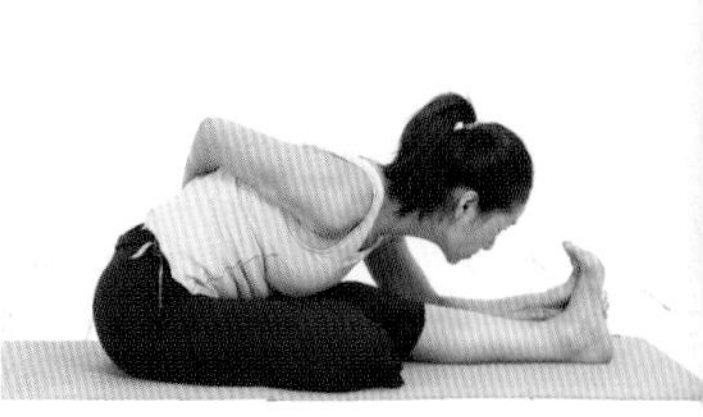

預備動作：

吸氣坐下，右腳單盤，右手在身後勾住右姆趾。左腿打直，左手抓住左腳掌外側略往後拉。（圖A）

1. 呼氣，身體往前彎。（圖B）

★ 停留5個呼吸。

2. 吸氣，身體往上。

❖ 接串連動作

3. 再重複左腳單盤，右腳打直。

★ 停留5個呼吸。

❖ 接串連動作

初學者的替代動作：

▲ 可將右腿彎曲置於地面。

▲ 可雙手往前不必拉腳趾。

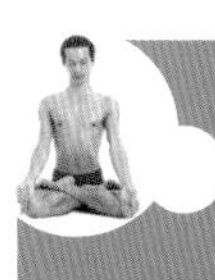

盤腿動作對大部分人來說是相當困難的，請特別留意膝蓋、腳踝是否過度承受壓力，只要有些許的疼痛就請選擇替代動作，請務必不要勉強。

[右腳跪姿前彎式] Trianga Mukhaikapada Paschimottanasana

| Tri 三 | Anga 肢幹 | Mukha 面向 | Eka-Pad 腳掌 |

：腳掌

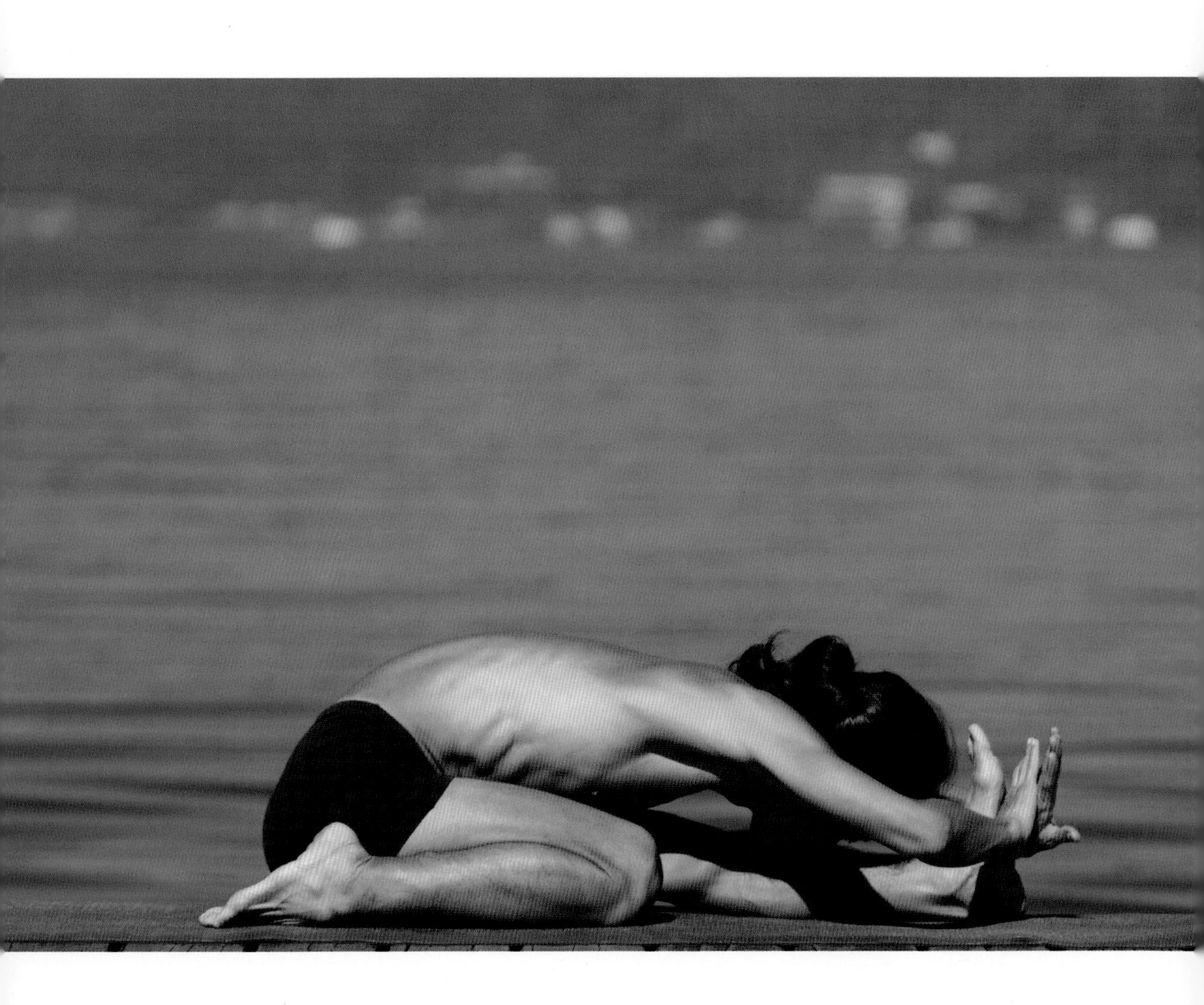

❖ 串連動作

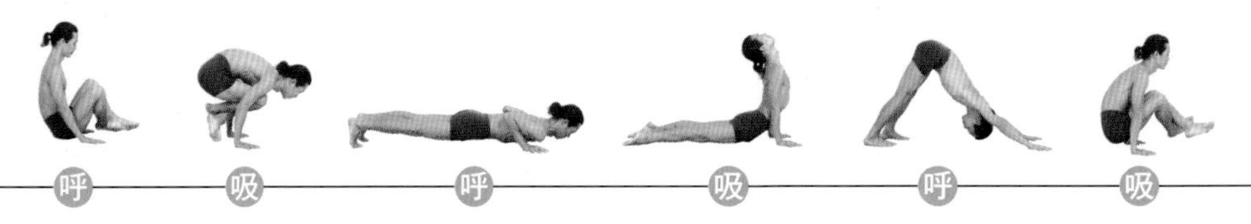

特別叮嚀

- ! 右腳跟貼近右臀部，腳掌朝正後方腳背貼地。
- ! 右腳膝蓋與左膝蓋打開一個臀寬。
- ! 留意兩肩等高。

A

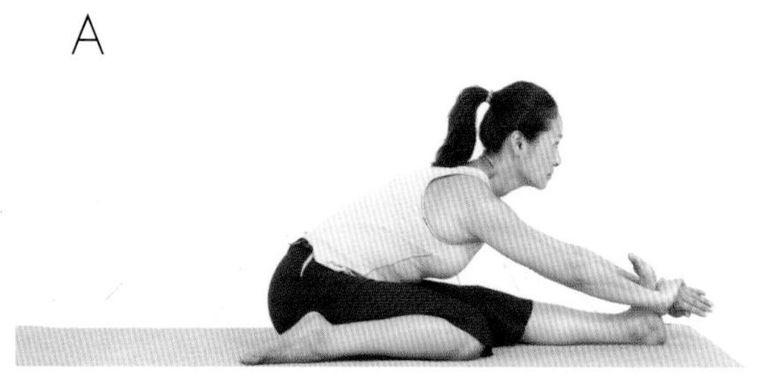

B

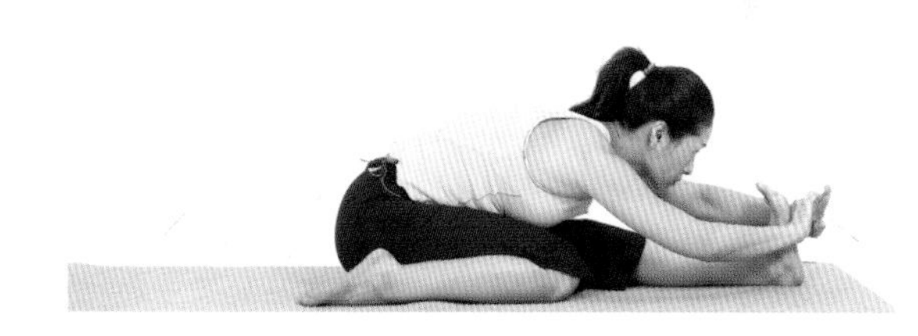

預備動作：

吸氣前跳坐下，右腳跪左腳伸直，在左腳掌前面右手抓左手腕。（圖 A）

1. 呼氣，身體往前彎。（圖 B）

★ 停留 5 個呼吸。

2. 吸氣，身體坐直。

❖ 接串連動作

3. 再重複左腳跪地，右腿打直。

★ 停留 5 個呼吸。

❖ 接串連動作

初學者的替代動作：

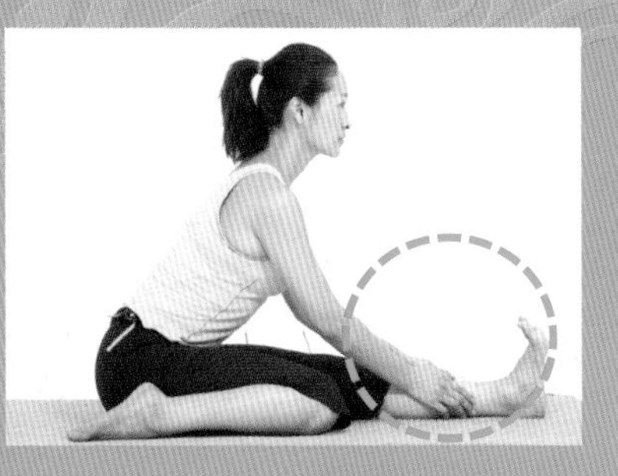

▲ 可加大跪地腳開展角度，或手抓小腿。

▲ 跪地腳腳背或伸直腳下方可加墊布毯。

[坐姿單腳前彎式 A] Janu Sirsasana A

| Janu 膝蓋 | Sirsa 頭 |

：腳趾

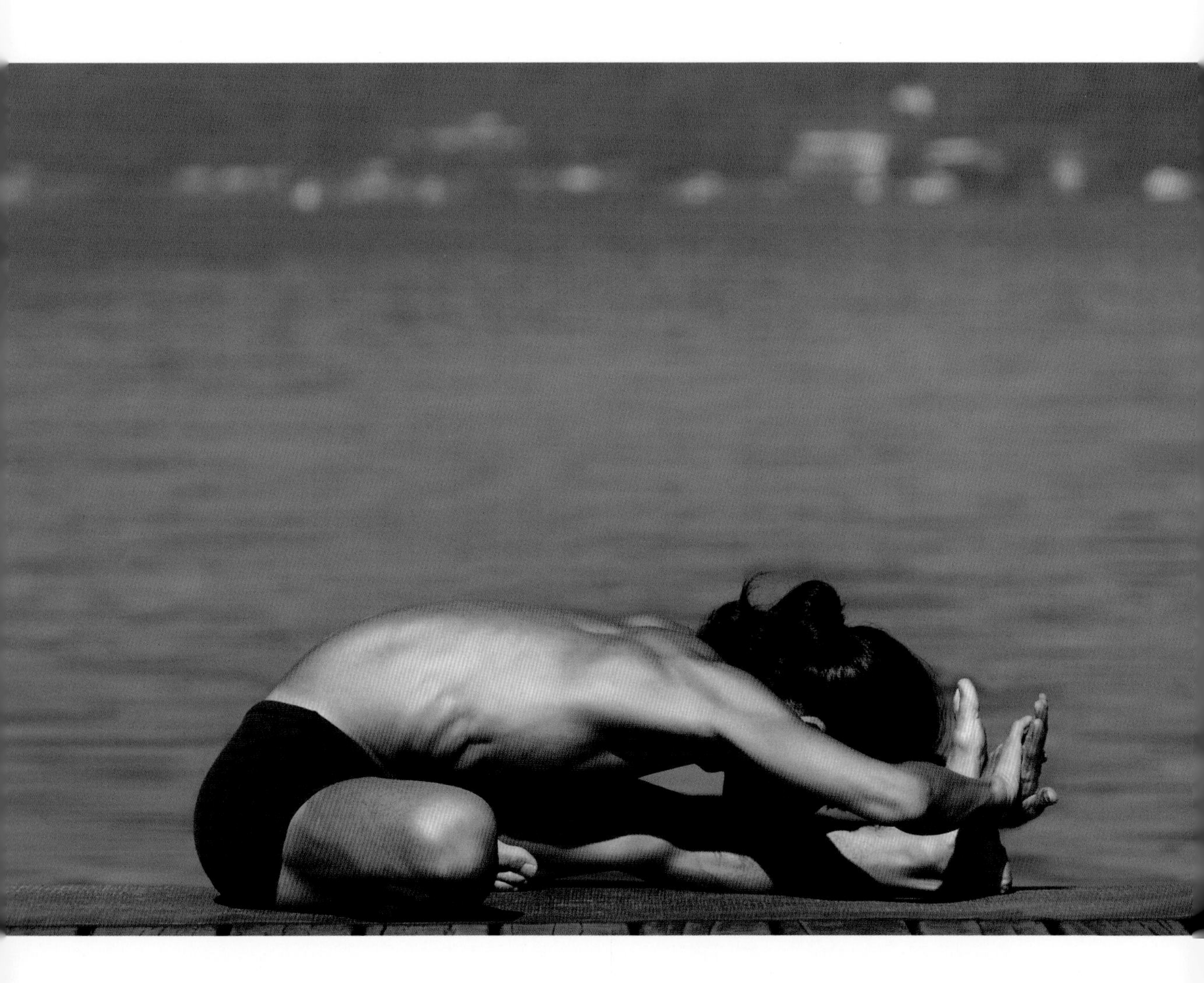

❖ 串連動作

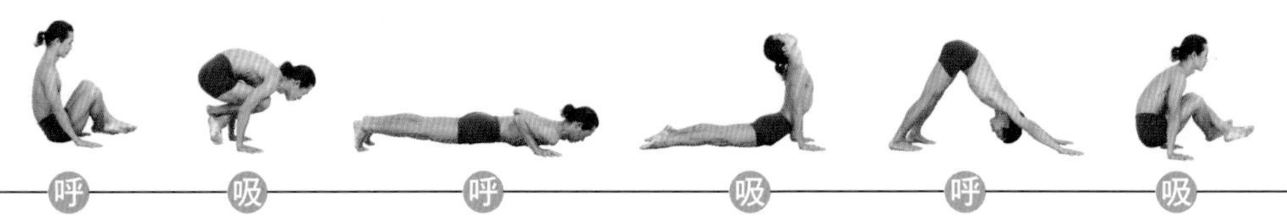

特別叮嚀

- ! 留意右腳大腿腳背往外往下推。
- ! 兩腳趾頭仍然往腳背方向回勾。
- ! 腹部隨呼吸貼近大腿。

A

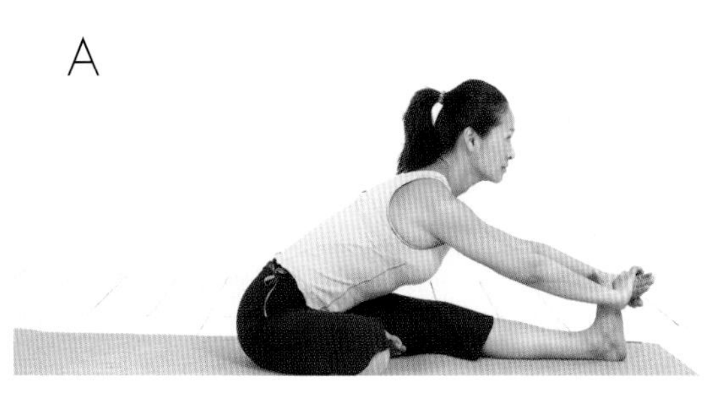

B

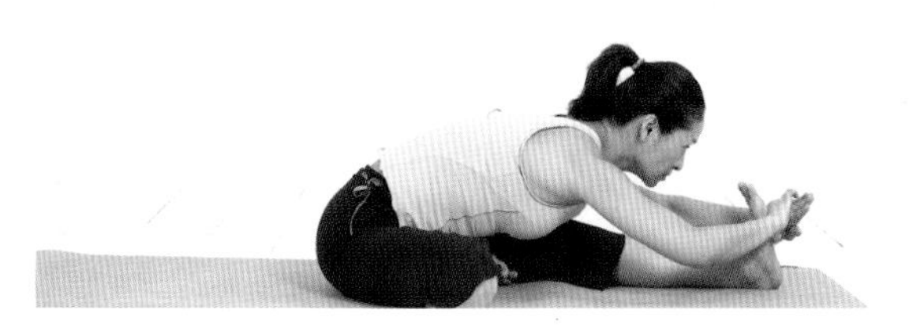

腳位置圖

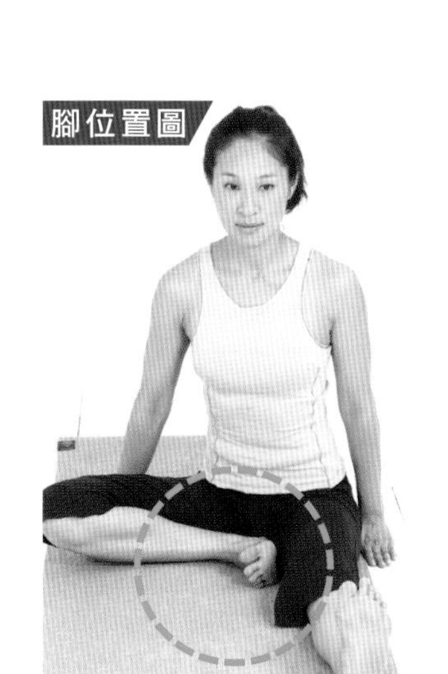

預備動作：

吸氣前跳坐下，右腳彎、腳掌置於左大腿內側地上，腳跟貼近身體，右手抓左手腕。兩膝蓋開角約為90°。（圖A）

1. 呼氣，往前彎。（圖B）

★ 停留5個呼吸。

2. 吸氣，坐直。

❖ 接串連動作

3. 再重複左腳彎，右腳打直。

★ 停留5個呼吸。

❖ 接串連動作

初學者的替代動作：

▲ 彎腳可少彎一些。

▲ 手抓小腿。

[坐姿單腳前彎式 B] Janu Sirsasana B

| Janu 膝蓋 | Sirsa 頭 |

👁：腳趾

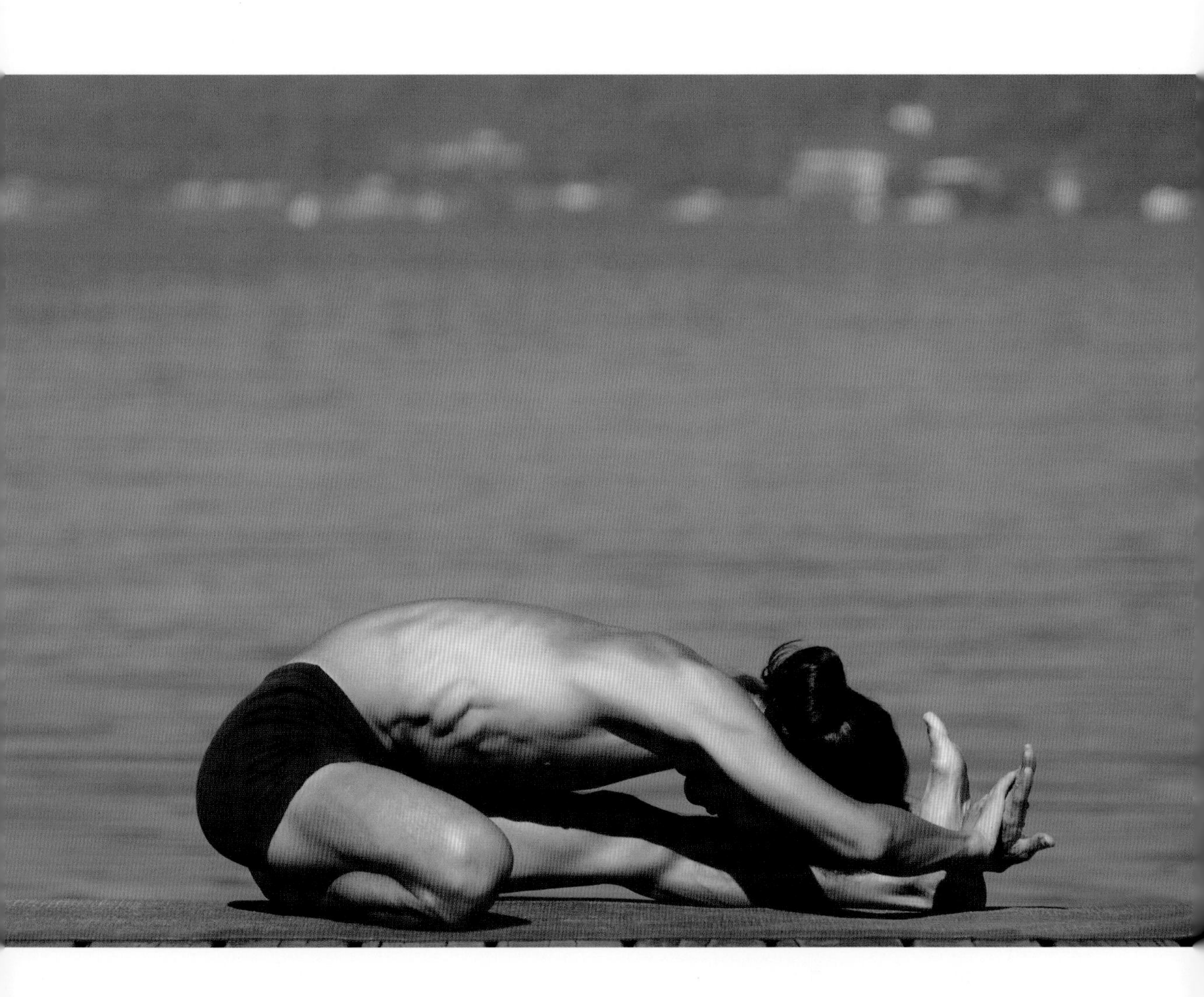

❖ 串連動作

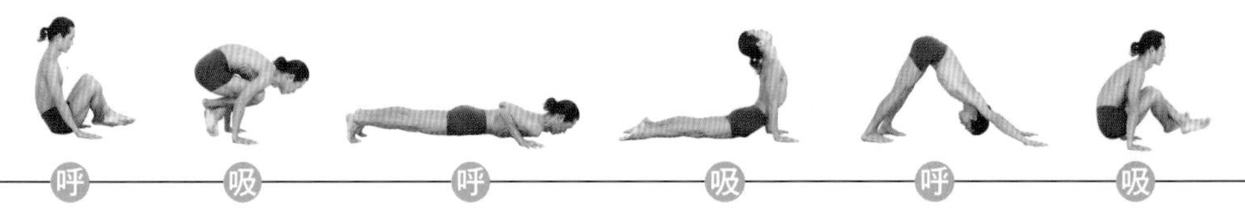

特別叮嚀

- 胸部保持開展。
- 為了更往前伸展，可以往前看。
- 為了延展後頸椎，可略縮下巴，往下看。
- 避免拱背。

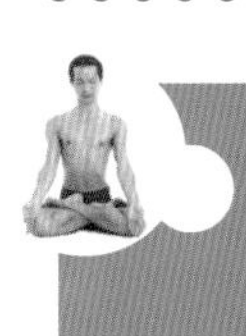

避免給直腿膝蓋太大壓力，腳跟留在地上即可。

側面圖

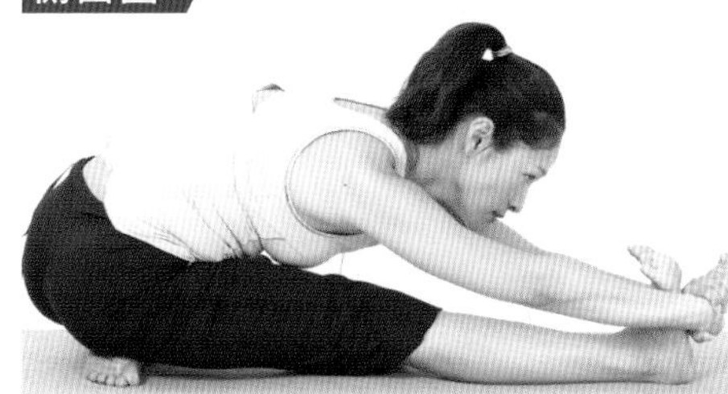

初學者的替代動作：

▲ 可抓小腿。

▲ 腳微彎。

▲ 腳背不適者可重複〔坐姿單腳前彎式A〕

A

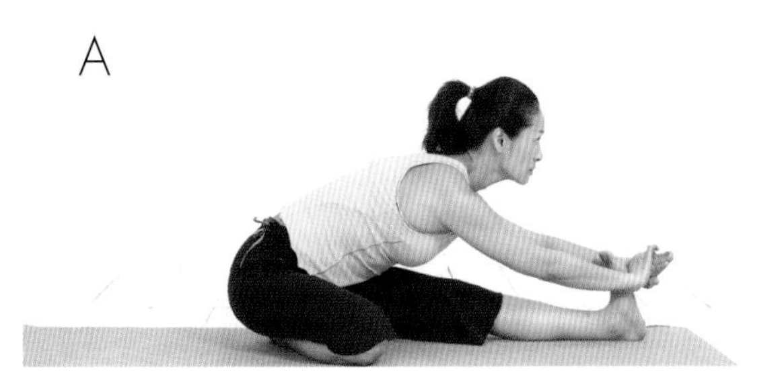

B

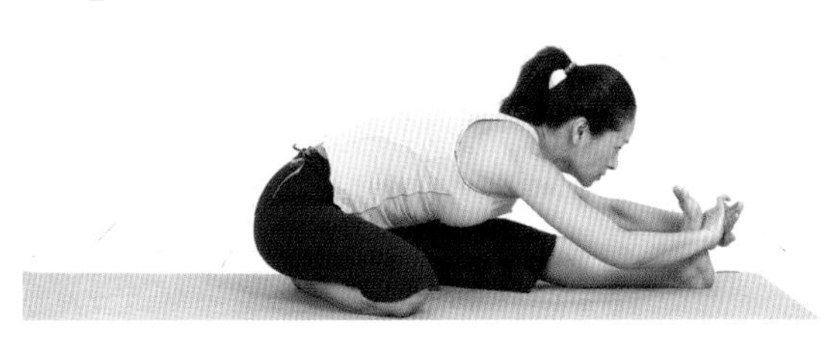

預備動作：

吸氣前跳坐下，右腿彎，會陰坐在右腳跟上，右腳趾頭朝下左臀部，兩膝蓋開展角度略小於90°，右手在左腳掌前面抓左手腕，左手掌朝前。（圖A）

1. 呼氣，身體向前伸展向下彎。（圖B）

★ 停留5個呼吸。

2. 吸氣，坐直。

❖ 接串連動作

3. 再重複左腿彎，會陰坐在左腳跟上 。

★ 停留5個呼吸。

❖ 接串連動作

[坐姿單腳前彎式 C] Janu Sirsasana C

| Janu 膝蓋 | Sirsa 頭 |

：腳趾

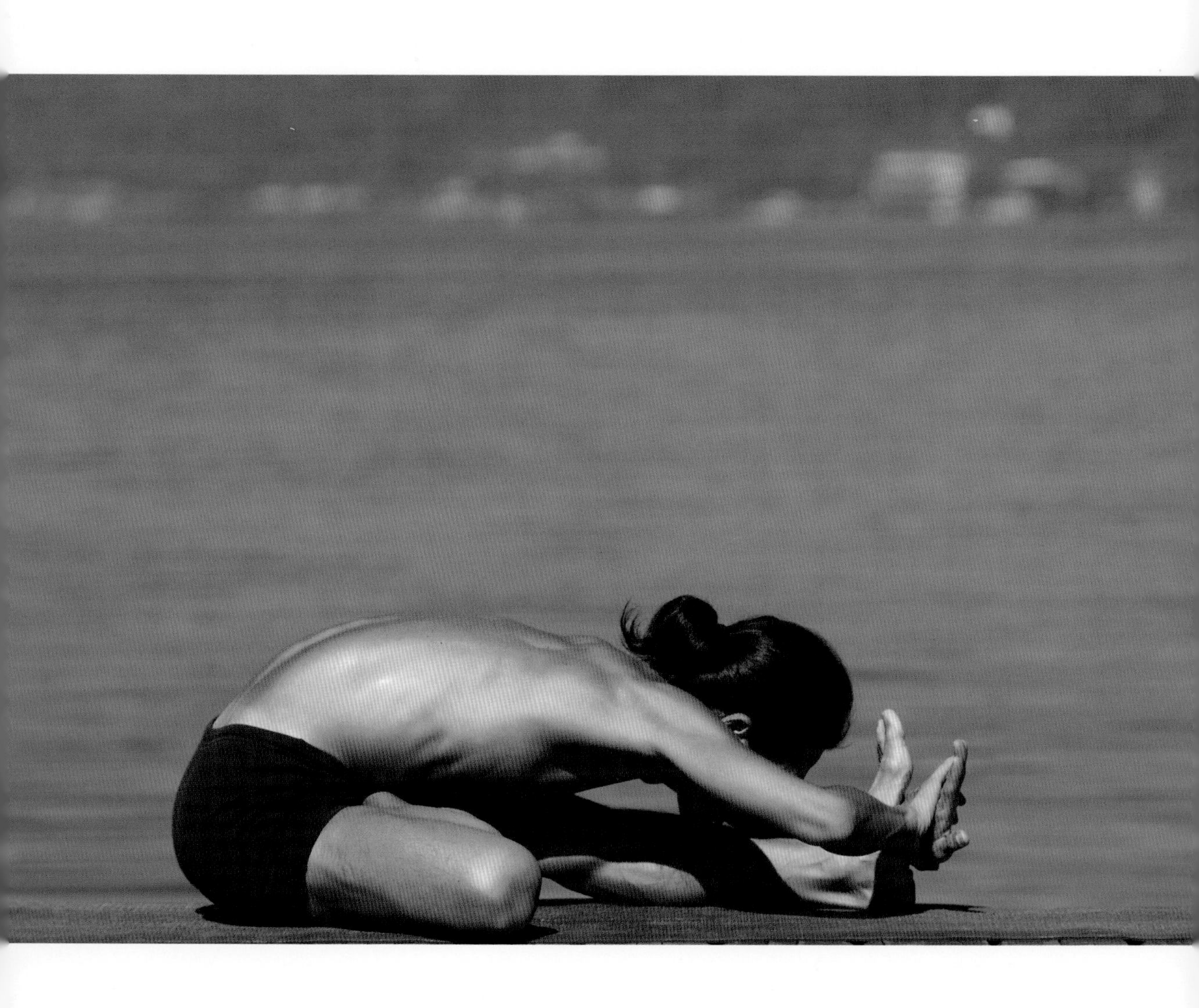

❖ 串連動作

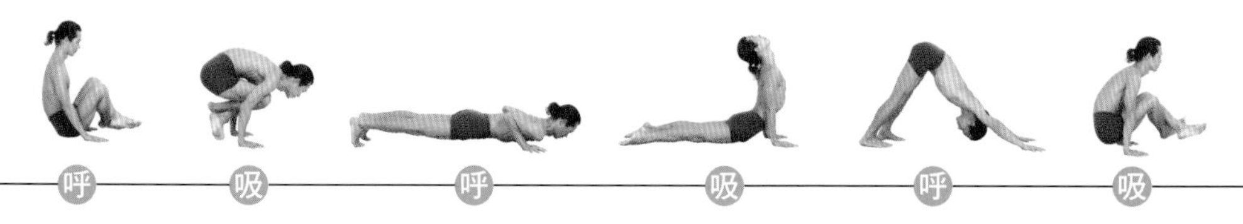

特別叮嚀

- 胸部保持開展，背伸直。
- 右腿膝蓋留在地面。
- 5 個腳趾全部感到身體前壓的重量，尤其腳姆趾。

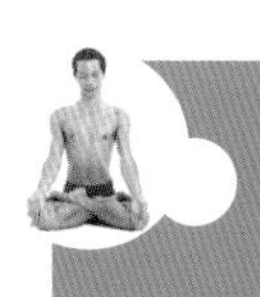

特別留意右膝蓋所承受的壓力。

初學者的替代動作：

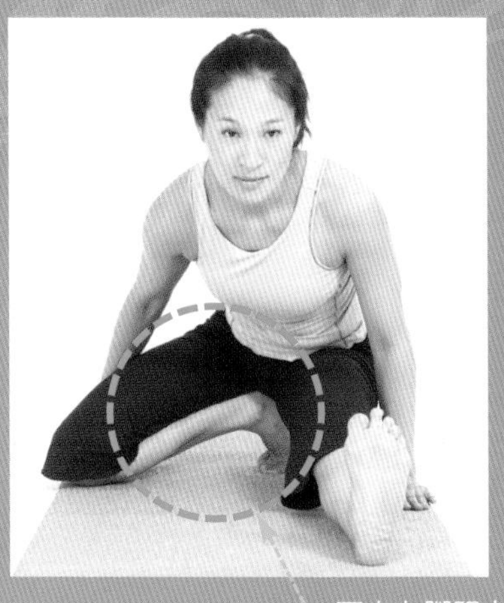

▲ 右膝蓋可離地。
▲ 可兩手推地減輕下壓力道。
▲ 可重複〔坐姿單腳前彎式 B〕。

A

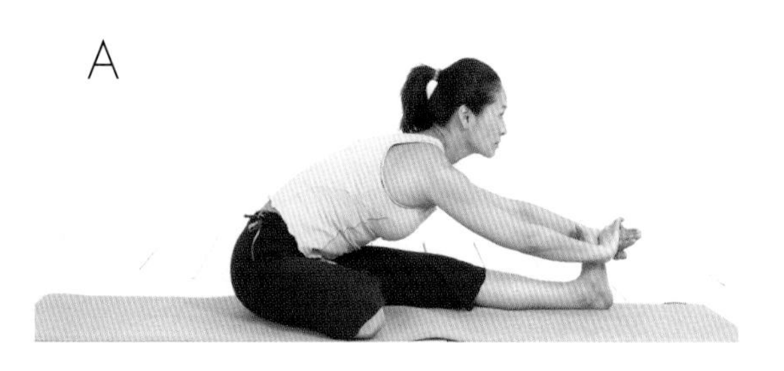

B

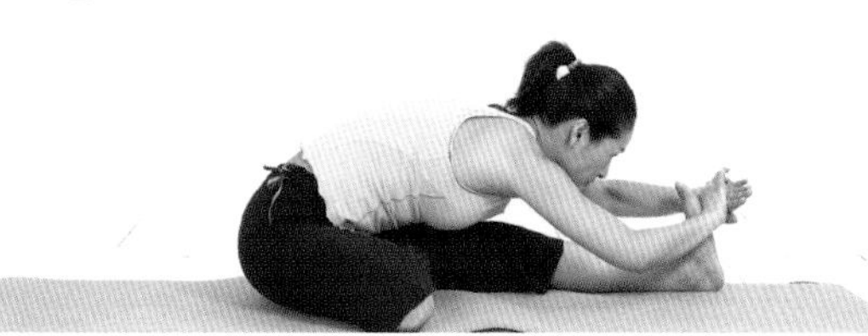

預備動作：
吸氣前跳坐下，右腳彎左腳打直，右內腳掌貼左大腿內側，右腳跟朝上，右腳趾腹貼地，腳趾貼地，兩膝蓋的開角約為 60°。右手於左腳掌前面握左手腕，左掌心朝前。（圖 A）

1. 呼氣，往前伸展往下彎。（圖 B）
★ 停留 5 個呼吸。

2. 吸氣，坐直。
❖ 接串連動作

3. 再重複左腳彎，右腳打直 。
★ 停留 5 個呼吸。
❖ 接串連動作

[瑪瑞奇式 A] Marichyasana A

| Marichi 聖者 | 古代聖哲

：腳趾

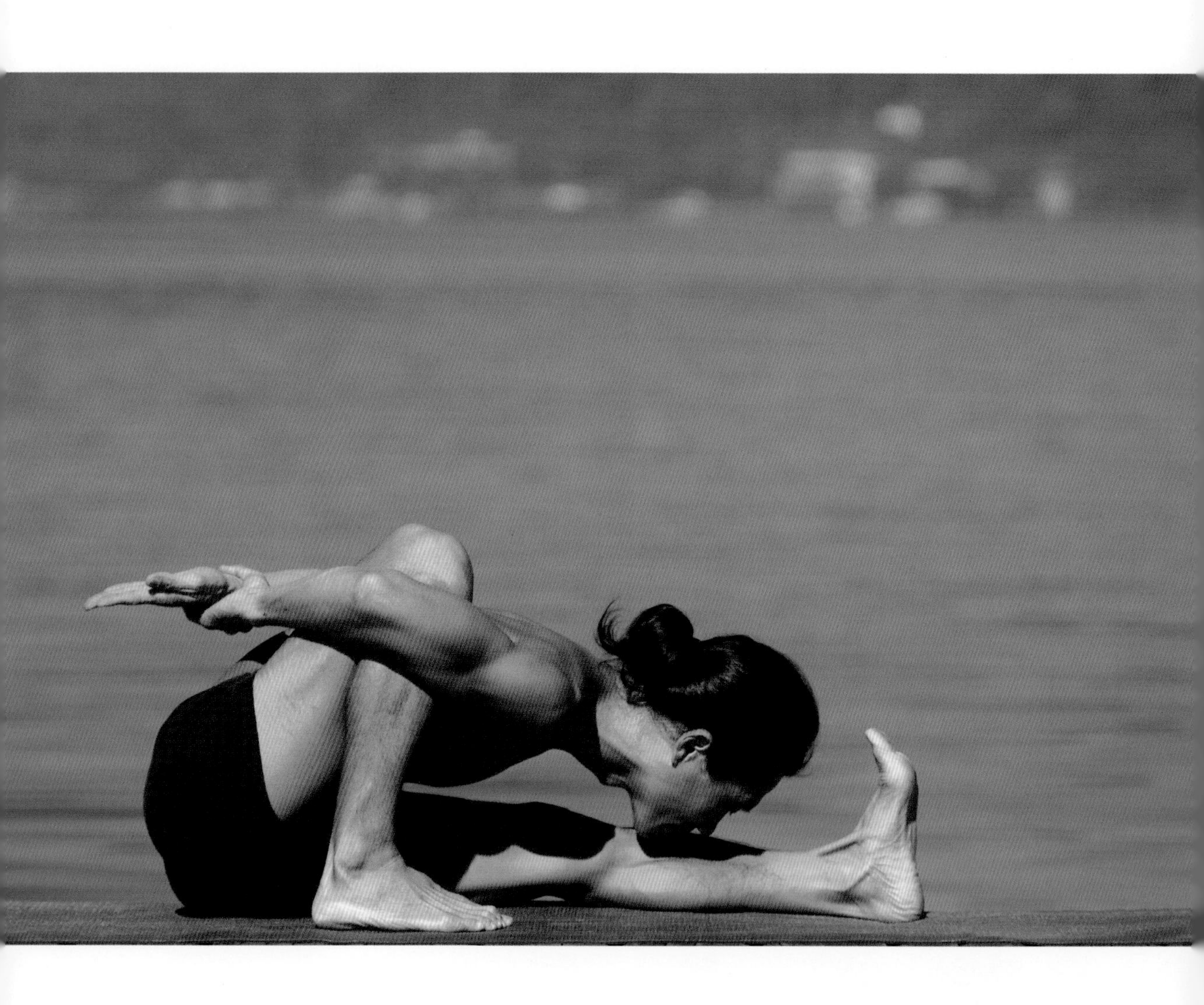

❖ 串連動作

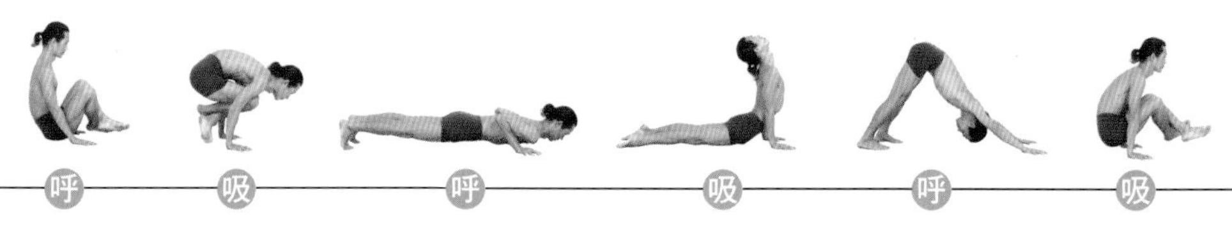

特別叮嚀

- 手繞腳前，身體手臂向前盡量延展。
- 利用平握手腕的反方向力量，使身體、脊椎、胸部更往前。
- 右臀部略為離地。
- 左腿保持延展，腳腹向前推腳趾回勾。
- 右腳掌避免往外打開，腳趾朝正前方。
- 右膝蓋在右腳掌正上方朝向腳趾。

初學者的替代動作：

▲ 手可往前拉腳，或雙手掌貼地。
▲ 右腳掌可略往前。

A

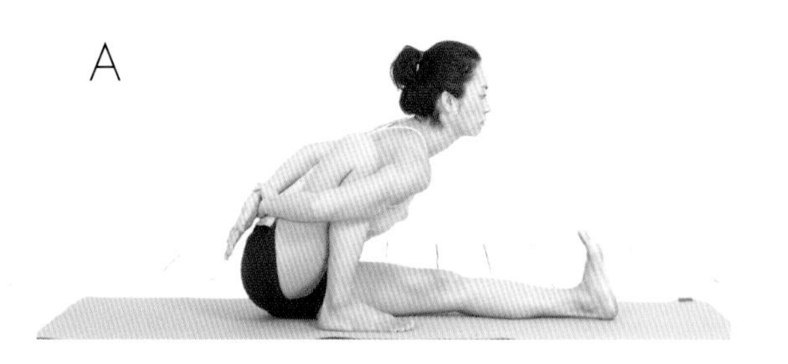

B

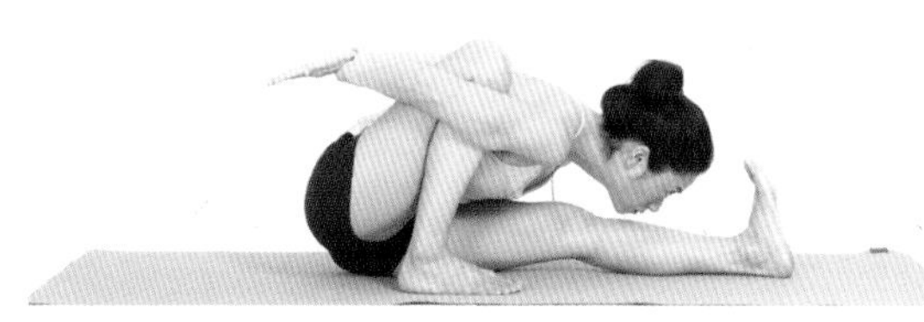

預備動作：
吸氣前跳坐下，右腳彎，左腳打直，右腳掌平行於左大腿踩地，腳跟靠近右臀部，兩腳距一個臀部寬度，右手向前伸直繞過右小腿握住左手腕，左手臂手掌拉長延展。（圖 A）

1. 呼氣，身體延展拉長往前下彎。（圖 B）

★ 停留 5 個呼吸。

2. 吸氣，身體向上。
3. 呼氣，腳交叉。

❖ 接串連動作

4. 再重複左腳彎，右腳打直 。

★ 停留 5 個呼吸。

❖ 接串連動作

[瑪瑞奇式 B] Marichyasana B

| Marichi 聖者 | 古代聖哲

👁：鼻尖

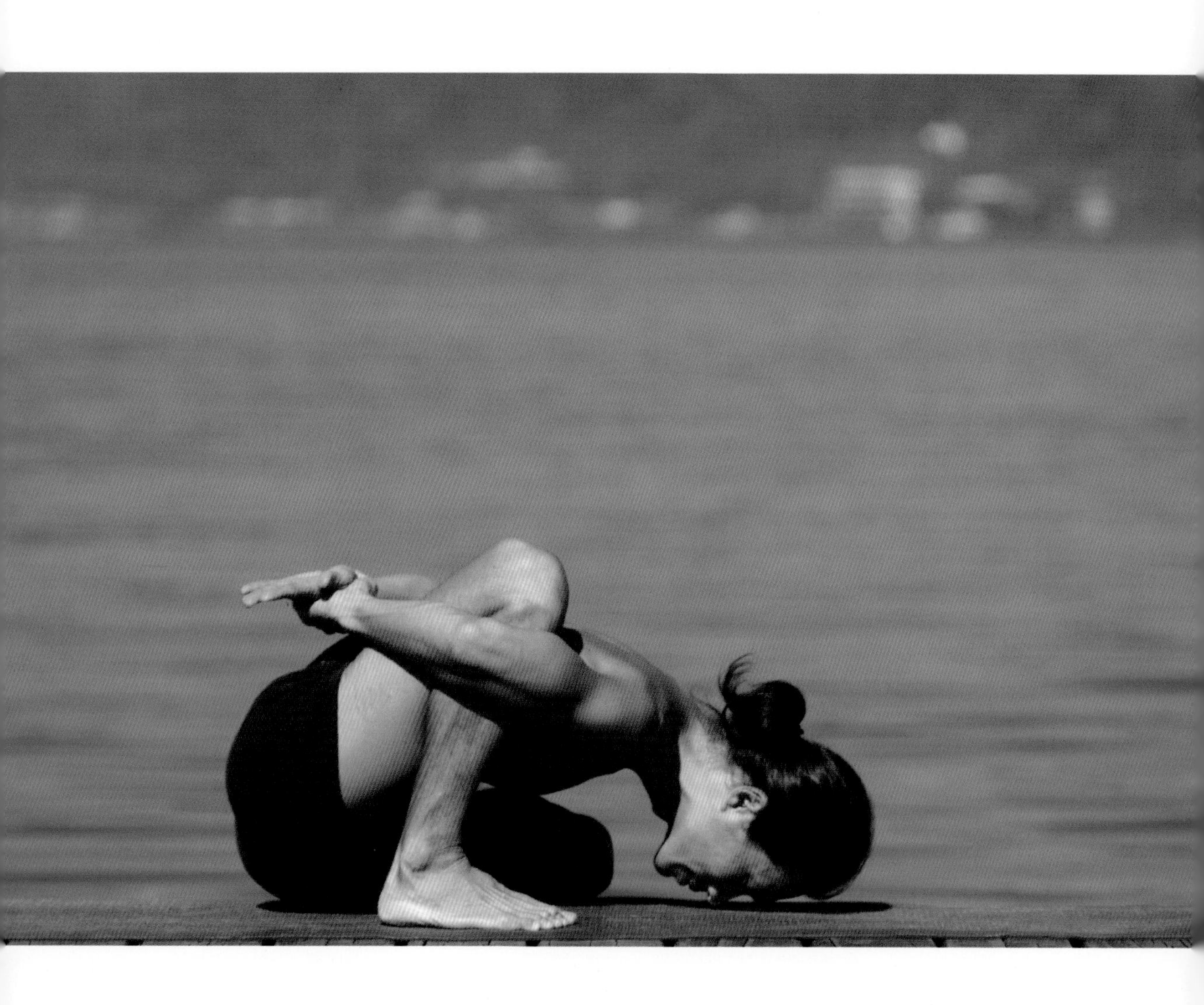

❖ 串連動作

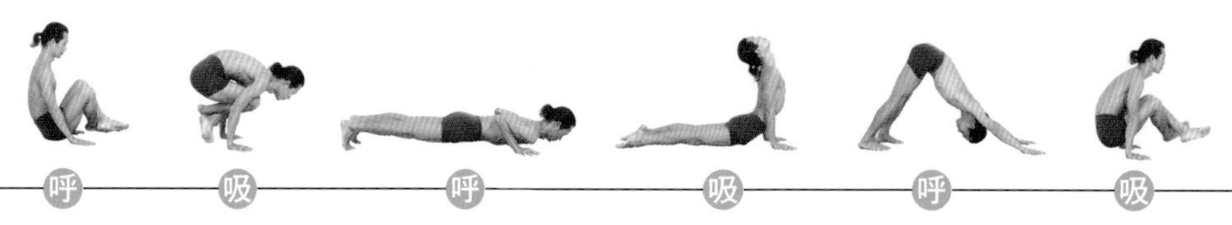

特別叮嚀

- 胸部保持開展。
- 留意盤腿、腳背及膝蓋承受的壓力，在適度延展及身體極限間找到平衡，勿過度下壓。
- 右腳膝蓋保持在腳掌上方朝向腳趾。
- 腳掌朝正前方。
- 右臀部略離地。

盤腿又前彎是很有挑戰性且容易讓腳背、膝蓋受傷的動作，請務必量力而為，不要忘記瑜珈練習的重要觀念。Ahimsa ── 非暴力、任何練習都不應有暴力感，不應傷害自己。

初學者的替代動作：

▲ 可將左腳置於地上內彎。

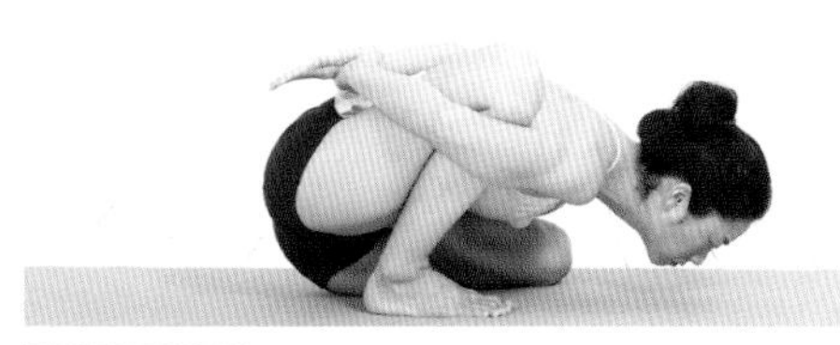

正面圖

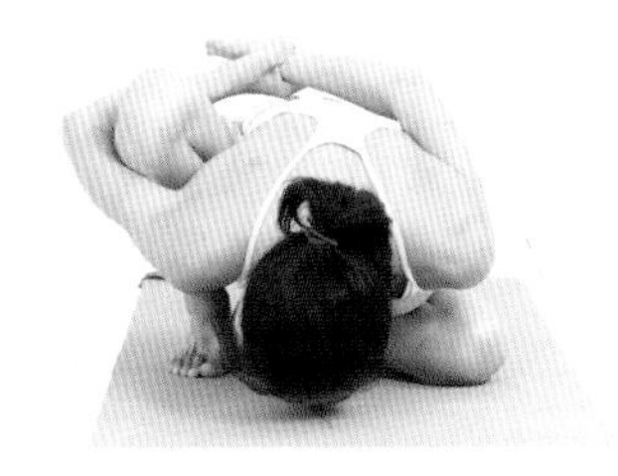

預備動作：

吸氣前跳坐下，左腳盤腿，右腳彎如〔瑪瑞奇式 A〕，右手先向前向下拉長繞過右小腿，並在背後握住左手腕。

1. 呼氣，身體向前向下彎。（圖 A）

★ 停留 5 個呼吸。

2. 吸氣，坐直。
3. 呼氣，腳交叉。

❖ 接串連動作

4. 再重複左腳彎，右腳盤腿。

★ 停留 5 個呼吸。

❖ 接串連動作

[瑪瑞奇式 C] Marichyasana C

| Marichi 聖者 | 古代聖哲

：側面

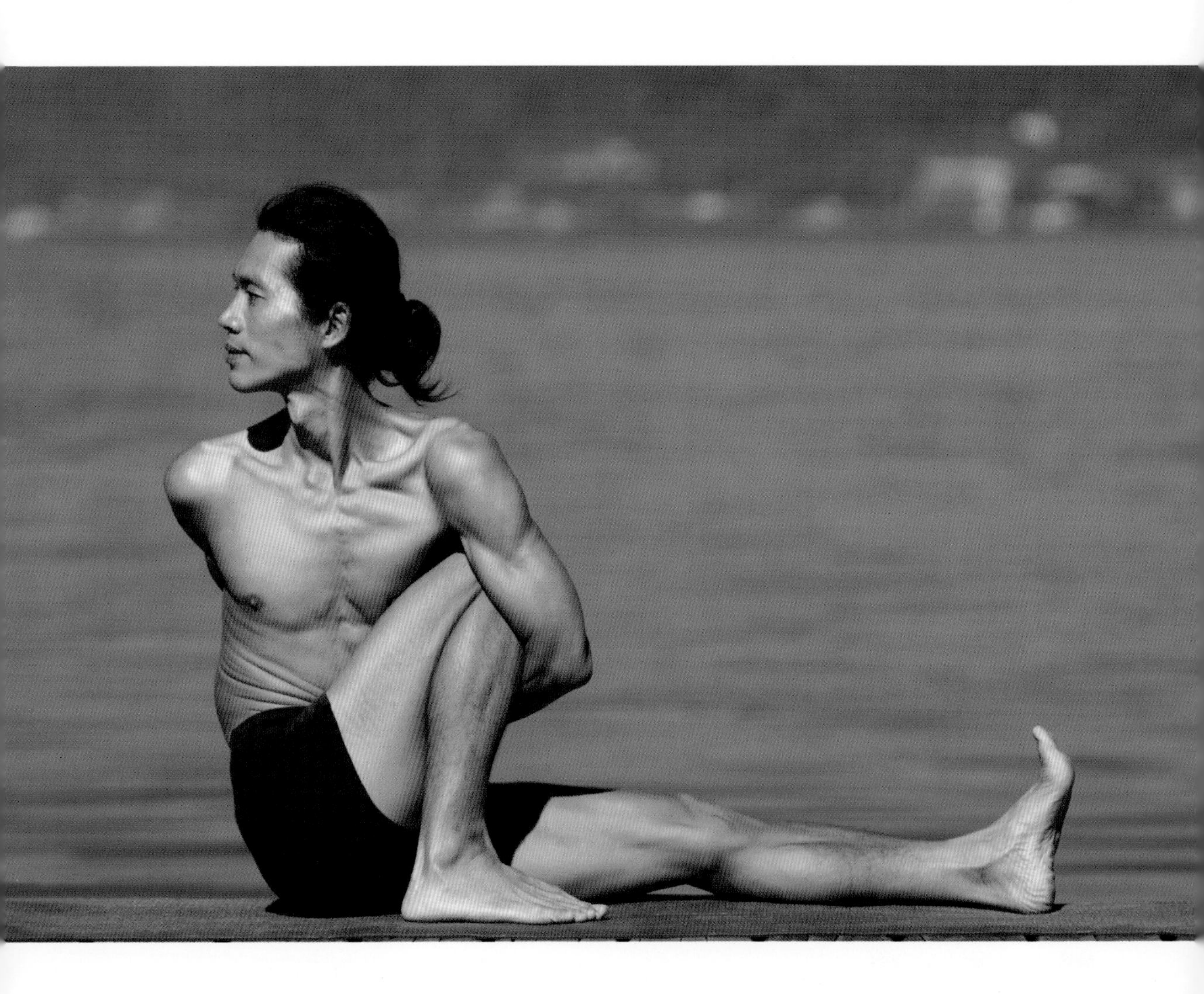

❖ 串連動作

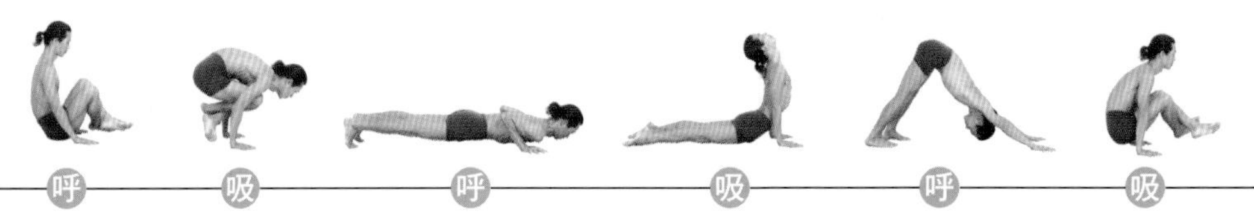

特別叮嚀

- 保持身體的延展長度才往後轉。
- 從脊椎的最底部開始旋轉。
- 小腹往內往上提，創造空間讓身體可以轉得更多。
- 腹部肌肉沒有過緊，沒有過鬆，在鬆緊之間取得平衡。

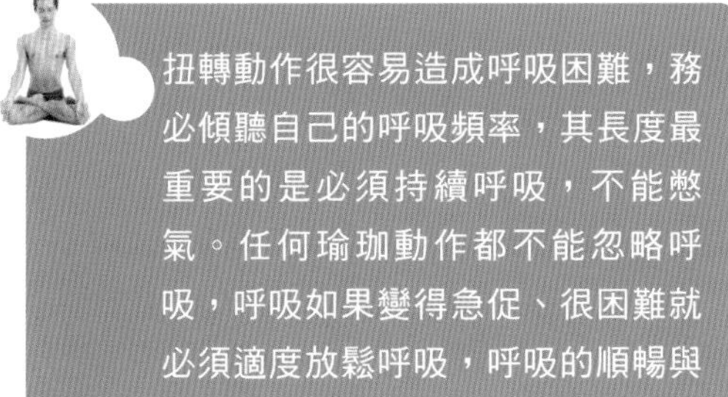

扭轉動作很容易造成呼吸困難，務必傾聽自己的呼吸頻率，其長度最重要的是必須持續呼吸，不能憋氣。任何瑜珈動作都不能忽略呼吸，呼吸如果變得急促、很困難就必須適度放鬆呼吸，呼吸的順暢與否可以作為動作恰當與否的指標。

初學者的替代動作：

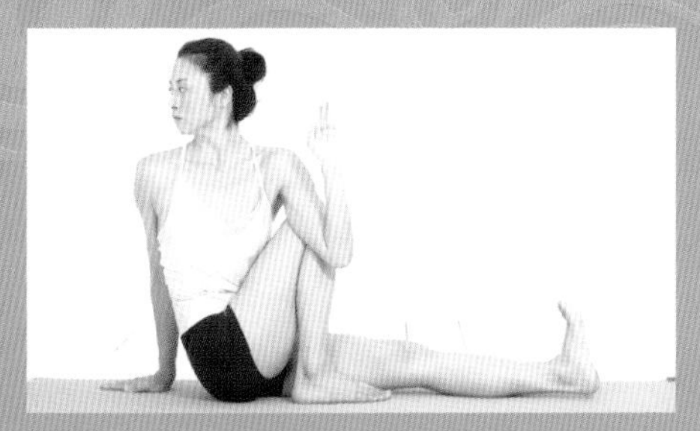

▲ 可將右手置於地面，左手彎置於右腳膝蓋外側。

▲ 可左手往外抓右膝蓋。

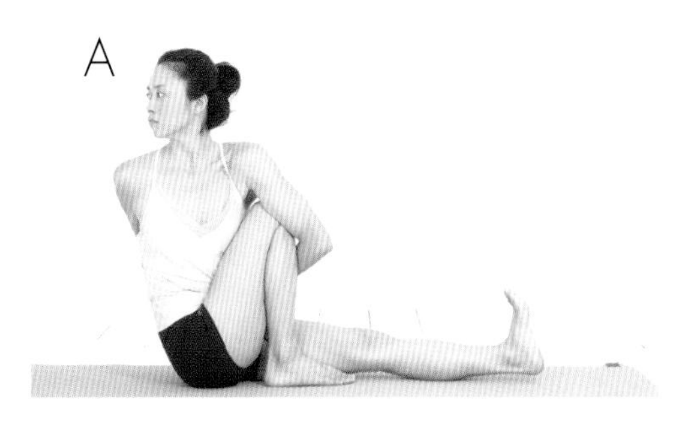

A

預備動作：

吸氣往前跳，右腳彎，左腳打直如〔瑪瑞奇式 A〕，左手臂與身體往上延展再往右轉，將腹部貼近右腿內側，左手臂往外繞過右腿膝蓋握住右手腕，右手掌抓左大腿內側身體往上拉長。

1. 呼氣，保持上半身長度再往後轉，朝右肩膀方向看。（圖 A）

★ 停留 5 個呼吸。

2. 吸氣，頭轉回往前。
3. 呼氣，手腳解開，腳交叉。

❖ 接串連動作

4. 再重複左腳彎，右腳打直。

★ 停留 5 個呼吸。

❖ 接串連動作

[瑪瑞奇式 D] Marichyasana D

| Marichi 聖者 | 古代聖哲

👁：側面

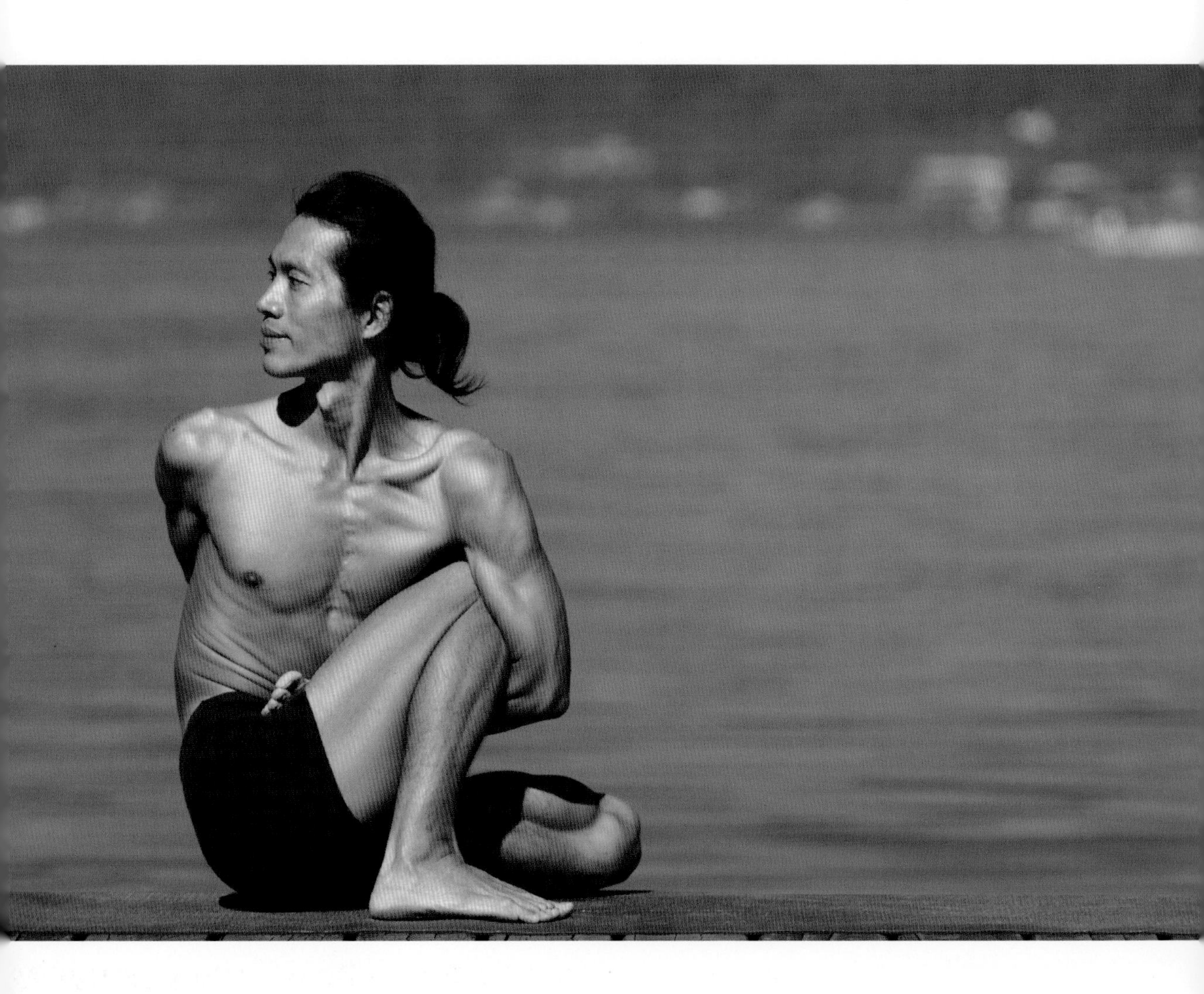

❖ 串連動作

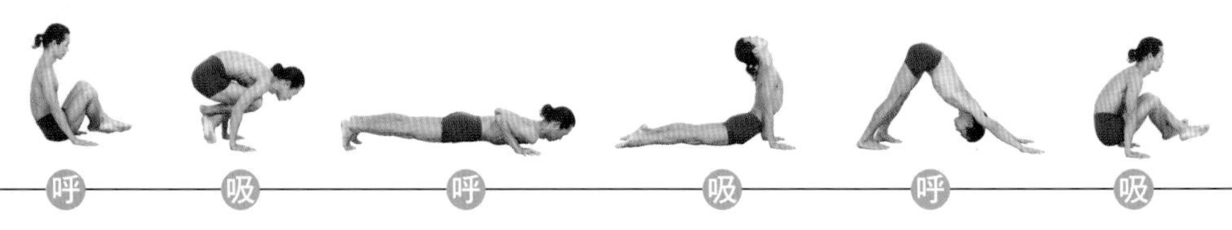

特別叮嚀

- 保持胸部開展，右肩頭往後帶，右肩胛骨往後往下。
- 必須延展拉長身體才往後轉。

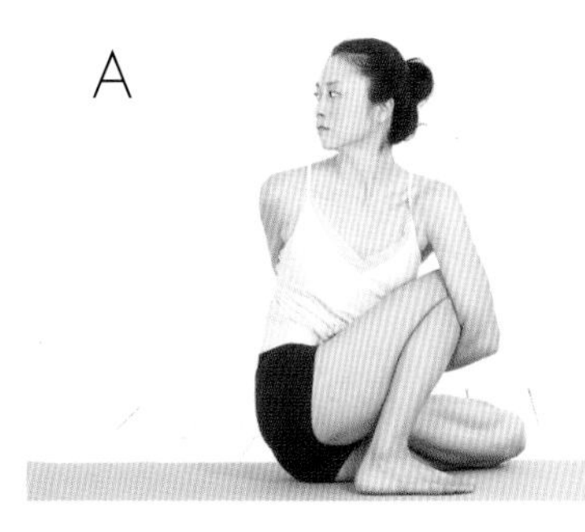

預備動作：

吸氣往前跳，左腳盤腿，右腳彎進來如〔瑪瑞奇式 B〕，左手臂與身體往上拉長延展，身體轉向右邊，將左手臂往外繞過右腳膝蓋握到右手腕、右手抓到左腳小腿骨。

1. 呼氣，保持身體延展的長度往後轉，朝右肩膀方向看。（圖 A）

★ 停留 5 個呼吸。

2. 吸氣，頭轉回往前。
3. 呼氣，手腳解開，腳交叉手貼地。

❖ 接串連動作

4. 再重複左腳彎，右腳盤腿。

★ 停留 5 個呼吸。

❖ 接串連動作

正面圖

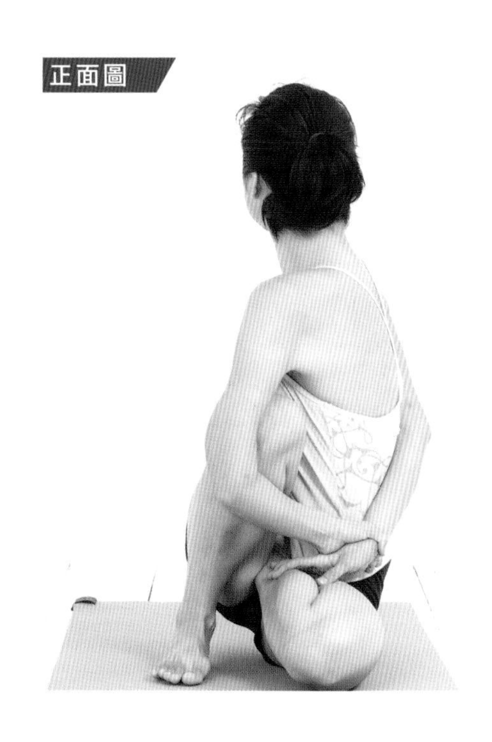

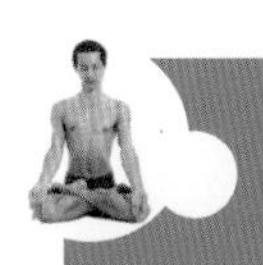

這個動作與〔瑪瑞奇式 B〕一樣，甚至更容易對腳背及膝蓋造成壓力。幾乎所有困難、具挑戰性的體位法也都可能同時在練習時造成身體受傷，這些傷痛幾乎是完全可以避免的，心一定要留在呼吸上，心一定要留在身體上，很多的傷是因為心只留在成就感上（因為愈難的動作愈有成就感），身心合一的古典觀念一時被追求成就感的慾望完全遮掩了，那呼吸間的細微感受才是瑜珈人所追求的成就，否則就很難分辨瑜珈與特技表演的差異了。

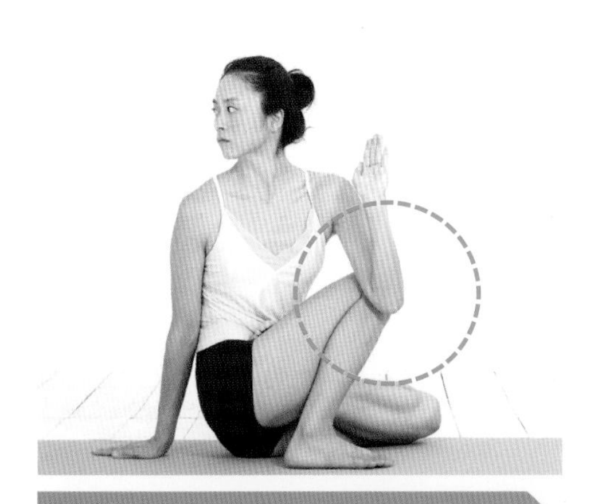

初學者的替代動作：

▲ 握不到手時，可將右手往後手掌貼地，左手肘置於右腳膝蓋外側，利用手與腳的互推力量使身體扭轉。

▲ 不盤腿而將左腿內彎置於地上。

[船式] Navasana

| Nava 船 |

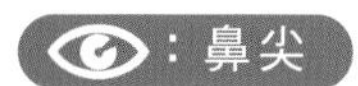

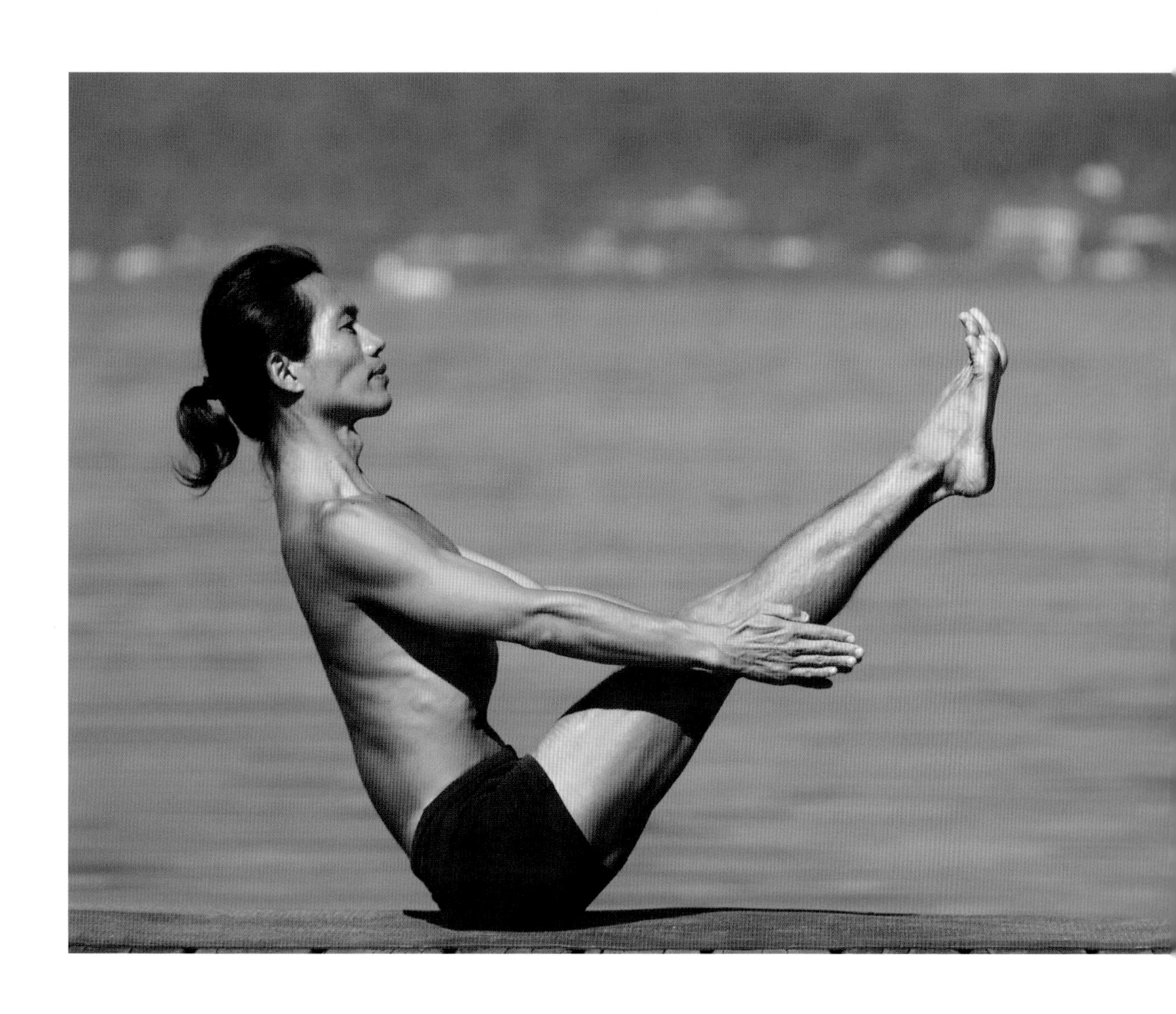

❖ 串連動作

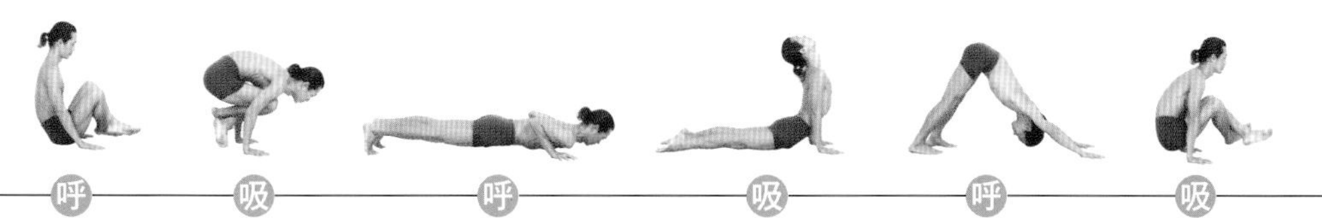

1. 吸氣，往前跳，腳不著地直接打直，腳併攏離地約 45°，腳腹往前推腳趾回勾，雙手臂打直掌心互對，手臂在雙腿兩側平行於地面，身體與頸椎往後斜角延展拉長。（圖 A）

★ 停留 5 個呼吸。

2. 呼氣，手在臀部兩側，手掌貼地，腳交叉不要碰地。
3. 吸氣，兩手推地面，小腹提，讓臀部雙腳都離開地面。（圖 B）
4. 呼氣，臀部著地，雙腳保持離地。
5. 吸氣，再回來〔船式〕。（圖 A）

★ 〔船式〕與中間提起動作，共重複 5 次。

❖ **接串連動作**

初學者的替代動作：

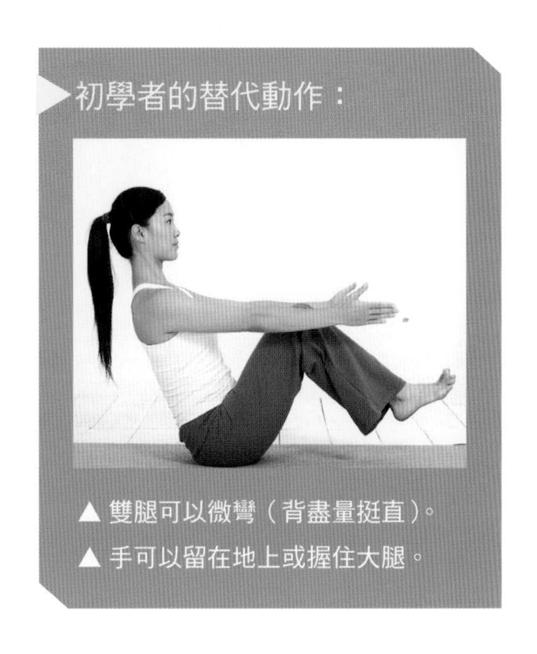

▲ 雙腿可以微彎（背盡量挺直）。
▲ 手可以留在地上或握住大腿。

A

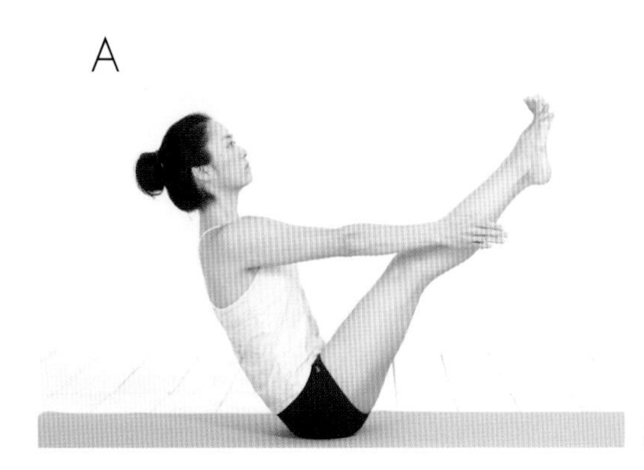

B

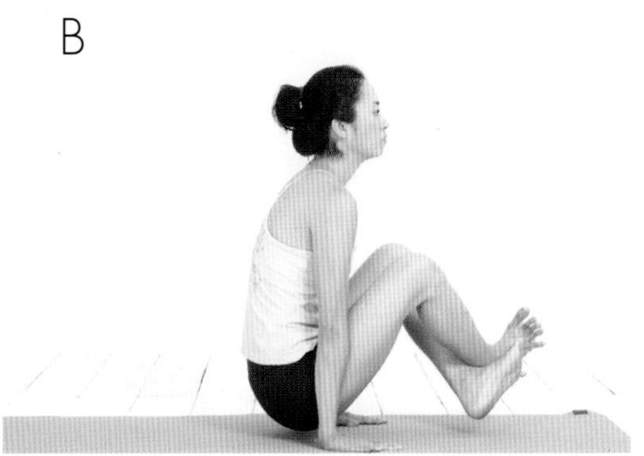

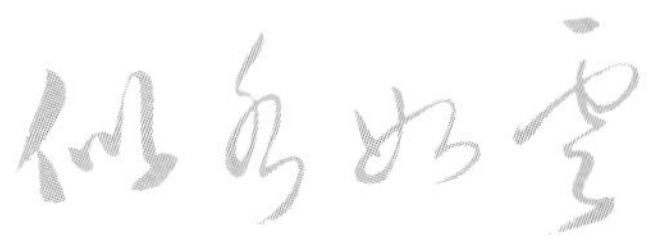

特別叮嚀

- 胸部保持開展。
- 下背部挺直。
- 小腹略縮上提。
- 雙手雙腿確實打直。
- 肩頭往後帶。
- 肩胛骨往下。

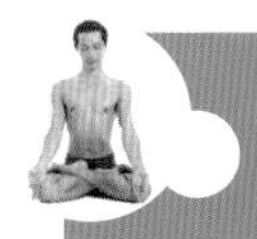

■ 留意下背部──腰部非常容易往下跨掉，善用腹部的力量來創造下背與下腹部及會陰往中心點集中的核心力量。

■ 這幾年的教學經驗裡，〔船式〕這個動作幾乎是所有人的挑戰，甚至是每一堂課掙扎面對的痛，為什麼〔船式〕讓大家暈船甚至沈船呢？我所歸類的前幾項原因是：

1. 腿後跟筋、臀部、背部肌肉延展性還不夠。
2. 提小腹、會陰的動作還不能確實做到，或者提不到幾秒就無以為繼。
3. 肌耐力不夠，尤其是雙腿。
4. 身體的左右邊不平均，尤其是坐骨盤傾斜的人。
5. 內力不足，白話文是體力不夠。
6. 太瘦了，你沒看錯，沒有足夠脂肪或肌肉在下方當襯底的確會使〔船式〕更困難。
7. 最後一點，我認為或許也是所有動作最重要的一項，就是我們的心境；當我們處於相對低點，意志力薄弱時〔船式〕重複5次就成了極大的負擔與考驗，當我們過度積極或好勝地追求表現也會在〔船式〕裡浮浮沉沉。此時請儘量選擇替代動作，穩定的呼吸、延展的脊柱才是更重要的。

[手壓力式] Bhujapidasana

| Bhuja 手臂 | Pida 力量或壓力 |

：鼻尖

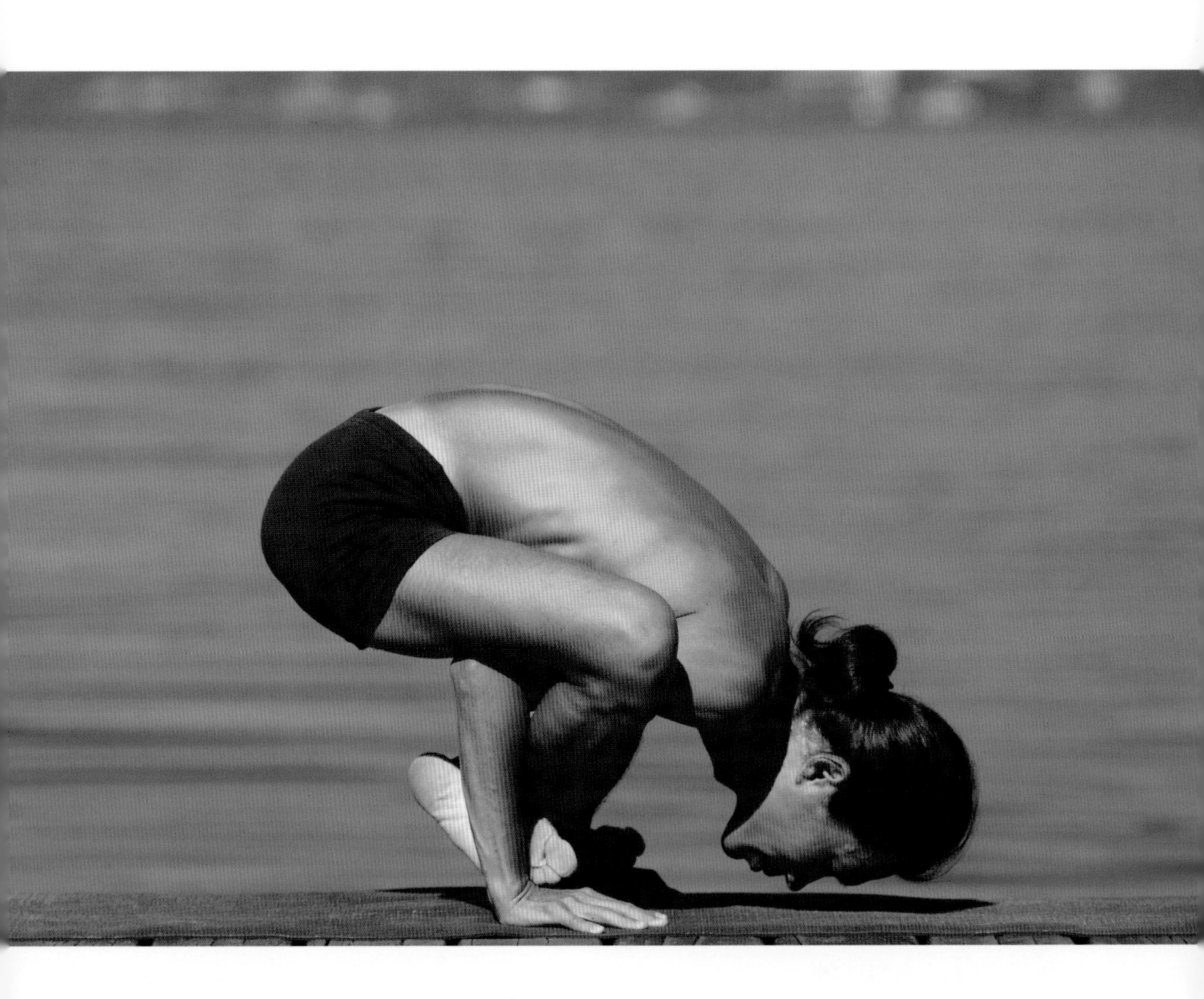

❖ 串連動作

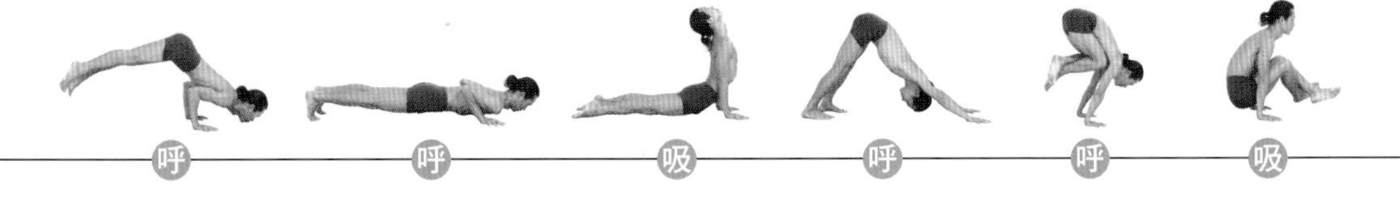

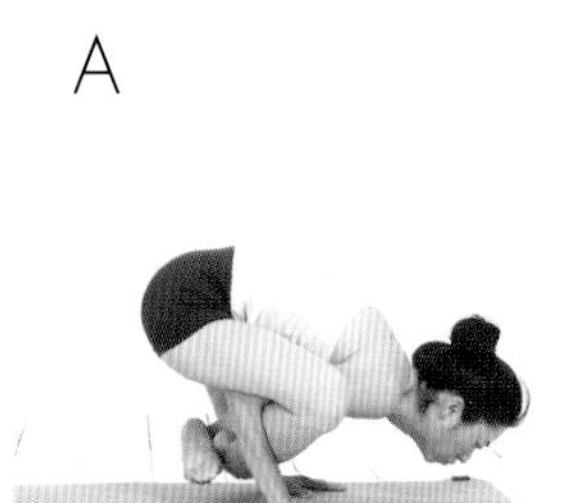
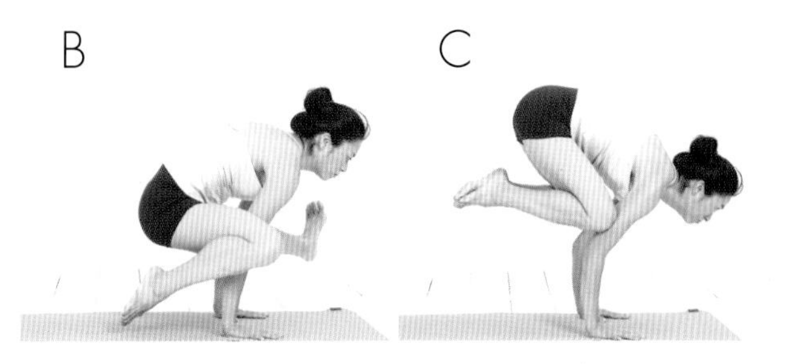

特別叮嚀

- 手肘彎角保持在手腕正上方。
- 上手臂必須彎曲。
- 小心保持手掌穩定平均貼地，才能提供良好支撐。
- 可先小步前進，縮小腳與手的距離再跳上手臂。

1. 吸氣，由〔下犬式〕往前跳，將腿跳至上手臂雙腿打直。

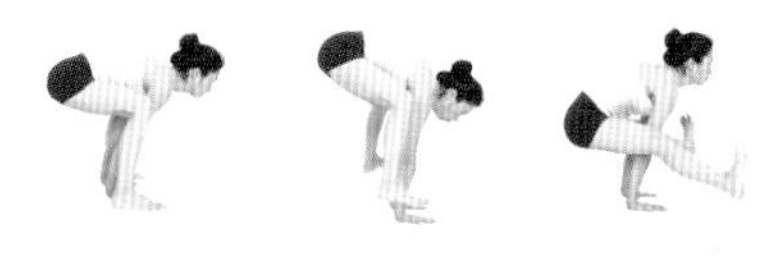

2. 呼氣，雙腳彎在腳踝處交叉，上半身向前傾下巴與腳都幾乎碰地。（圖A）

★ 停留5個呼吸。

3. 吸氣，兩腿打直上半身與頭往上。（圖B）
4. 呼氣，雙腿往後彎，腳趾朝後膝蓋留在上手臂上方。（圖C）
5. 吸氣，臀部與雙腿往上提離手臂。
6. 呼氣，往後跳。

❖ 接串連動作

初學者的替代動作：

▲ 可以跳在雙手外側著地或輕輕前跳即可。

▲ 雙腳可以不交叉或交叉著地。

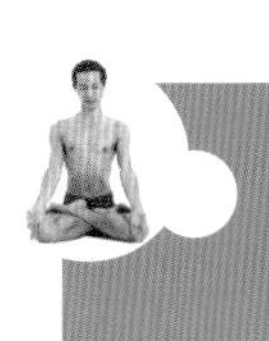

做此動作時需注意平衡，保持頭離地，避免前跳的力道太大而撞地。

[烏龜式] Kurmasana

| Kurma 烏龜 |

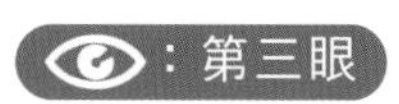：第三眼

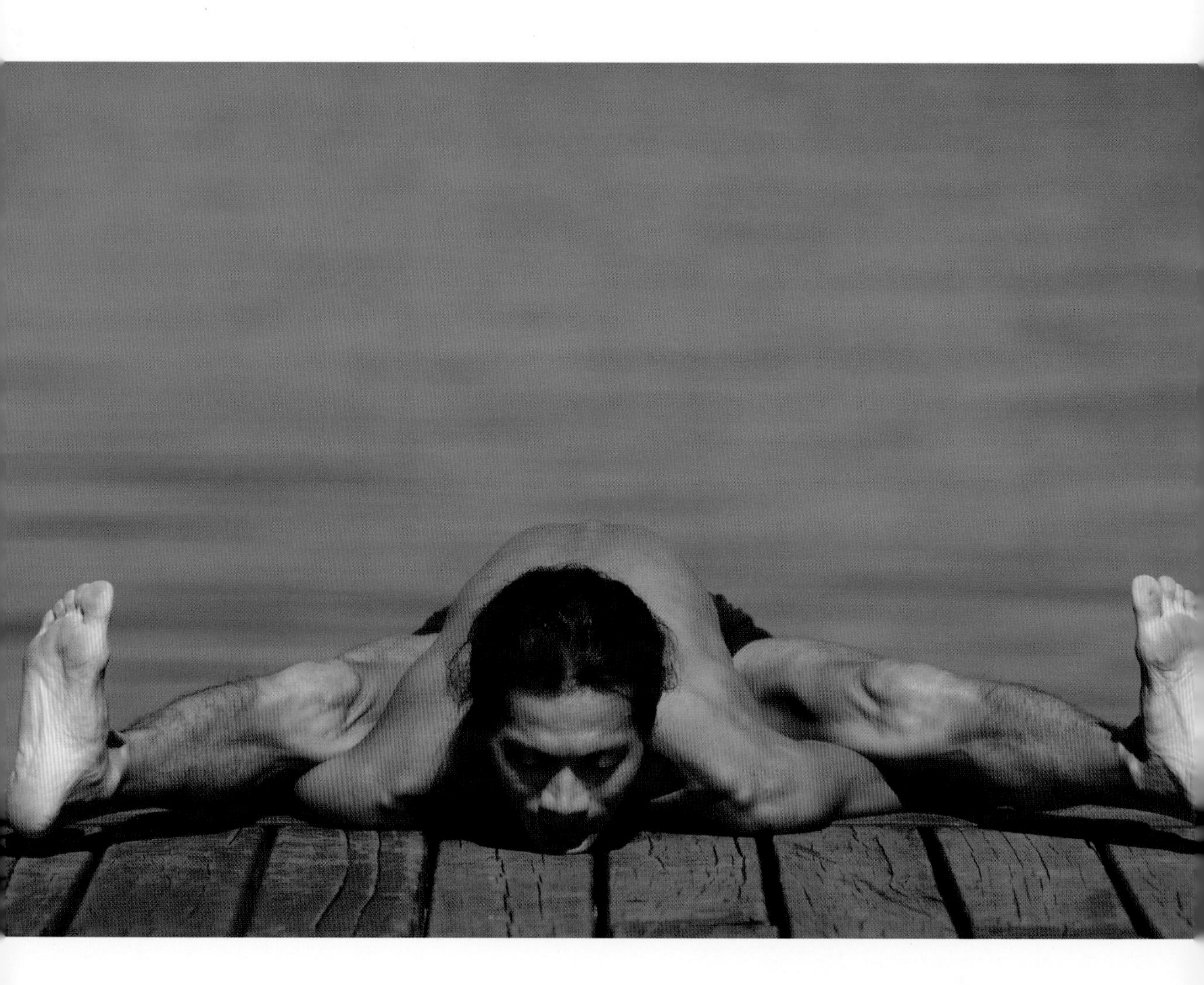

特別叮嚀

- 留意下背部的延展，避免拱背。
- 保持腳掌與膝蓋朝正上方。
- 避免造成手肘過度負重。
- 避免膝蓋過度延展。
- 臀部保持在地面。
- 胸部開展。

A

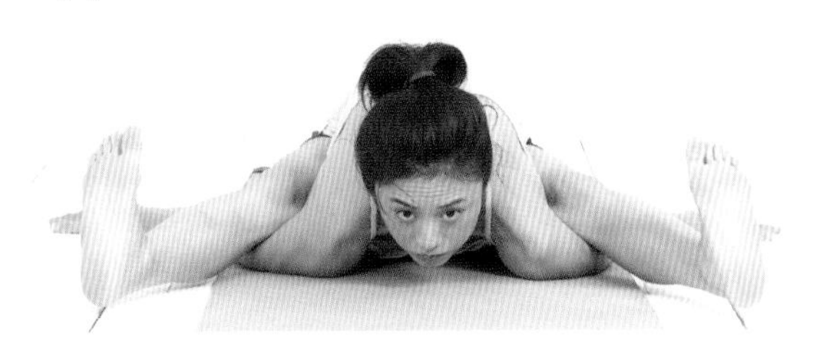

1. 吸氣，如上一個動作由〔下犬式〕往前跳至上手臂，雙腿打直。

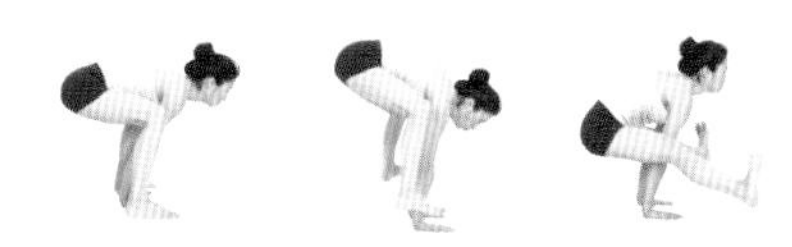

2. 呼氣，坐下來將手臂保持在大腿之下伸直，雙腿打直，腳跟離地，趾腹往前推趾頭回勾。（圖 A）

★ 停留 5 個呼吸。

→ 由此接下一個體位法。

初學者的替代動作：

▲ 輕跳著地。
▲ 坐下後保持腿彎曲。
▲ 雙手可在身體前方手掌貼地。

[睡龜式] Supta Kurmasana

| Supta（睡）休眠的 | Kurma 烏龜 |

👁：第三眼

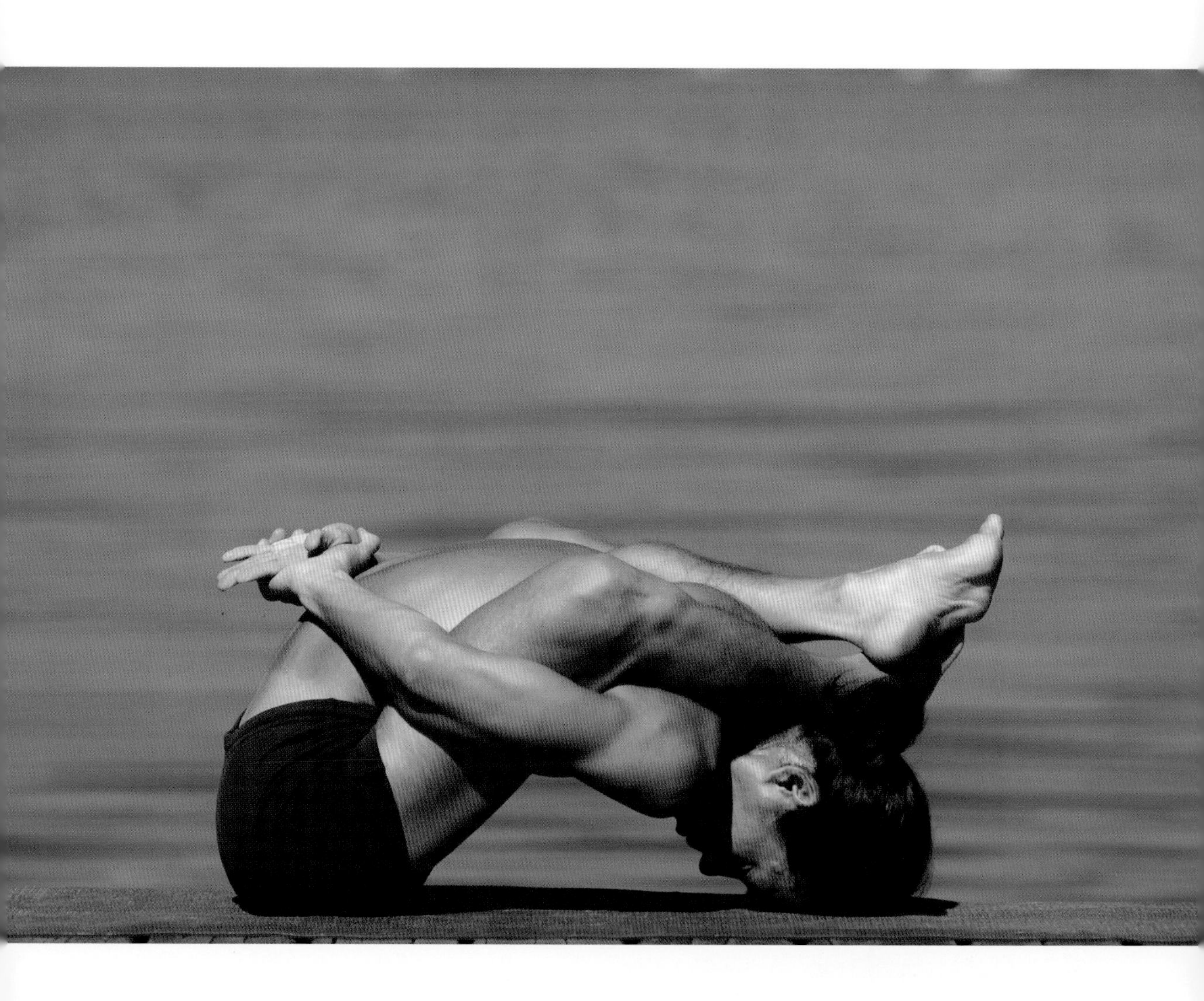

❖ 串連動作

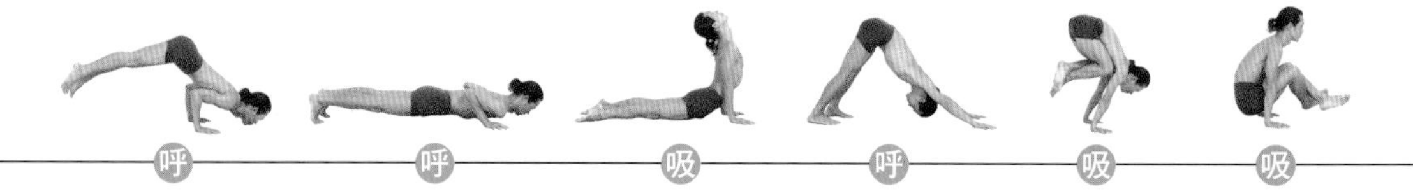

A B C

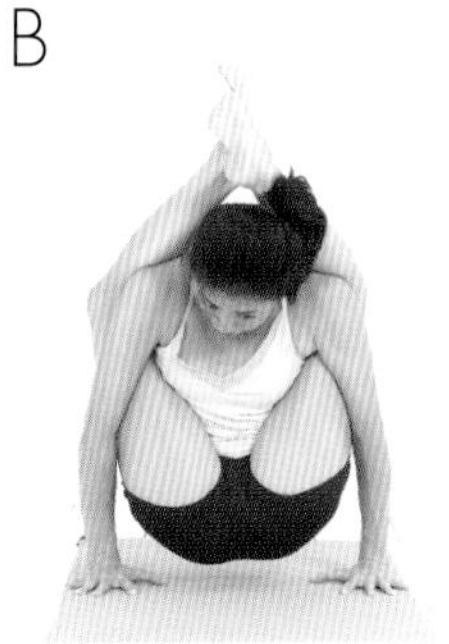

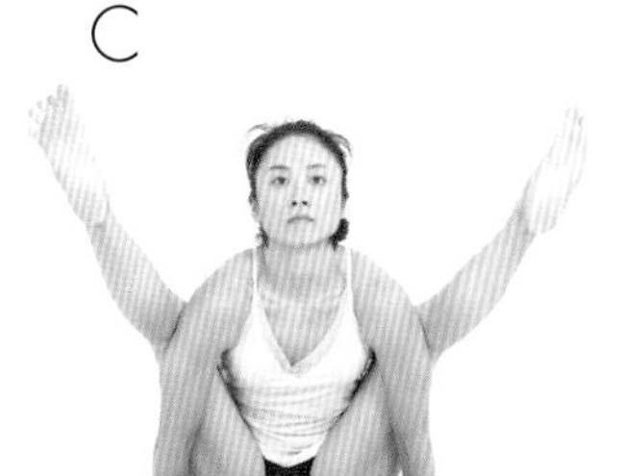

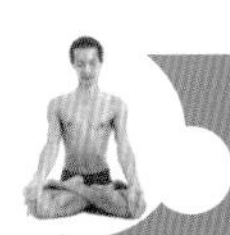

這是難度相當高的動作，練習時請勿急於追求完成動作，用心觀察每一個身體的改變與呼吸的相對關係。
頸部的壓力是否過大，頸椎是極容易受傷的部位。

1. 吸氣，腿彎曲，腳掌向中間靠近身體稍往上。
2. 呼氣，兩腿移至肩膀上，雙腿踝在頸部後方交叉，額頭著地，雙手臂往後繞，右手握著左手腕。（圖 A）

★ 停留 5 個呼吸。

3. 吸氣，雙手解開撐地，身體離地。（圖 B）
4. 呼氣，停留在原地。
5. 吸氣，雙腿打直。（圖 C）
6. 呼氣，腿往後彎。
7. 吸氣，腿離開上手臂往上提。

❖ 接串連動作

初學者的替代動作：

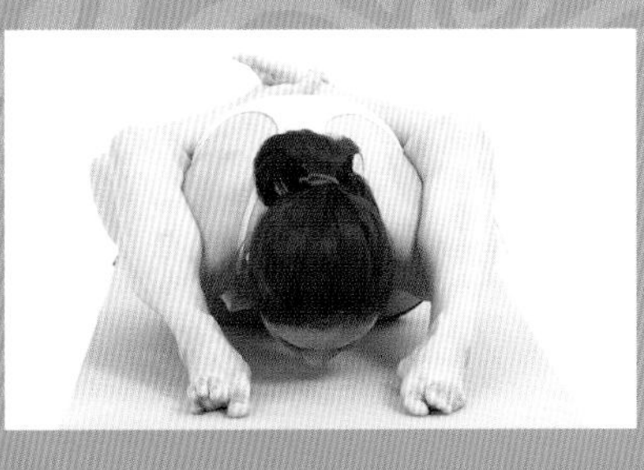

▲ 腳置於地上，不必在頸部。
▲ 雙手抓著手巾或瑜珈繩。
▲ 可坐起將腳掛在頸部後，再頭點地。

特別叮嚀

! 肩關節旁的肌肉群、大臀肌與下背部肌的延展性，對這個動作有關鍵作用。

[子宮胎兒式] Garbha Pindasana

| Garbha womb 子宮 | Pinda 卵子（胎兒） | embryo |

👁：鼻尖

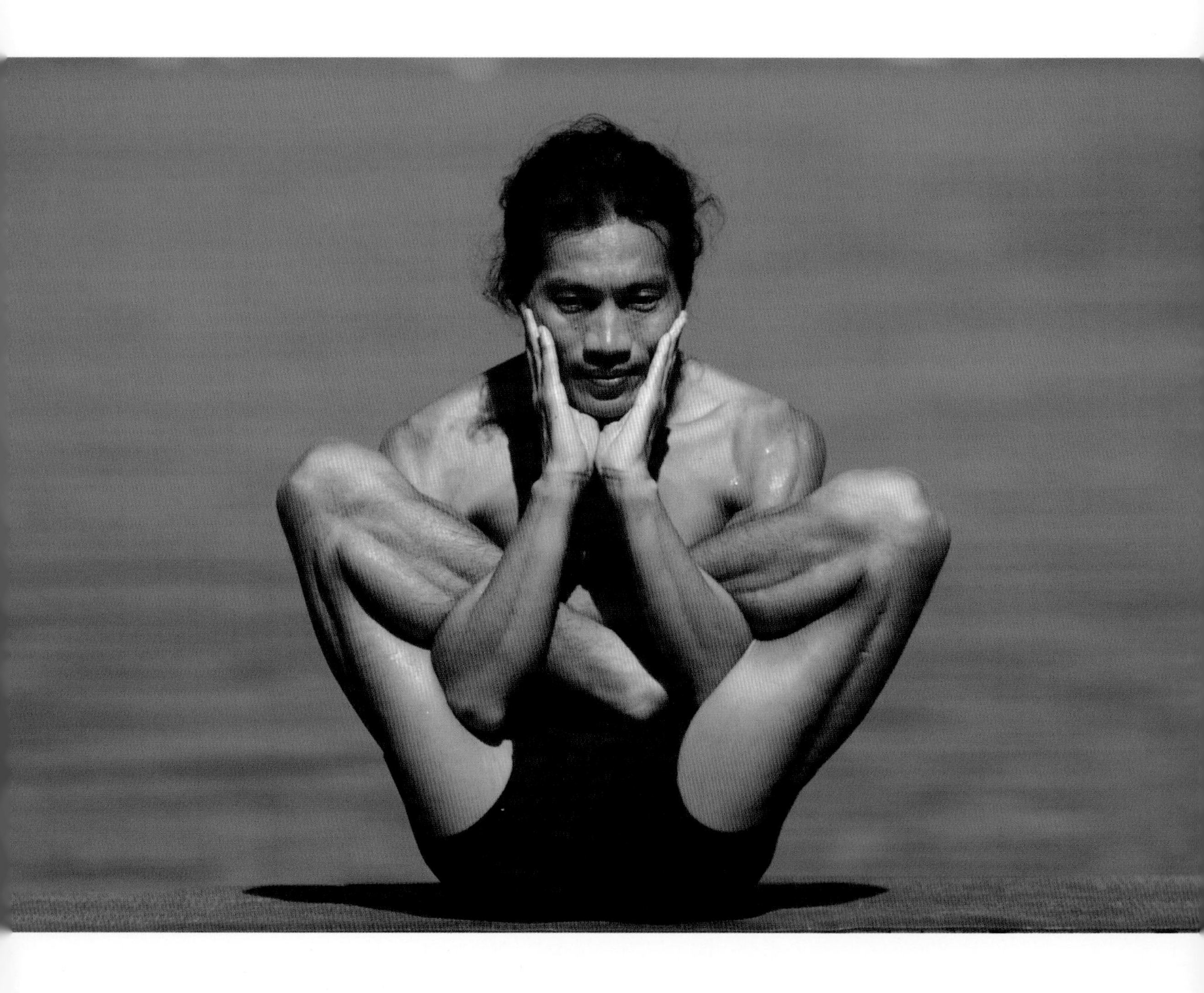

特別叮嚀

! 避免勉強盤腿。

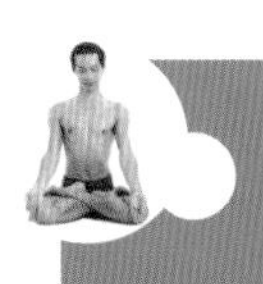

做此動作時，特別留意膝蓋、腳踝是否承受過大的壓力。

初學者的替代動作：

▲ 可以選擇單盤或雙腳交叉，雙手抱腳。

A

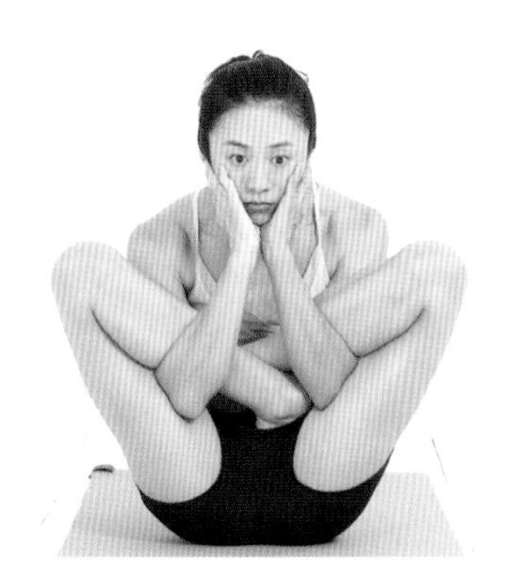

1. 呼氣，蓮花盤腿（右腳先盤），將右手、左手伸進去蓮花盤腿裡，用雙手掌包住臉。
2. 吸氣，盡量坐高，脊柱往上延展，腳與身體靠近。（圖 A）

★ 停留 5 個呼吸。

➔ **由此接下一個體位法。**

[公雞式] Kukkutasana

| Kukkuta（cock）公雞 |

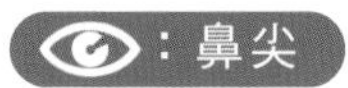

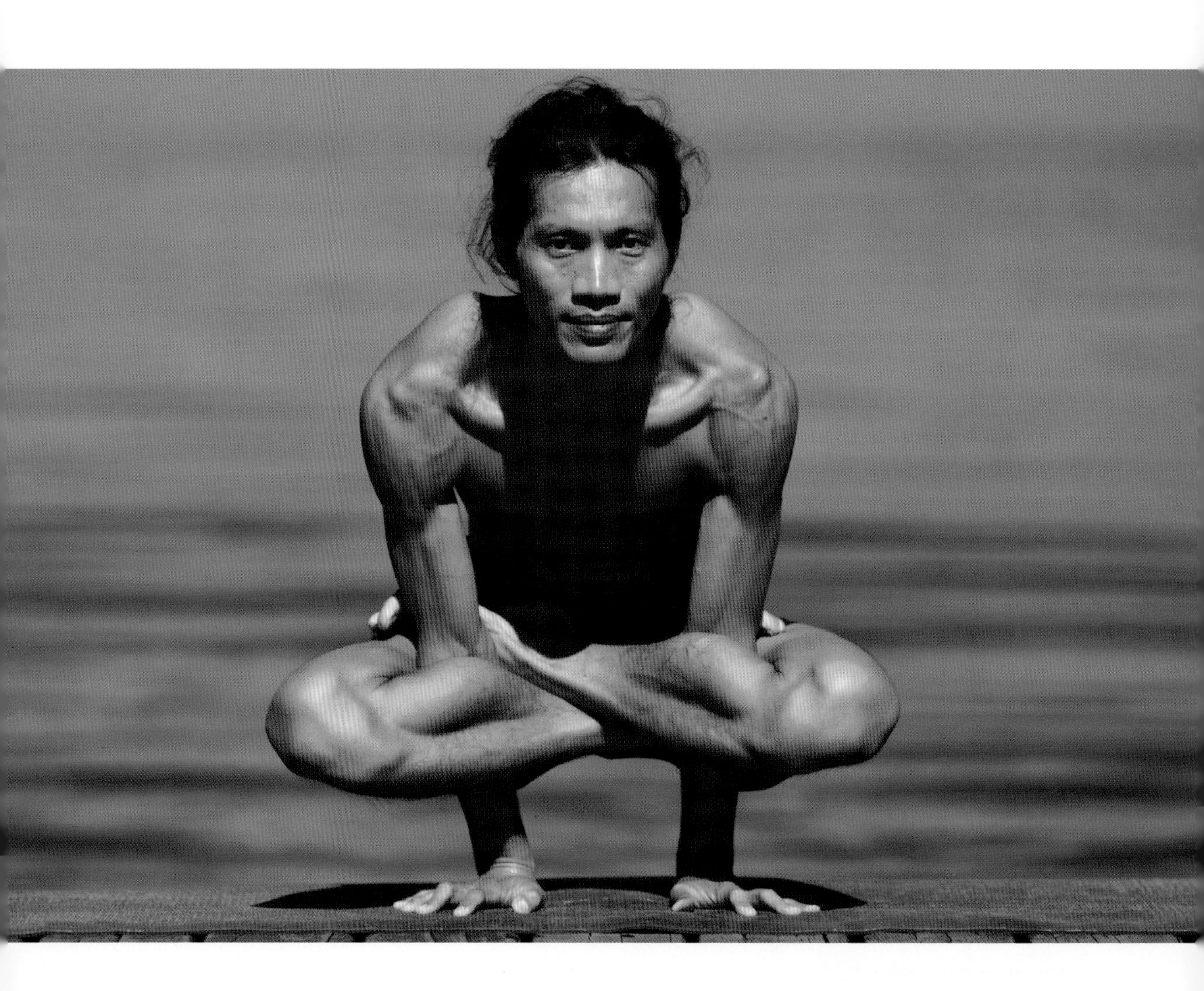

❖ 盤腿串連動作

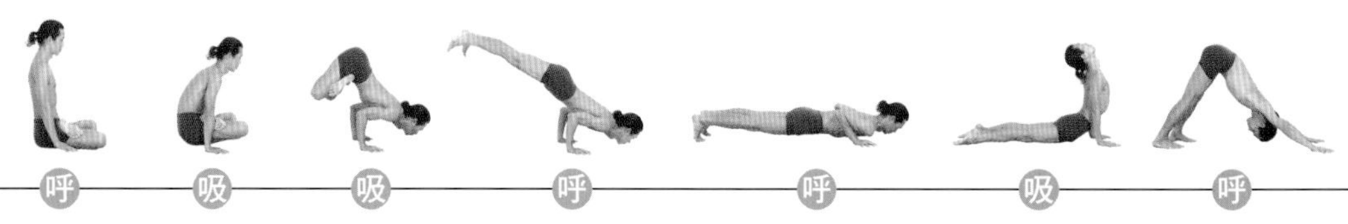

特別叮嚀

- 上下搖動時，避免脊柱過度壓迫，可稍側身使脊椎兩側肌肉著地。
- 蓮花座提起往後，雙腿射向後面有其難度，請選擇平常的串連動作。

初學者的替代動作：

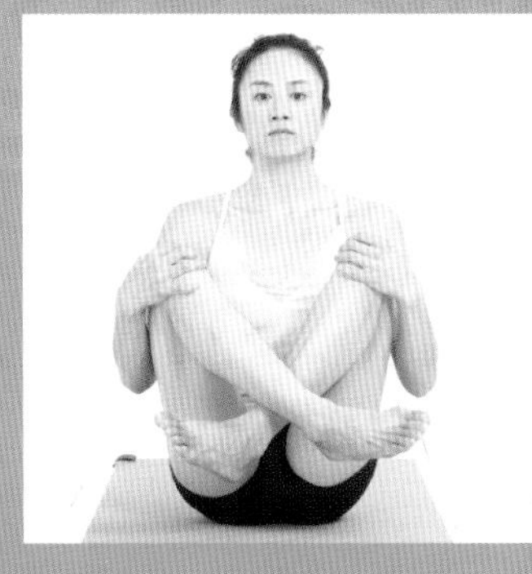

▲ 可將雙手往前貼地，手臂彎將腹部置於手肘上，腳再離地往後。

▲ 雙手抱腳回來正面後，手在身體兩側貼地，雙腳交叉臀部離地。

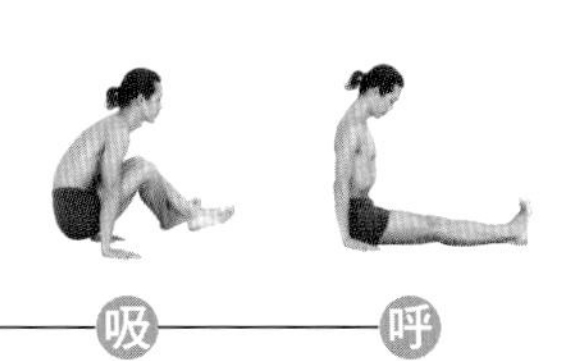

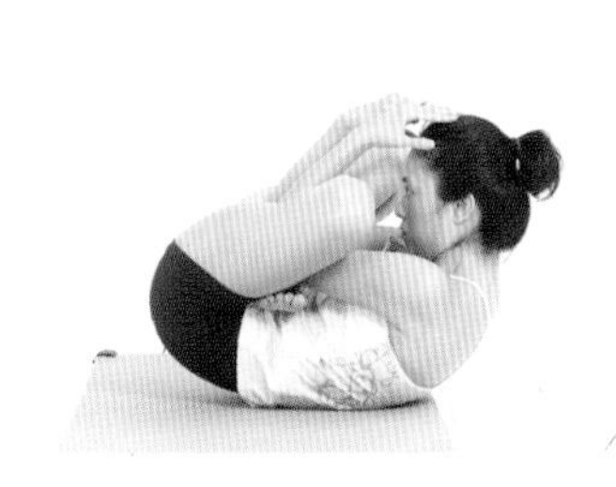

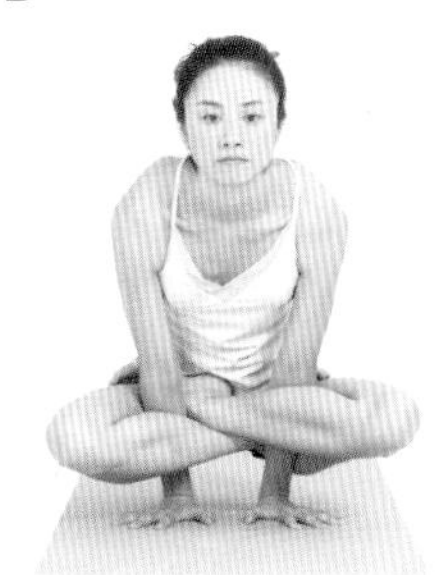

1. 呼氣，身體往後倒（手掌留於額頭上）。（圖 A）
2. 吸氣，身體往上。這樣上下邊搖動邊向右轉 9 次，正好回到正面雙手貼地，臀部離地。（圖 B）

★ 停留 5 個呼吸。

3. 呼氣，往下坐，雙手抽出來，腿保持在蓮花座。
4. 吸氣，手貼地在身體兩側。蓮花座提起離地。
5. 呼氣，往後雙腳在空中打開。

❖ 接盤腿串連動作

[蝴蝶式 A] Baddha Konasana A

| Baddha 結 | Kona 角度 |

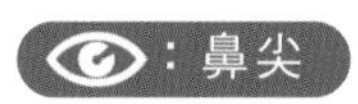

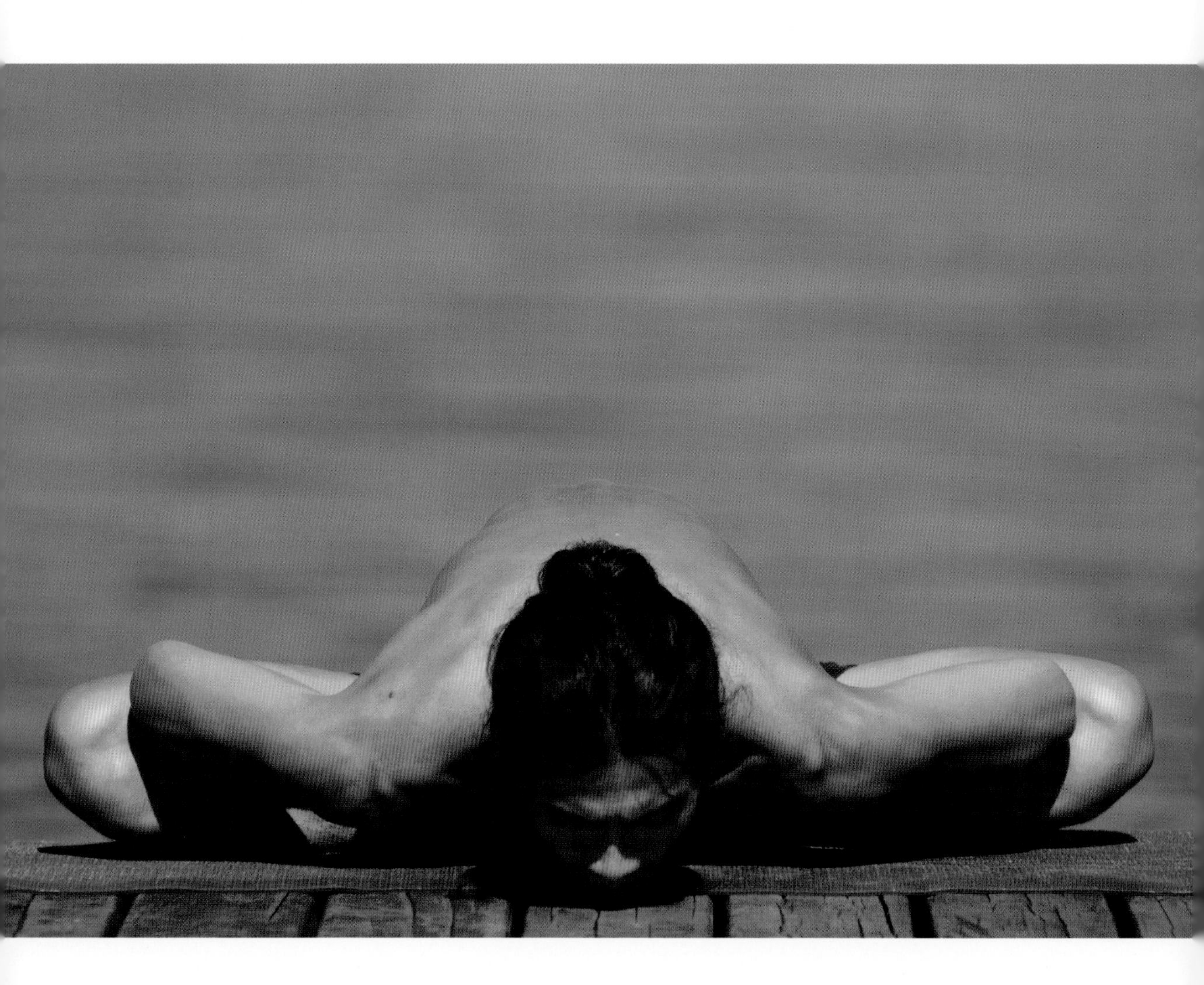

特別叮嚀

! 前彎時臀部保持在地上。

A B

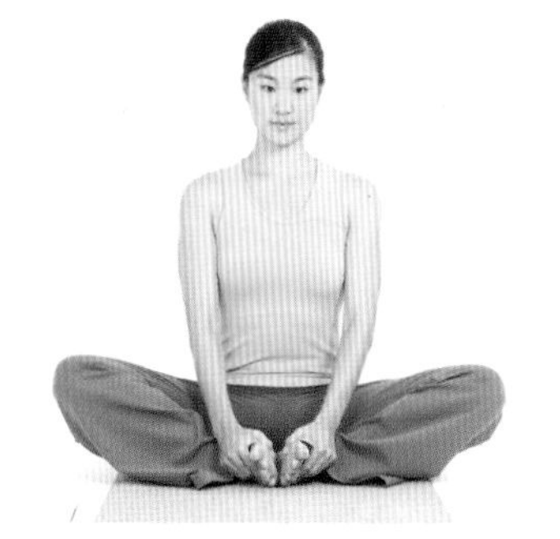

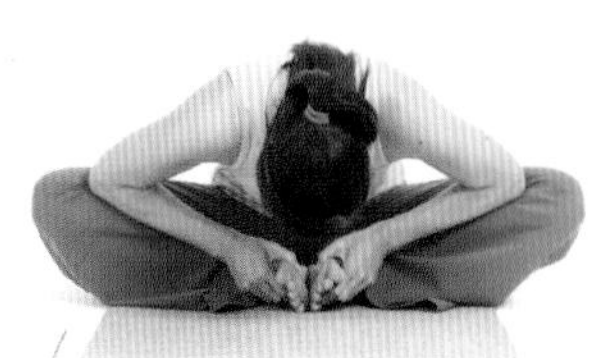

1. 吸氣，雙腿彎曲，將腳跟貼近自己，腳掌外側貼地，雙手握腳掌內沿，將腳掌翻開，大腿外沿與膝蓋往外延展向下靠近地面，坐高挺直。（圖 A）
2. 呼氣，身體往前延展往下彎，腹部貼近腳跟，胸部貼近腳掌，下巴貼地。（圖 B）

★ 停留 5 個呼吸。

3. 吸氣，坐上來。

➔ **由此接下一個體位法。**

[蝴蝶式 B] Baddha Konasana B

| Baddha 結 | Kona 角度 |

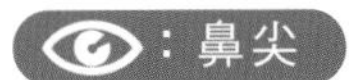

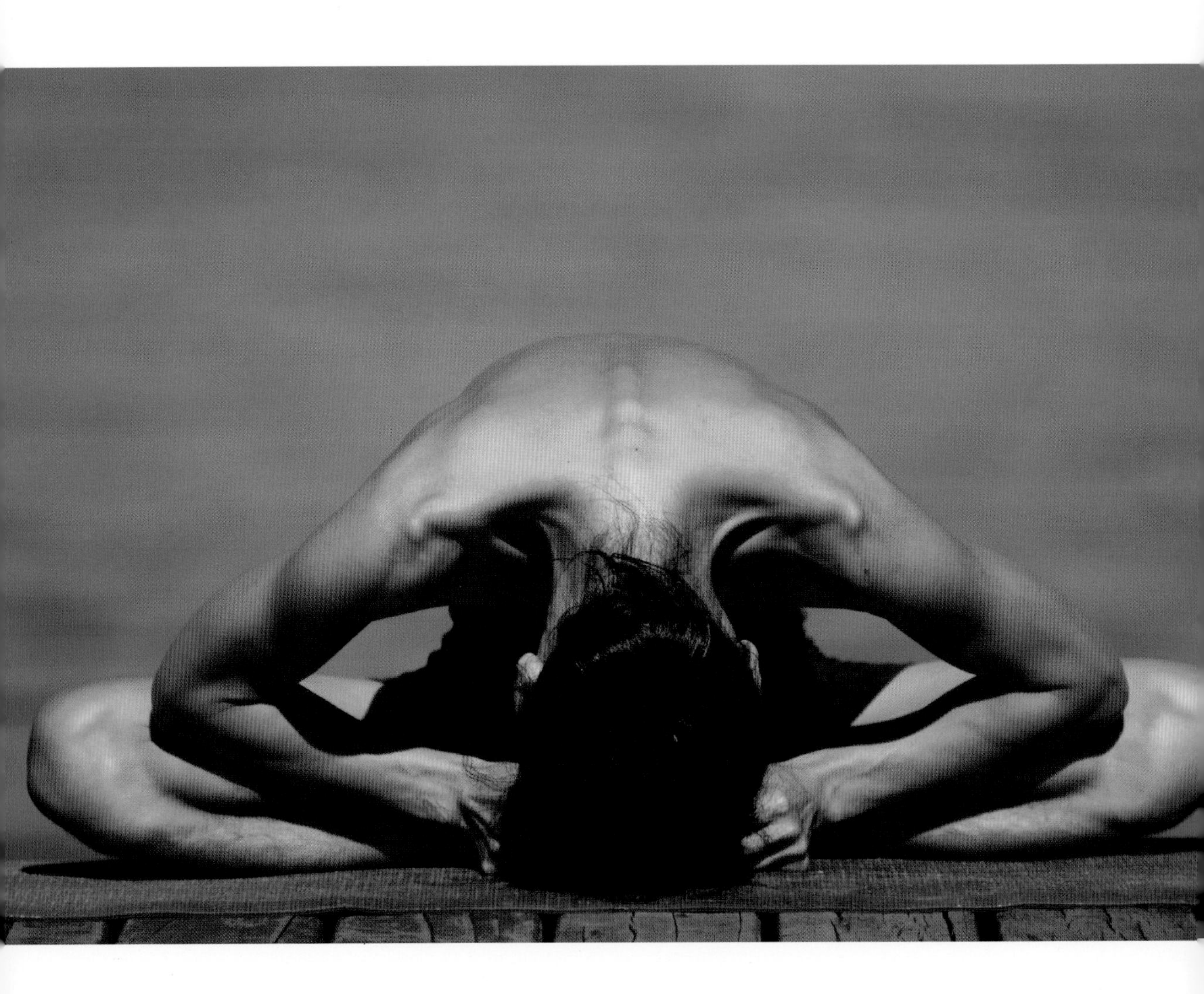

❖ 串連動作

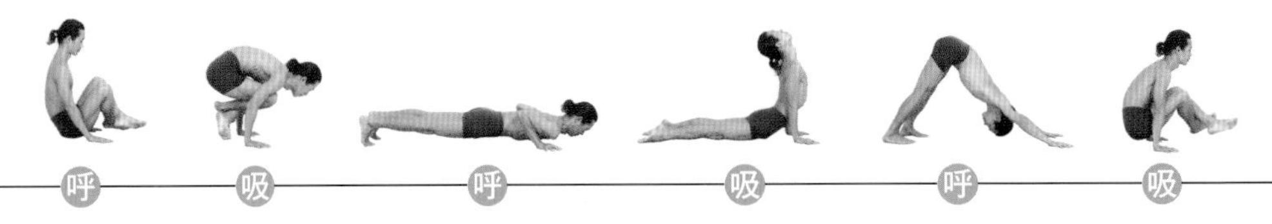

A

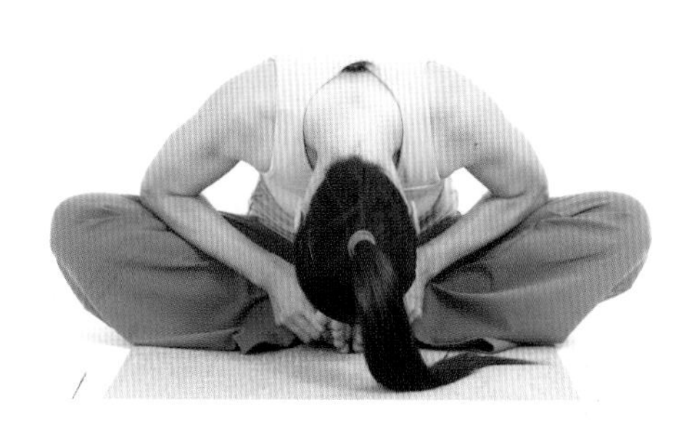

1. 呼氣，下巴往內縮，拱背身體往下彎，額頭貼近腳姆趾（其它如〔蝴蝶式A〕）。（圖A）

★ 停留5個呼吸。

2. 吸氣，坐上來。

❖ 接串連動作

➔ **由此接下一個體位法。**

側面圖

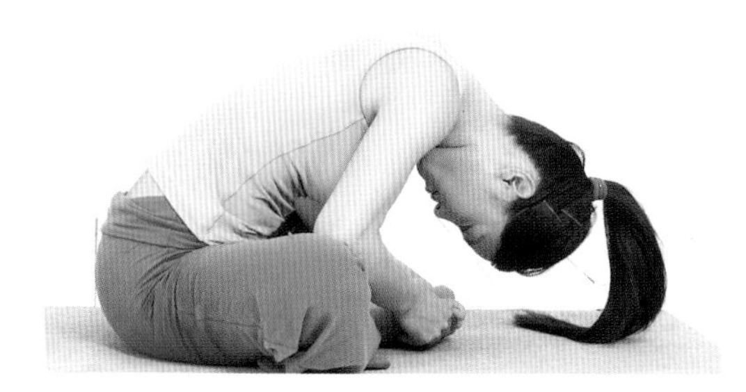

[坐姿雙腿延展式 A] Upavista Konasana A

| Upavista 坐 | Kona 角度 |

👁：第三眼

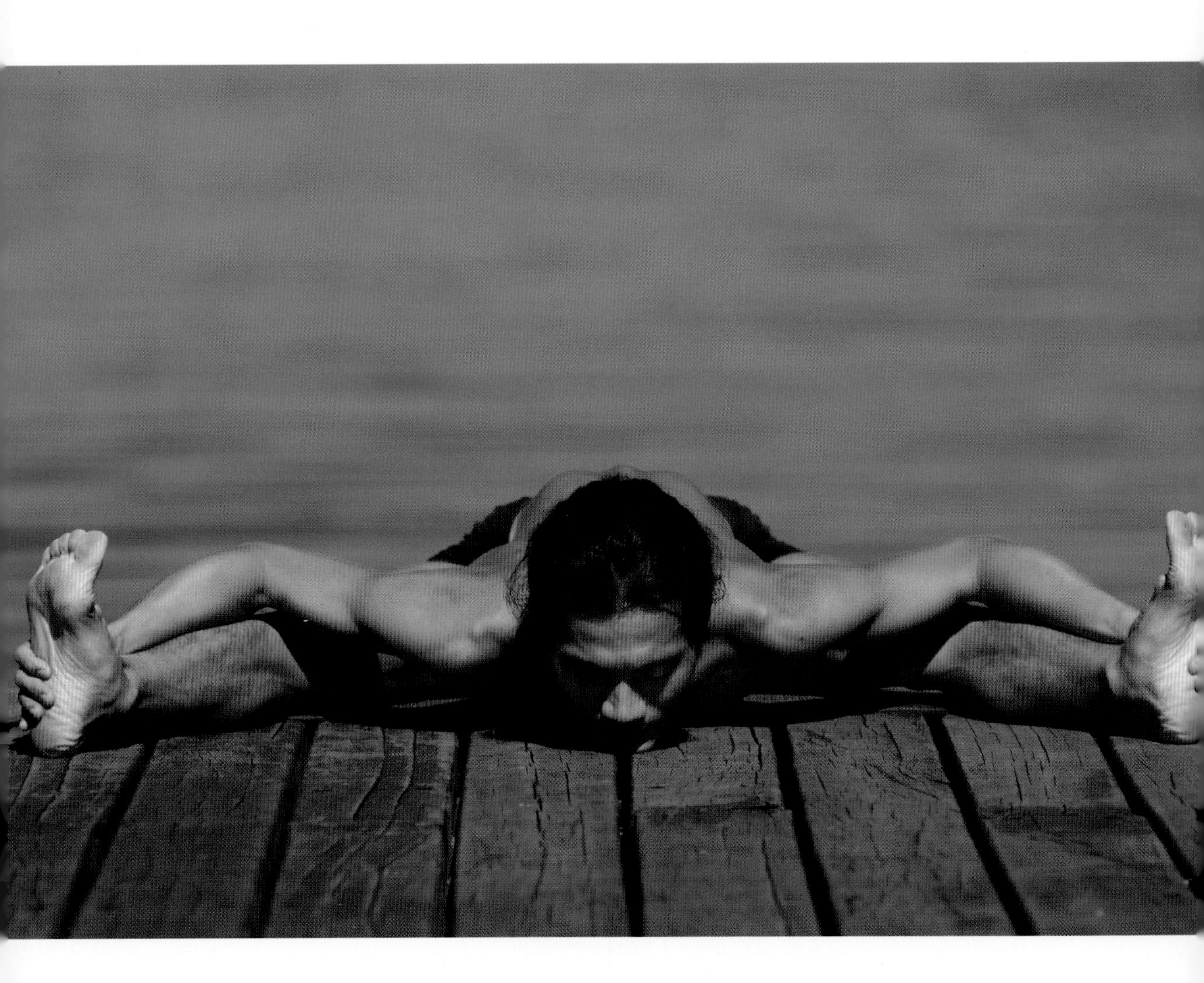

特別叮嚀

! 膝蓋、腳掌保持朝正上方

A

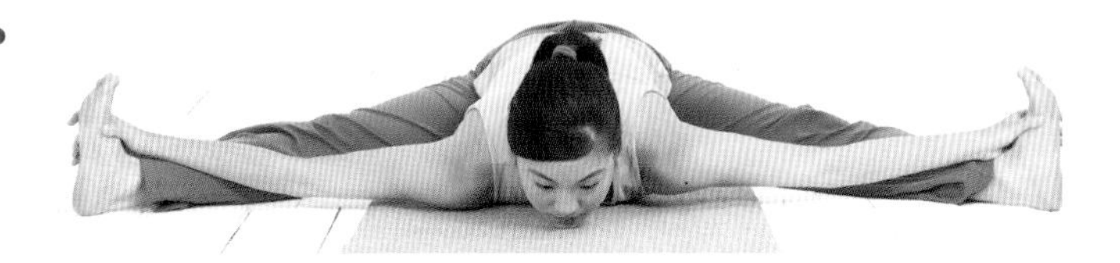

1. 吸氣往前跳，雙腳盡量往外開展，雙手抓住腳掌外沿，坐高挺直。
2. 呼氣，往前延展往下彎。腹部、胸部、下巴盡量貼住地面。（圖A）

★ 停留5個呼吸。

➔ **由此接下一個體位法。**

初學者的替代動作：

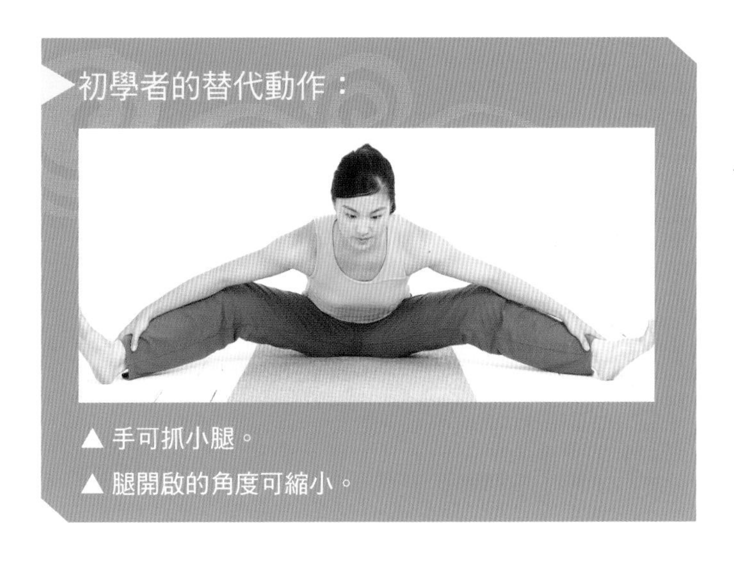

▲ 手可抓小腿。

▲ 腿開啟的角度可縮小。

[坐姿雙腿延展式 B] Upavista Konasana B

| Upavista 坐 | Kona 角度 |

👁：鼻尖

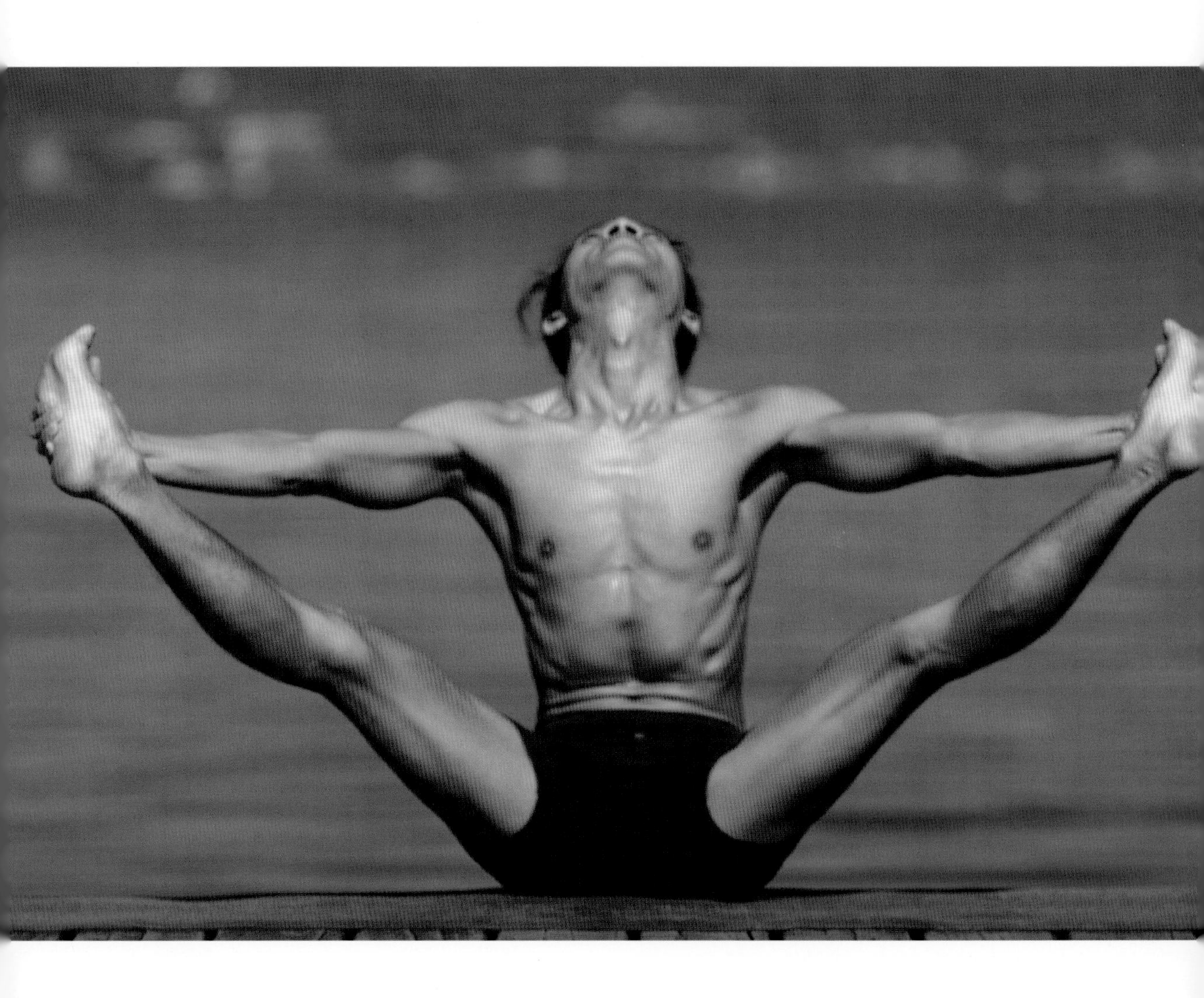

❖ 串連動作

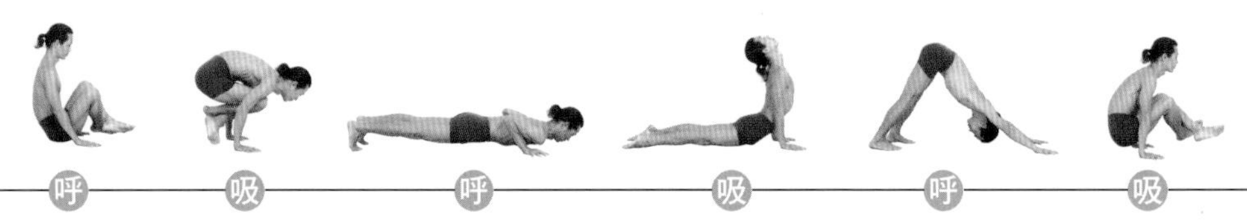

特別叮嚀

- 下背部避免往下拱。
- 胸部向上開展。

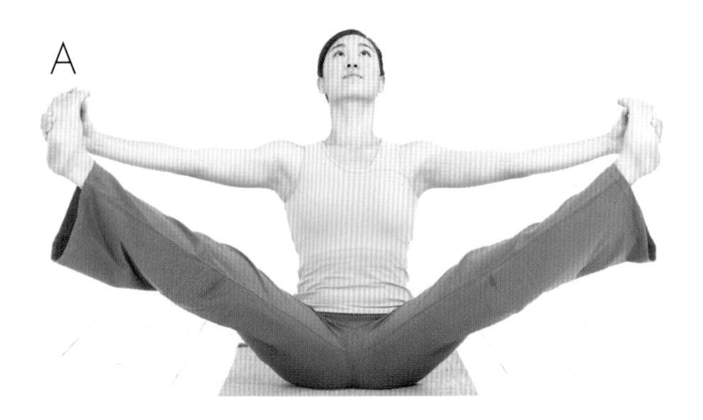
A

1. 吸氣，上身往前往上延展，雙手離開腳掌，雙腳跟著提起來手在空中抓住腳掌，身體與腿成V字型。頭稍往後仰，下巴朝上，背打直。（圖A）

★ 停留5個呼吸。

2. 呼氣，手解開腳交叉。

❖ 接串連動作

[雙腿延展下躺式] Supta Konasana

| Supta （睡）休眠的 | Kona 角度 |

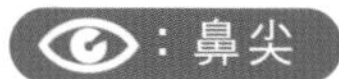
：鼻尖

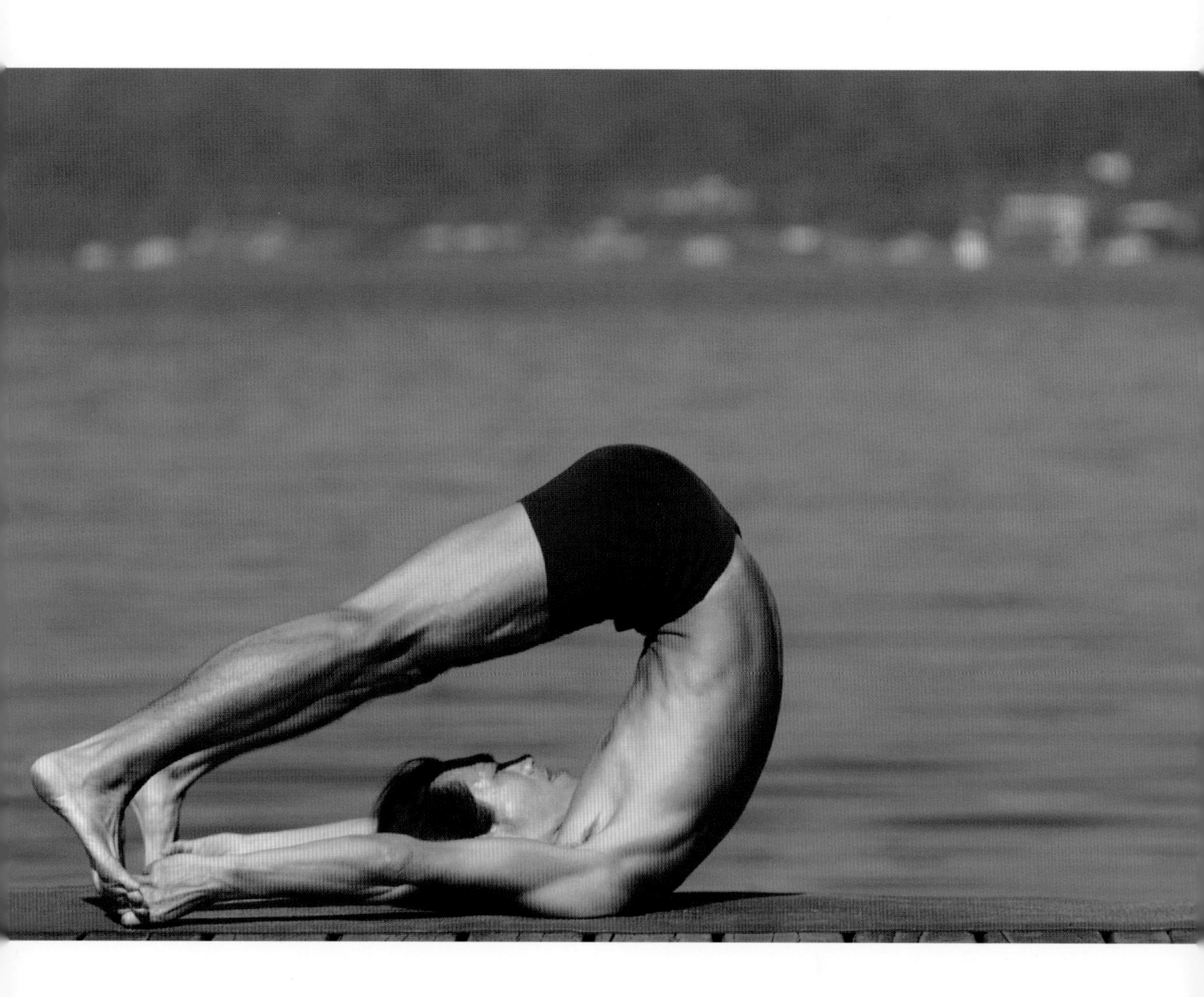

❖ 串連動作

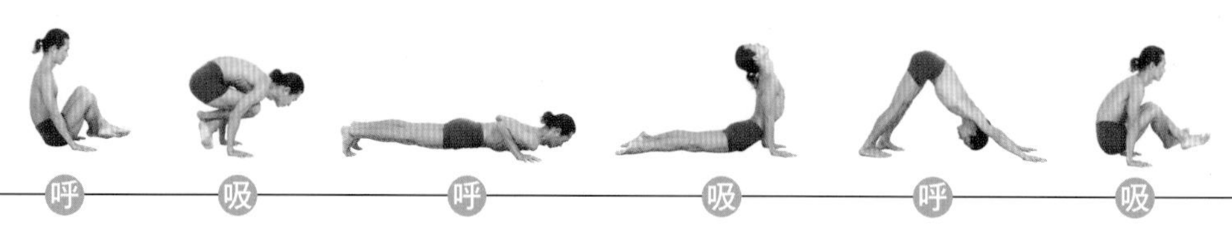

特別叮嚀

- 避免頸部承受太大重量，請將背拉長，臀部與大腿往上提，重量落在肩上。
- 丹田實心有力。

A

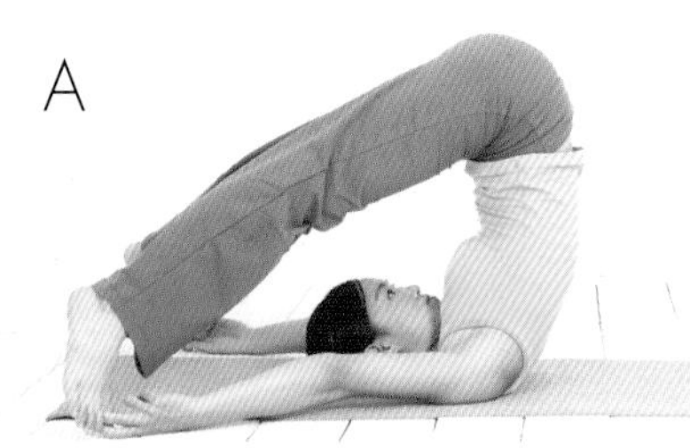

B

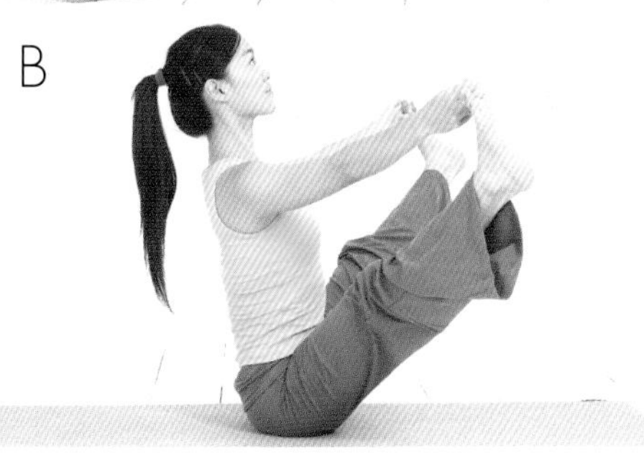

C

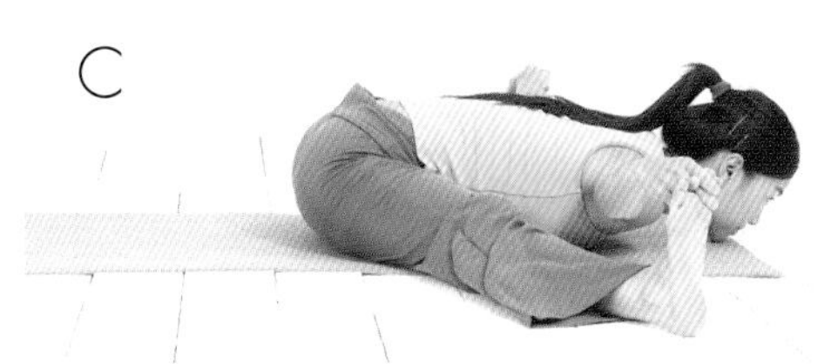

D

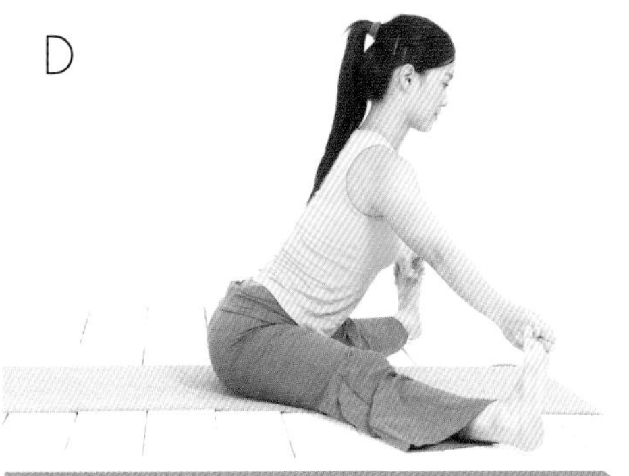

1. 呼氣。躺下，雙腿打開離地往上往後著地，雙手抓著腳姆趾，雙腿打直。（圖 A）

★ 停留 5 個呼吸。

2. 吸氣，往上坐上來，腿打直。（圖 B）
3. 呼氣，雙腿往下讓小腿先著地。（圖 C）
4. 吸氣，頭抬胸提。（圖 D）

❖ 進行串連動作

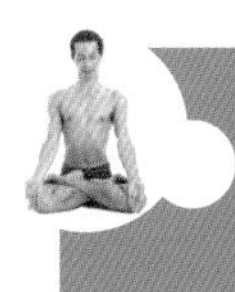

做這個動作在向下著地時，腿要伸直，讓小腿先著地，避免撞傷腳跟。

初學者的替代動作：

▲ 腿可微彎。

▲ 腳無法著地時，請用雙手支撐下背部保持平衡。

[手拉腳下躺式 A] Supta Padangusthasan A

| Supta 睡眠的 | Pada 腳 | Angustha 大姆趾 |

👁：腳趾

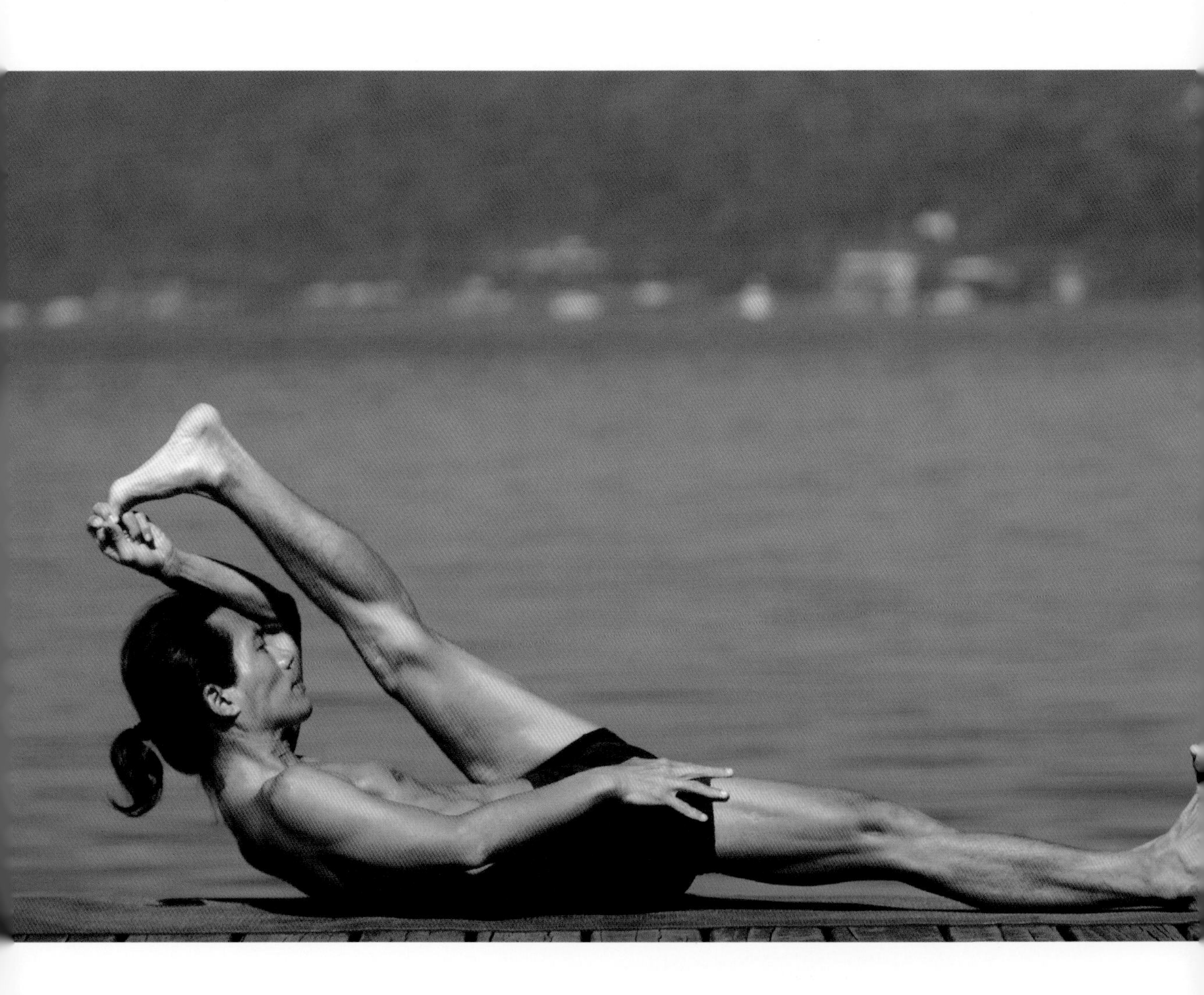

特別叮嚀

- ! 腿與背都保持延展。
- ! 左腿打直貼近地面。

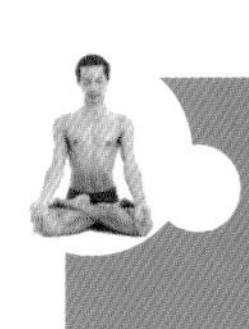

臀部平貼於地上，不離地。

初學者的替代動作：

▲ 右腿可微彎。

A

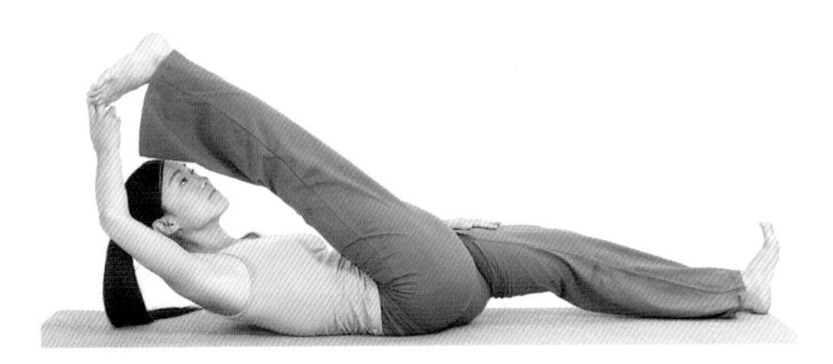

1. 呼氣，躺下。
2. 吸氣，右腿向上右手勾住右腳姆趾，左手掌貼住左大腿。
3. 吸氣，上身往上靠近右腿。右手拉右腿靠近身體。（圖 A）

★ 停留 5 個呼吸。

4. 吸氣，躺下。

➔ **由此接下一個體位法。**

[手拉腳下躺式 B] Supta Padangusthasan B

| Supta 睡眠的 | Pada 腳 | Angustha 大姆趾 |

：側面

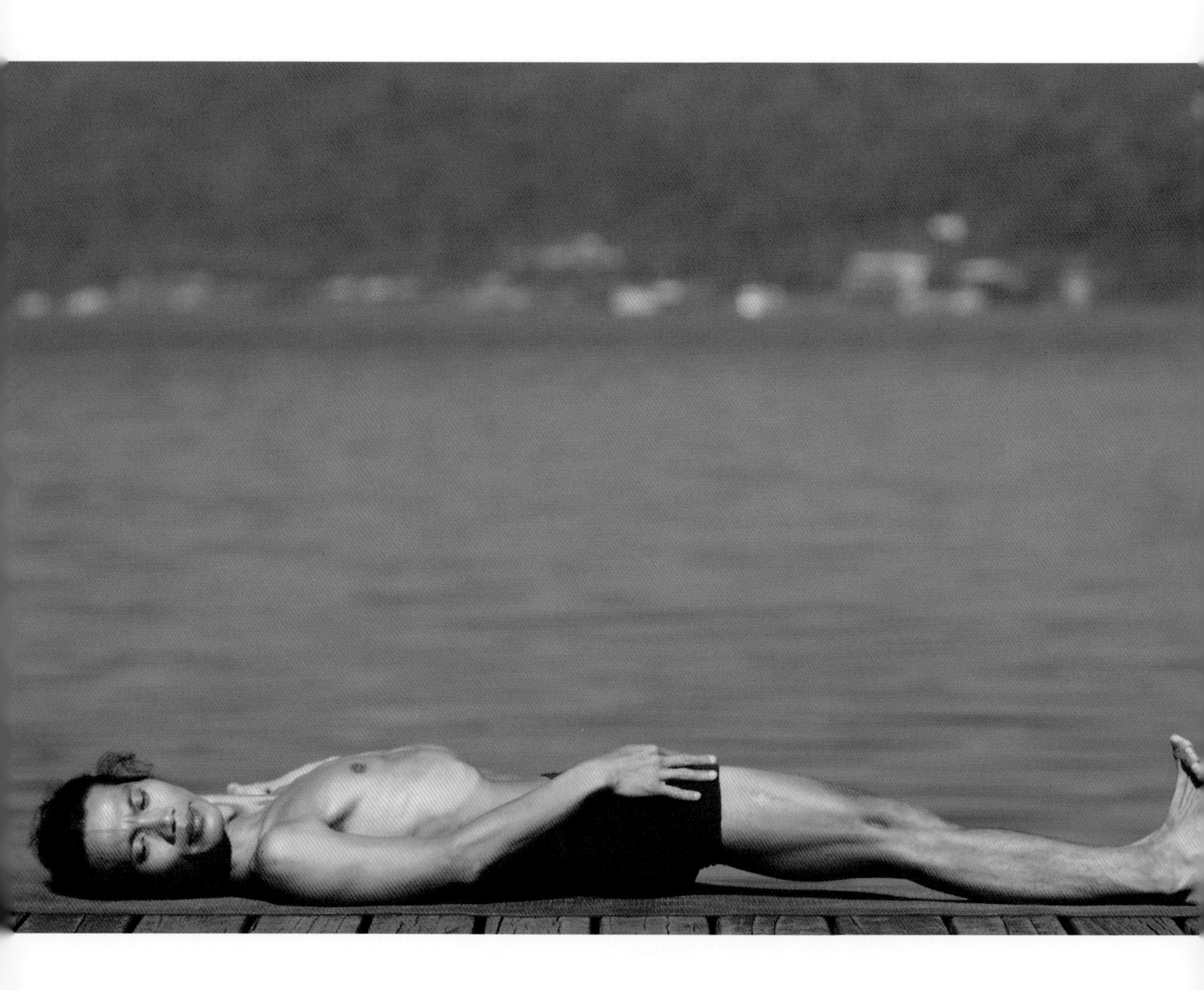

❖ 後翻輪式串連動作

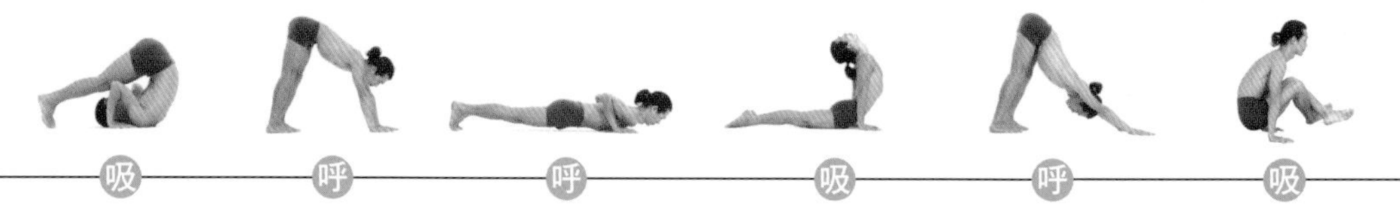

特別叮嚀

- 不必勉強將腳拉到地面。
- 另一腿與臀部保持和地面平貼。

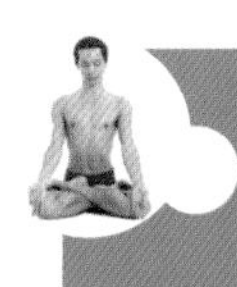

臀部兩邊都盡量不離地。

A

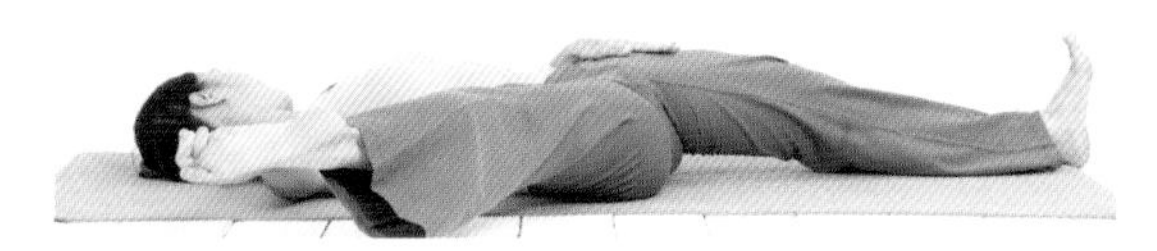

B

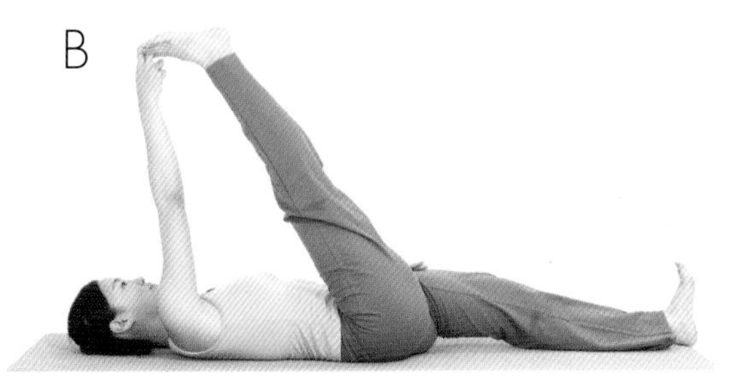

C

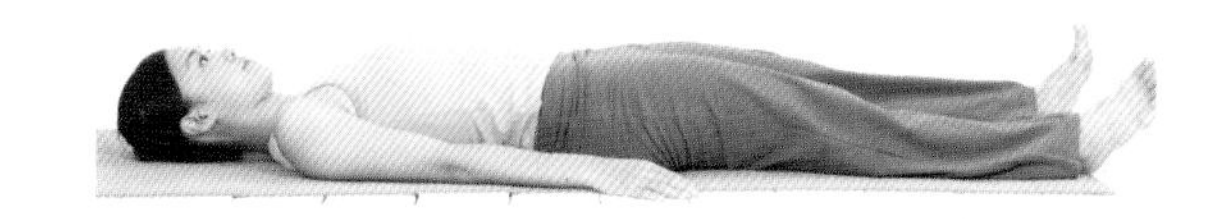

1. 呼氣，拉右腿到身體右邊往地面靠近，頭往左轉。（圖 A）

★ 停留 5 個呼吸。

2. 吸氣，拉腿回來身體上方。（圖 B）
3. 呼氣，身體往上，腿拉下靠近身體。
4. 吸氣，躺下。
5. 呼氣，手放開腳平躺。（圖 C）
6. 再重複〔手拉腳下躺式 A 、 B〕的左邊動作。

❖ 接後翻輪式串連動作

初學者的替代動作：

▲ 被拉的腳可微彎。

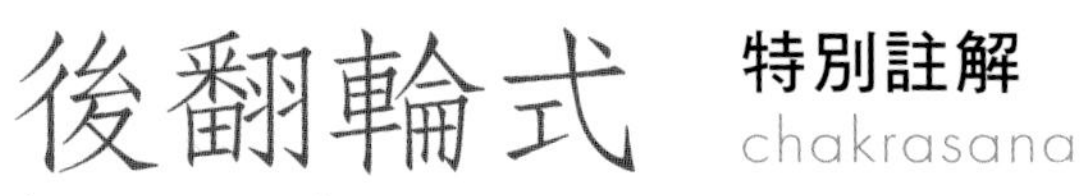

後翻輪式 特別註解

chakrasana

| chakra 輪 |

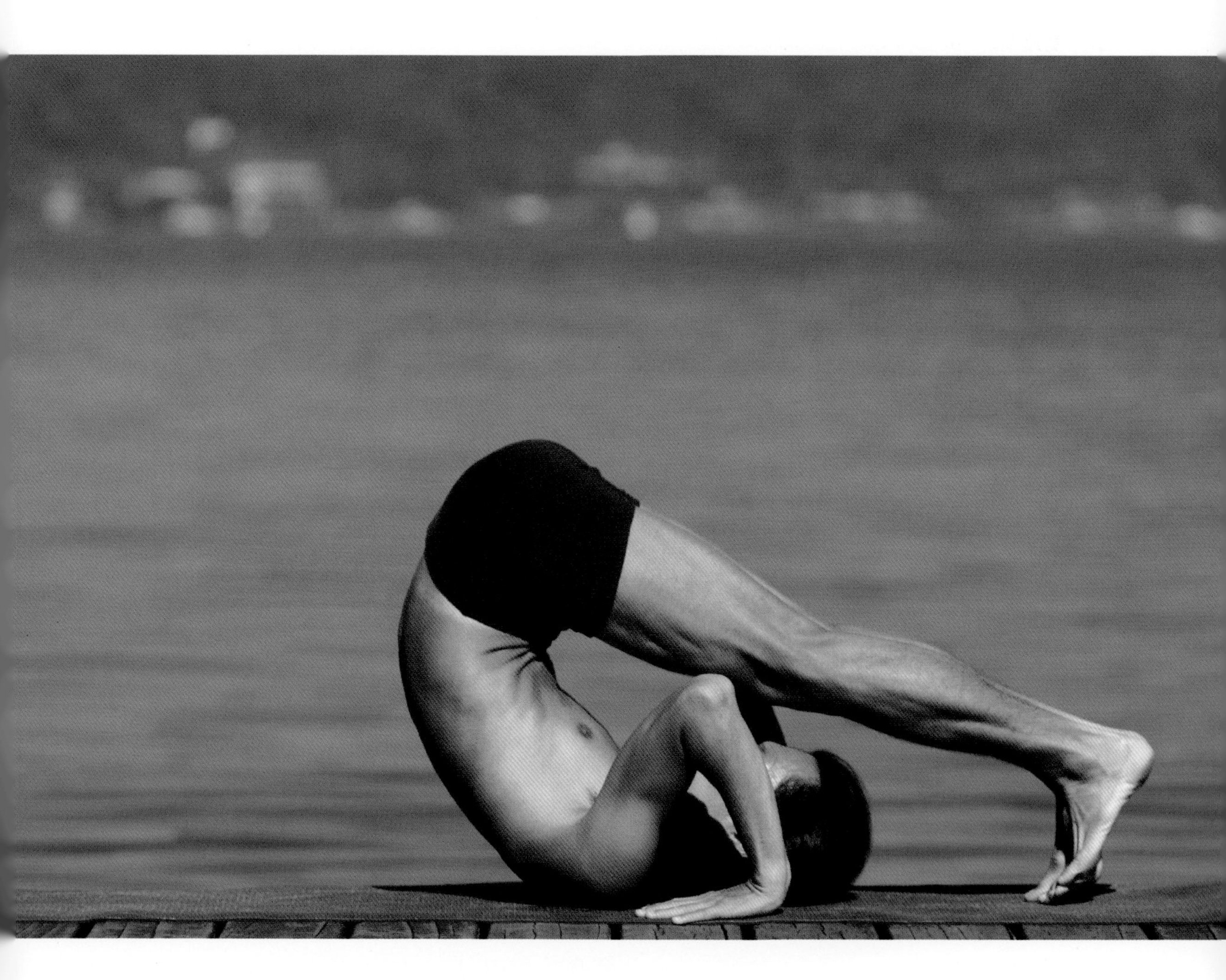

❖ 串連動作

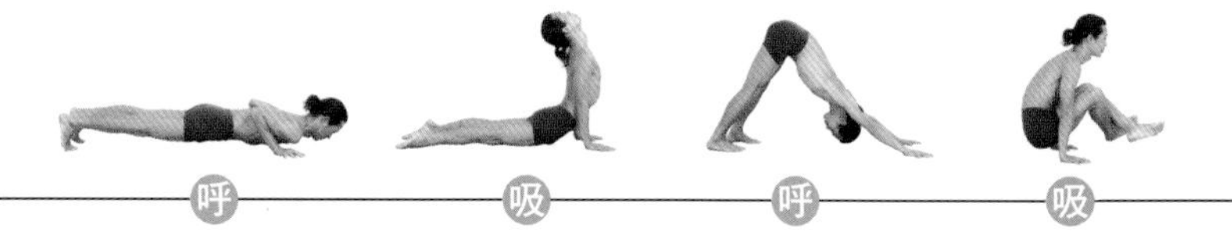

1. 平躺。(圖A)
2. 雙腿彎，雙腳離地，膝蓋彎進來靠近胸部，雙手掌在耳朵邊貼地，手背朝上，指尖朝肩膀、臀部與背部離地，將腿帶向臉部上方，腳往地上靠近。(圖B)

❗ 腳無法著地者請勿練習後翻。

❗ 手在後翻前，可支撐下背部幫助腳著地。

3. 手往地上撐，讓腳著地身體往後翻，臉朝下(最關鍵的一步，手務必實而有力)。(圖C)

❗ 丹田內縮實而有力。

❗ 雙腿著地時扎實支撐，與雙手共同挺起身體的重量，避免頸部受力。

❗ 全身須在後翻前捲得圓圓的，膝蓋、臉、胸部都很靠近才會翻得更順暢。

4. 手往前移接〔平板式〕。(圖D)

❖ 接串連動作

A

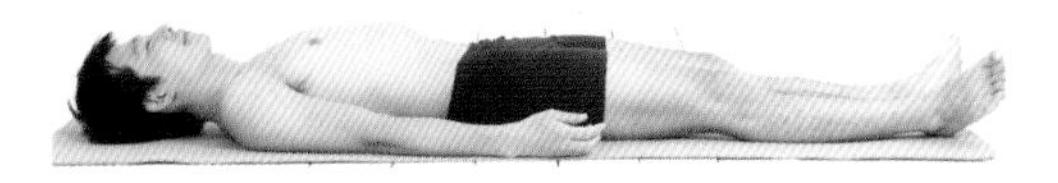

B

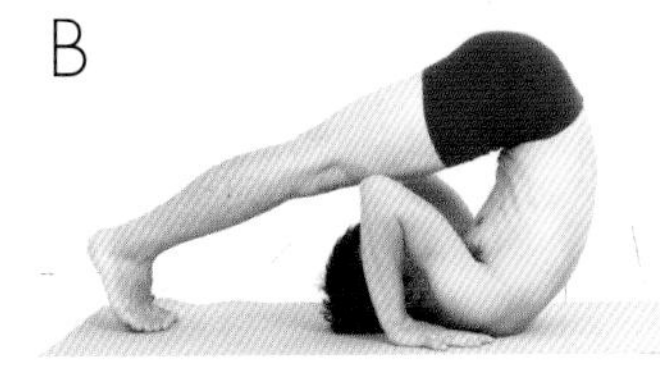

C

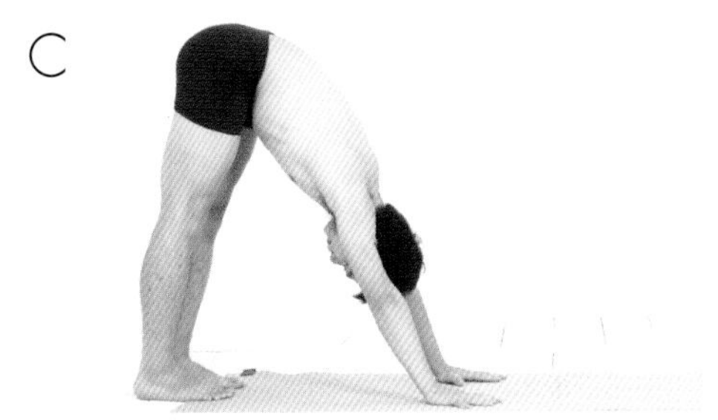

D

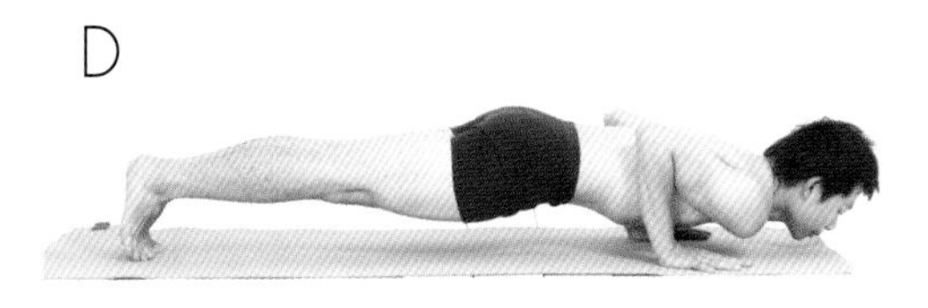

老師叮嚀

❗ 練習前請務必仔細閱讀動作說明。

❗ 頸椎受傷者請避免練習。

❗ 最好在老師指導下才開始練習。

[雙手拉腳式] Ubhaya Padangusthasana

| Ubhaya 雙 | Pada 腳 | Angustha 腳姆趾 |

👁：腳趾

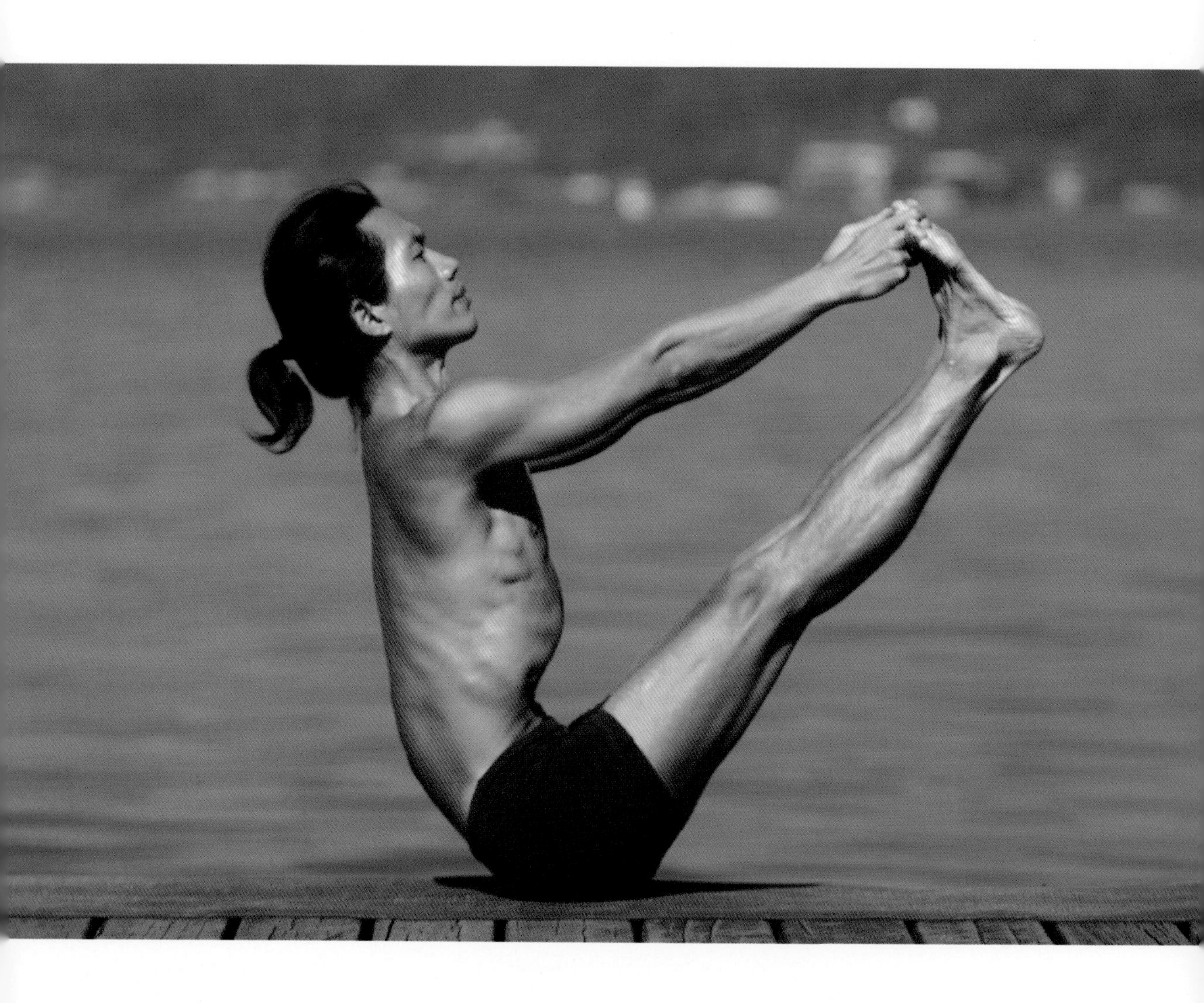

❖ 串連動作

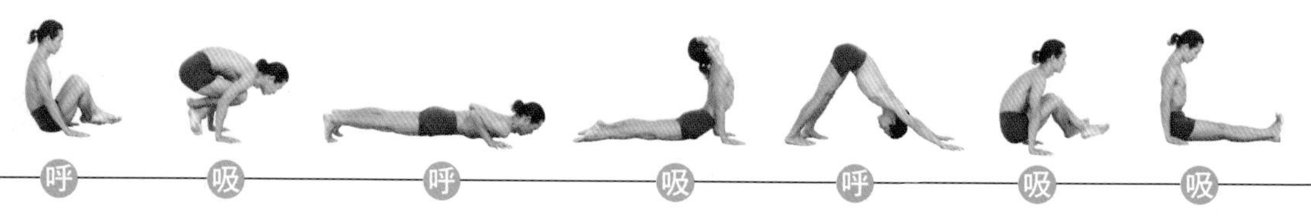

特別叮嚀

- 坐上來時丹田上提，可幫助坐起來及保持平衡。
- 肩胛骨往下，胸骨往上提，幫助脊柱延展及下背部拉長。

A

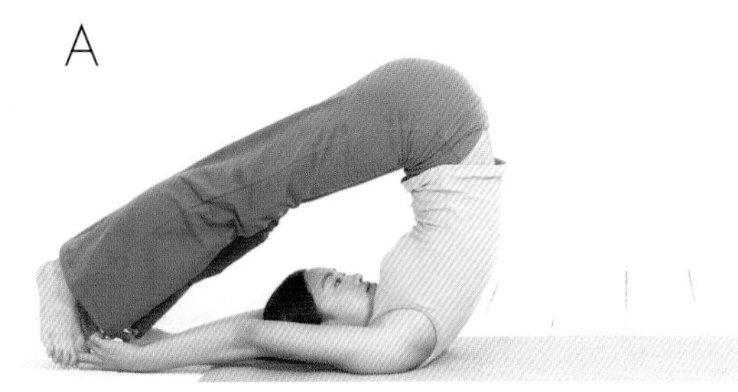

B

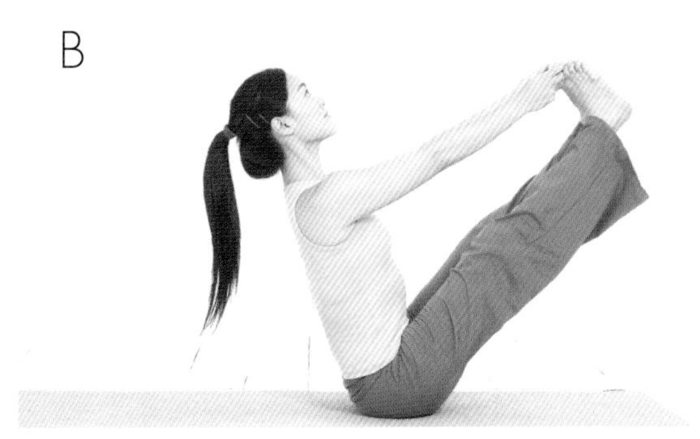

1. 呼氣，躺下，雙腿、臀、背部都離地，腿往臉上方向延展打直，腳趾著地，雙手勾著大姆趾。（圖 A）
2. 吸氣，坐上來，腿與手臂都打直，胸挺腰推找到平衡點。（圖 B）

★ 停留 5 個呼吸。

❖ 接串連動作

初學者的替代動作：

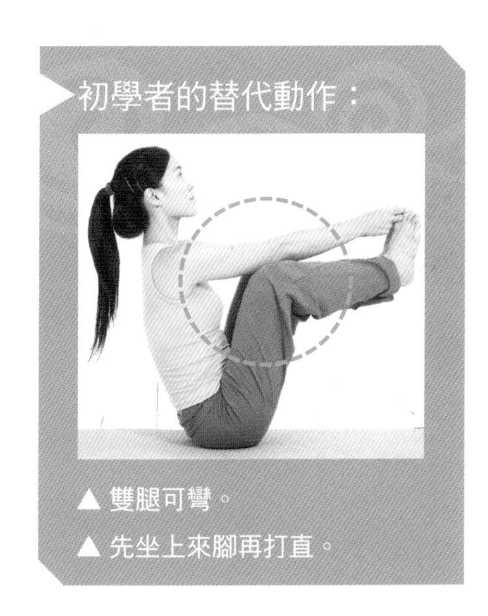

▲ 雙腿可彎。

▲ 先坐上來腳再打直。

[臉向上深度延展式] Urdhva Mukha Paschimottanasana

| Urdhva 往上 | Mukha 臉 | Pschima 西向 | Uttana 深度延展 |

👁：腳趾

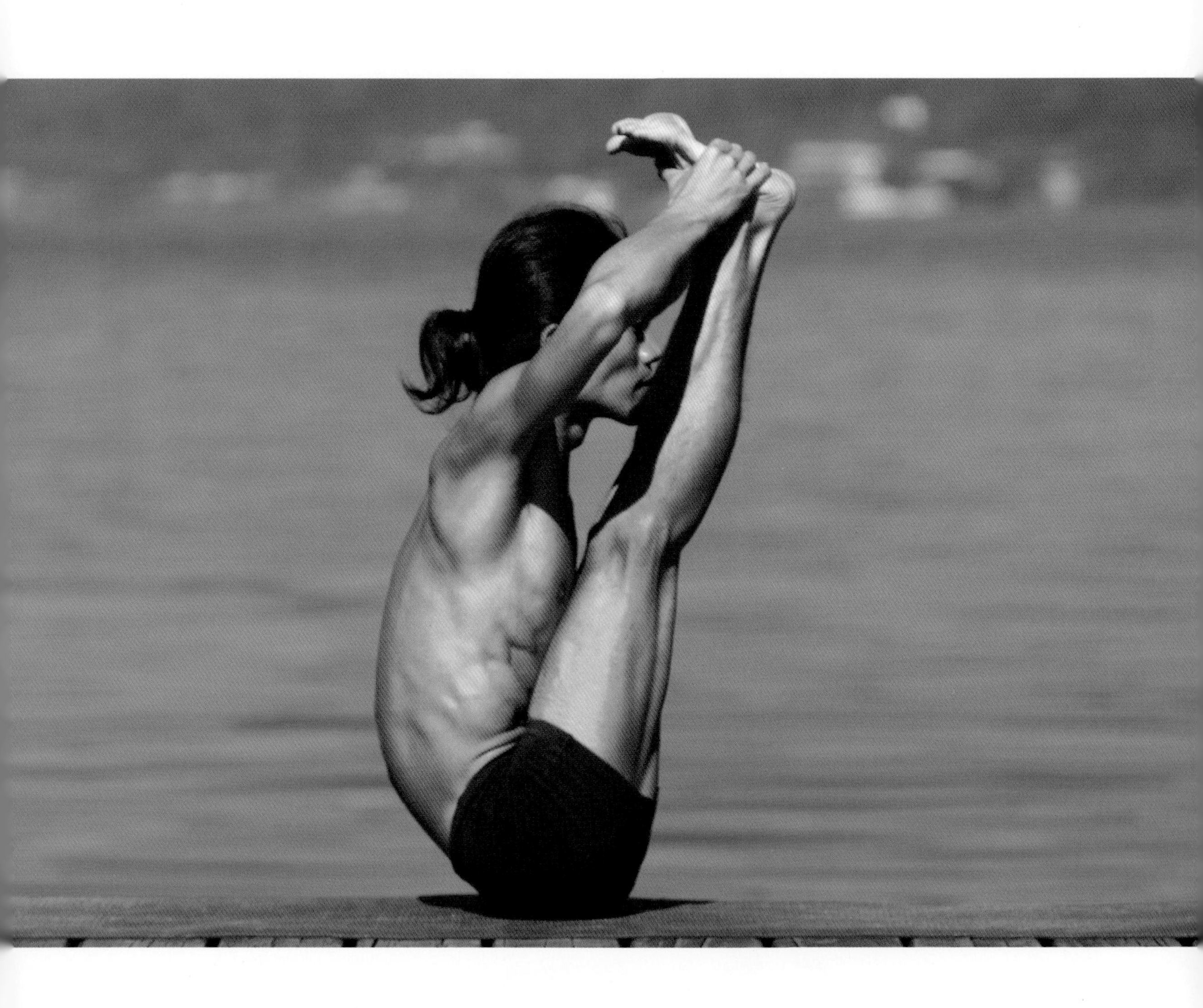

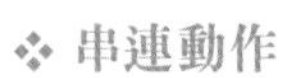

❖ 串連動作

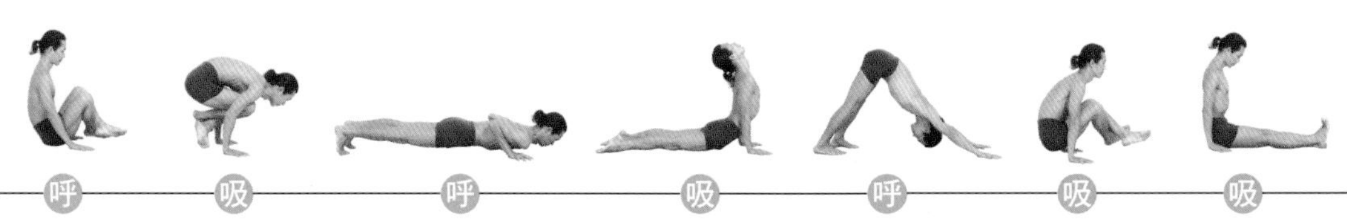

特別叮嚀

- ! 避免因拉近而拱背，下背部與上身的延展相當重要。
- ! 頭略抬即可，避免壓迫後頸椎。
- ! 胸部保持開展。
- ! 腳趾腹推、腳趾往回勾。

A

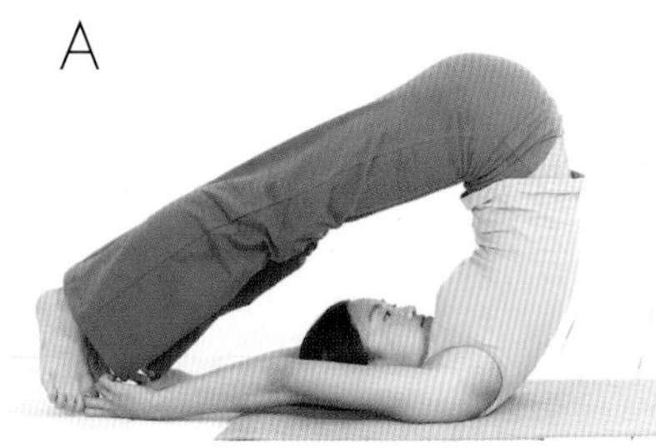

B

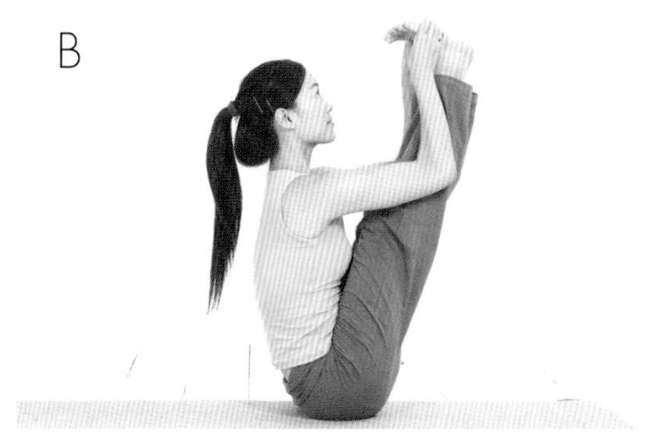

1. 呼氣，如上一個體位法，躺下，雙腿離地往臉上方再著地，雙手抓著腳掌外沿。（圖 A）
2. 吸氣，坐上來，腿打直雙手彎，將腳拉近身體，胸挺背往前靠近腿。（圖 B）

★ 停留 5 個呼吸。

3. 吸氣，手打直，腿離開上身。

❖ 接串連動作

初學者的替代動作：

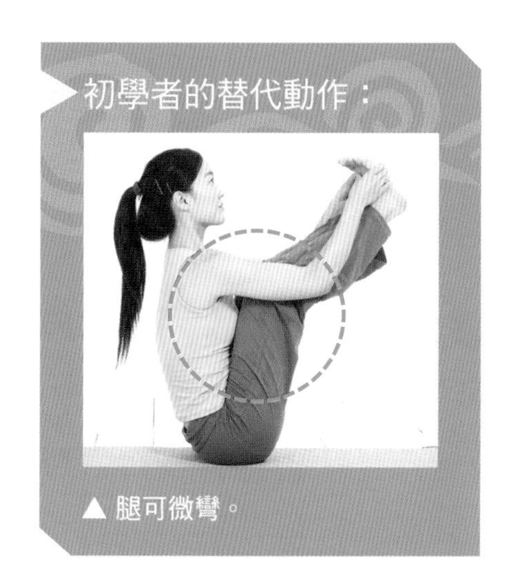

▲ 腿可微彎。

[橋式] Setu Bandhasana

| Setu 橋 | Bandha 結 |

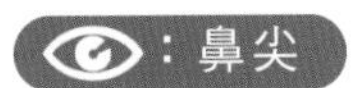

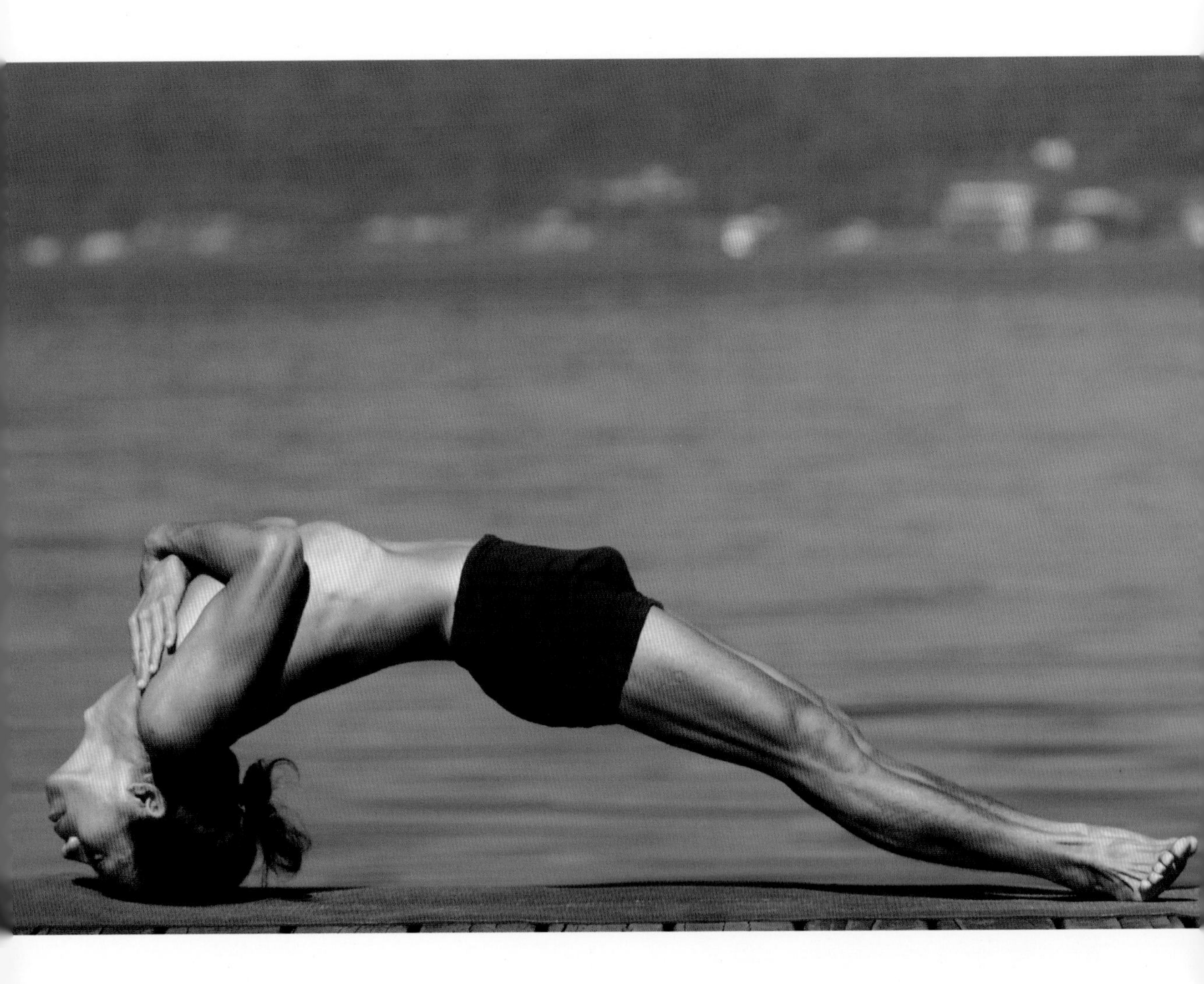

❖ 後翻輪式串連動作

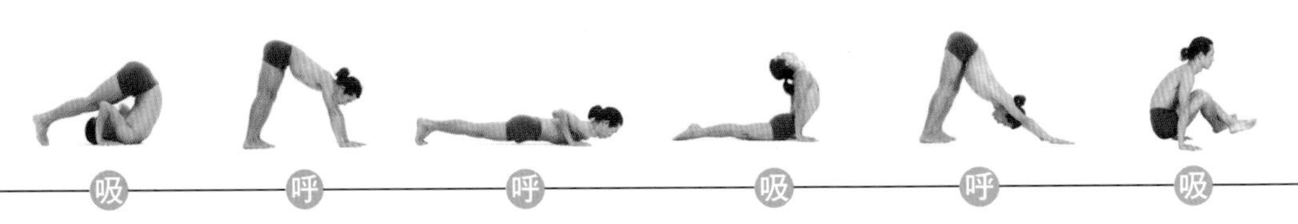

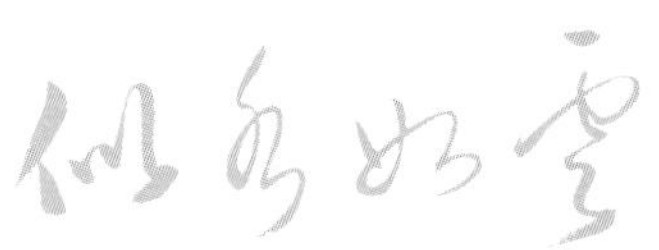

A

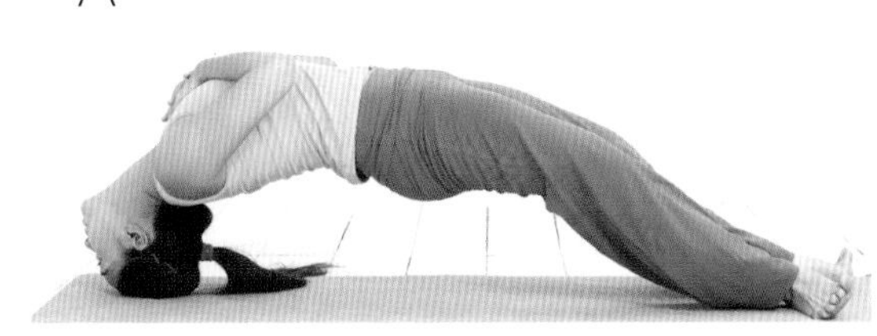

1. 呼氣，平躺，雙腿彎腳跟互碰，腳掌心朝下，腳外沿著地，膝蓋往外往下打開。雙手在身體兩側用手肘撐地，讓胸部往上提，背部離地，頭頂著地，上半身成拱橋狀。
2. 吸氣，雙腳往下推地，臀部離地，頭頂靠近額頭處也推地，全身成拱橋狀雙手抱胸。（圖 A）

★ 停留 5 個呼吸。

3. 呼氣，手肘著地支撐讓身體平躺。

❖ 接後翻輪式串連動作

➔ **由此接後彎動作。**

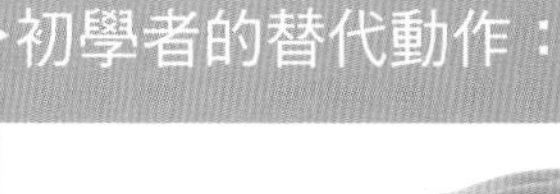

初學者的替代動作：

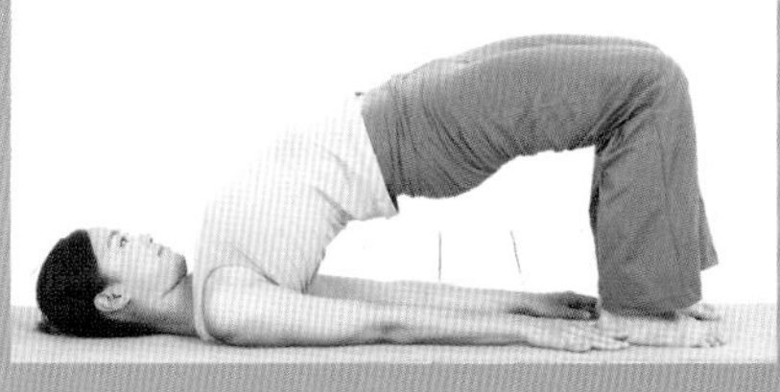

▲ 肩膀在地上，雙腿彎，腳掌貼地，腳打開與臀同寬，腳跟靠近臀部，雙手貼地置於腳跟後或抓腳踝，然後臀與背再離地往上提。

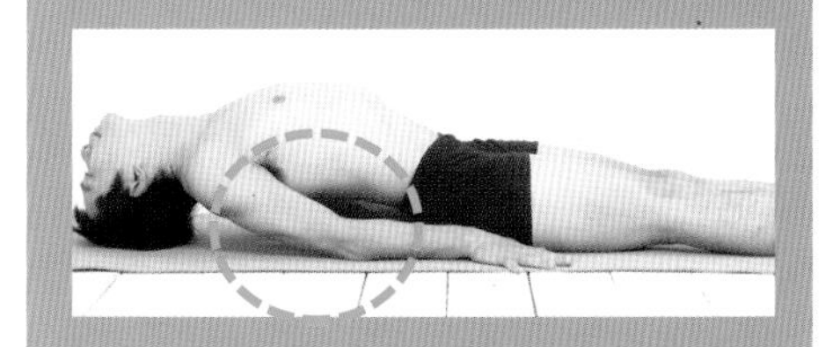

▲ 練習此體位法時，手肘可留在地上。

後彎 / Backbending

後彎，身與心均衡的測試點
瑜珈人與虛榮感交戰的第一回

我們的脊椎是神經網路最密集的地方，健康而活絡的脊椎幾乎就是一個人活力與健康的表徵，而脊椎也與我們內臟器官的正常運作息息相關，可惜的是現代人的生活習慣常常使得很多人有著相當不健康的脊椎。持續而正確的瑜珈後彎練習，能幫助我們的脊椎保持靈活的延展性及強化韌度，進而增進我們的健康及活力。曾有人說脊椎的年齡才是我們真正的年齡。

在我的練習及教學經驗裡，常常看到很多人太早練習太進階的後彎體位法，這樣很有可能增加受傷的機會或是對脊椎及神經系統過早過度的刺激。我可以理解因為感到後彎之後得到身體與心理的美好感受，而想要練更多及練更深入的後彎動作，但我也必須提醒所謂「練我們的身也同時練我們的心」，這句話很能在練習後彎時看出一個練習者的身與心是不是準備好了、身與心是不是處於一個同時均衡發展的狀態。

我想要特別提醒的是，在阿斯坦加第一級裡，除了〔上犬式〕以外，只呈現了〔橋式〕及〔上弓式〕這兩個後彎動作，或許有人會質疑這樣練習的「均衡性」；這一點，到了第二級甚至第三級有了更多的後彎，但是阿斯坦加這樣安排的邏輯性是 —— 先把其他的基本練習紮實了 —— 下盤的穩定度，腿後肌群的延展性，髖關節的靈活度及雙臂肌肉的強度，以及不斷前彎對消化系統產生的淨化作用，還有數十次串連所增進的核心力量

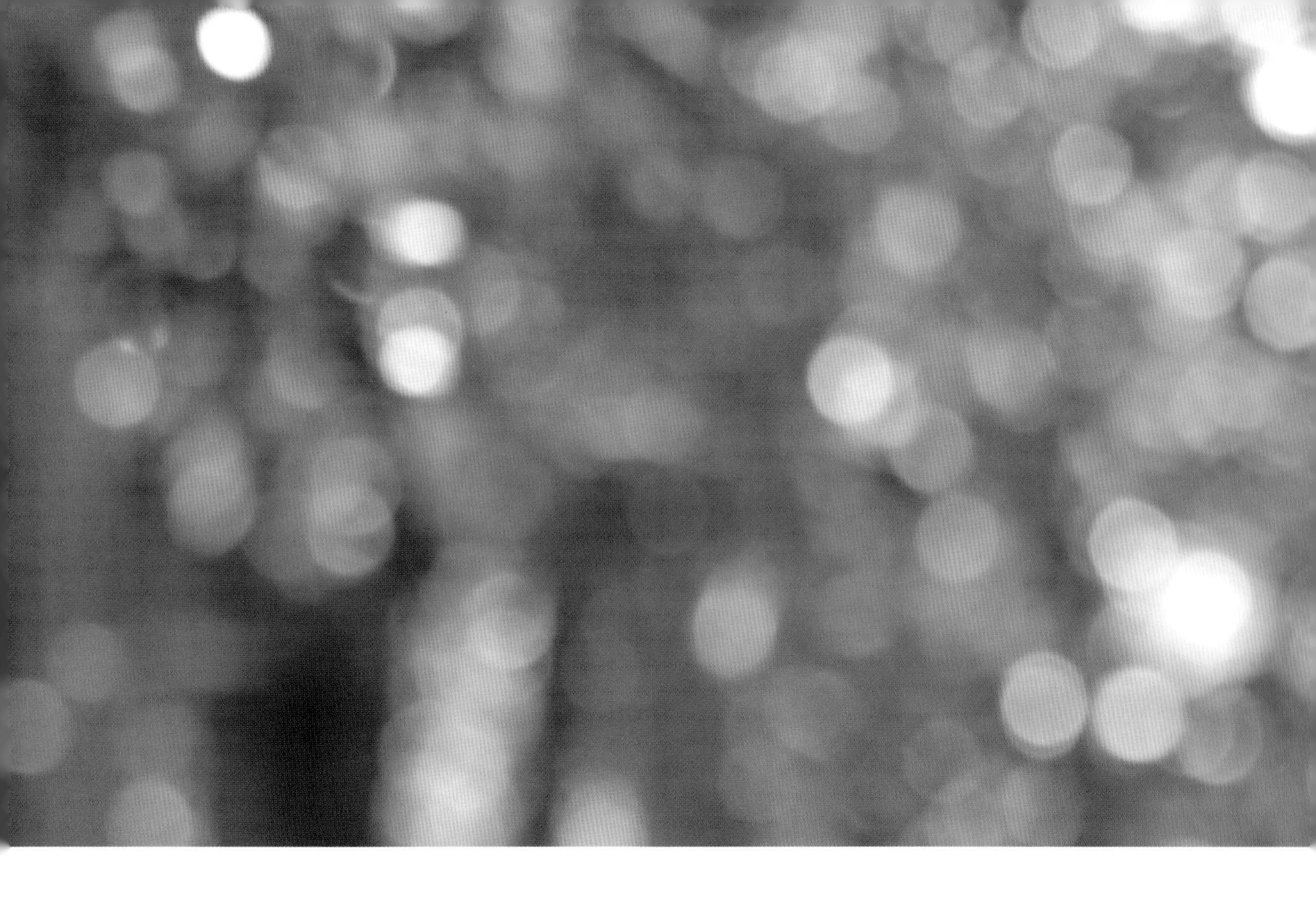

（不只是肌肉而更是伴隨每一口呼吸而漸漸增厚的內力），然後在身體強健了、輕盈了，希望心也跟著同時提升起來，而能身心都準備好來迎接更深入的後彎練習。

美好的阿斯坦加邏輯是希望所有練習者都能用美好的身與心來迎接，耐性地練，時時觀察自己的身與心，在只有兩個後彎的第一級裡，當〔上弓式〕後彎每個人都在追求手抓到腳跟抓到小腿甚至大腿時，讓我們也輕輕問自己：「我們均衡了嗎？」我們四肢的強度──或許更應該說氣到神經末梢的傳導、核心力量、心肺功能是否與這樣深入的後彎相搭配？「在恰當的天候、泥土、時機下盛開的花朵才會真正芬芳而美麗」。

練習〔上弓式〕時會遇上很多的困難，選擇替代動作是很好的作法，雖然可以完全跳過這個動作，但每次嘗試練習一些是比完全省略好。

我自己很喜歡〔上弓式〕，幾乎每一次的練習都會有，沒有了〔上弓式〕彷彿練習缺了很重要的一塊，或許到現在仍就像自行車騎士在下坡嚴重摔車受傷後，慢慢學會尊敬下坡一樣，我深深地敬畏著〔上弓式〕，我練習瑜珈以來最刻骨銘心的傷是發生在後彎──下腰椎，但我仍不放棄練習它，只不過我會調整練習的方法、調整練習的心態，我會實實在在地尊敬每一個後彎。

～瑜珈是探索的過程而不是抵達的歡呼～

[上弓式] Urdhva Dhanurasana

| Urdhva 往上的 | Dhanura 弓 |

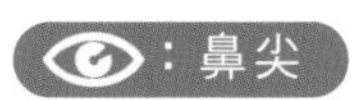

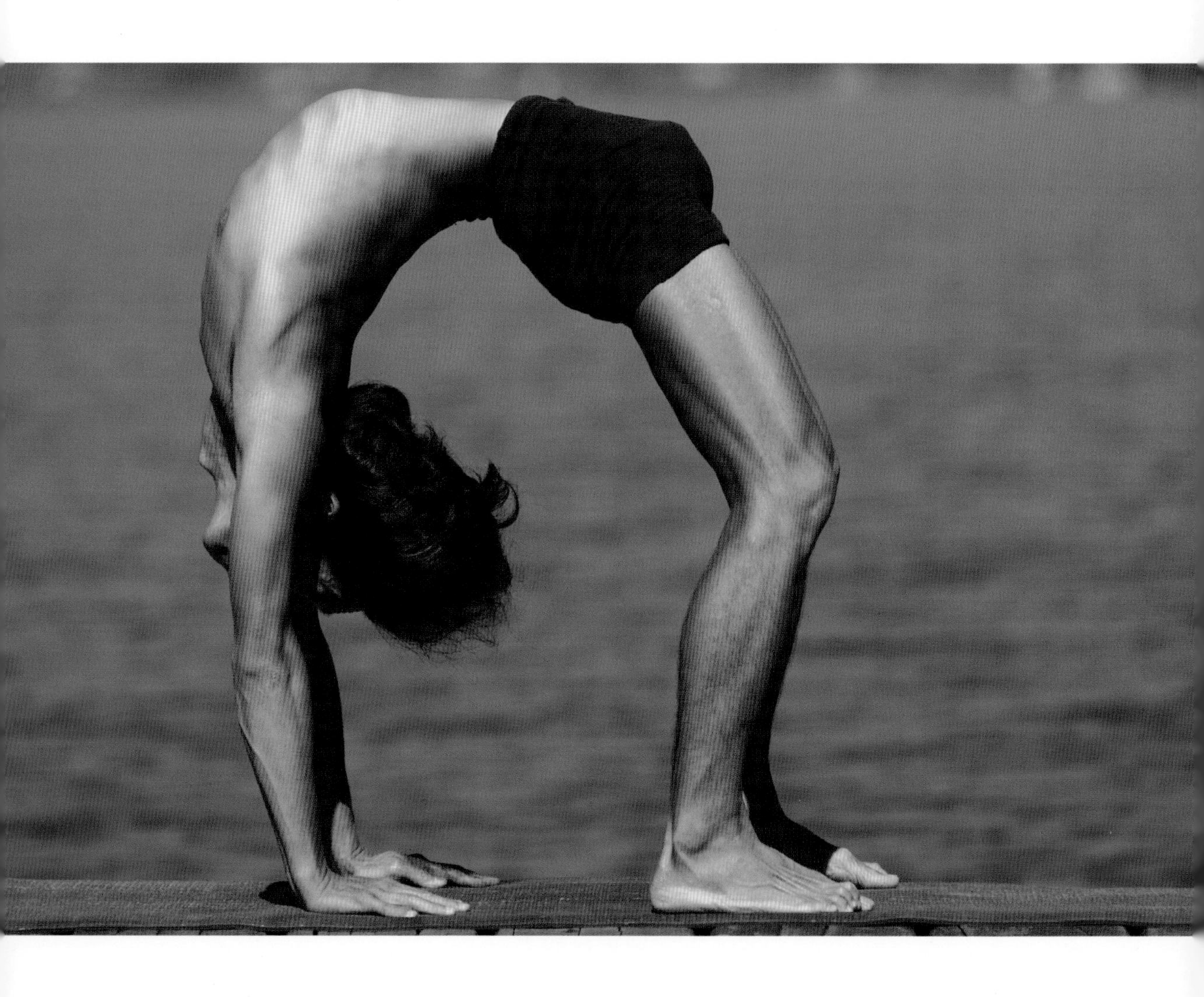

1. 呼氣，躺下，雙腿彎，腳掌分開與臀同寬，腳跟靠近臀部，雙手掌心貼地置於耳朵兩側，指尖朝向腳跟。（圖 A）
2. 吸氣，雙手掌與腳掌同時用力推地，臀部、上身、肩膀、頭部依序離地。（圖 B）

★ 停留 5 個呼吸。

3. 呼氣，頭頂輕輕著地。
4. 吸氣，第 2 次推上來。（圖 B）

★ 停留 5 個呼吸。

5. 呼氣，頭頂著地。
6. 吸氣，第 3 次推上來。（圖 B）

★ 停留 5 個呼吸。

7. 呼氣，身體慢慢平躺下來。
8. 吸氣，雙腿彎。
9. 呼氣，雙手抱腿。
10. 吸氣，坐起來。

★ 停留 5 ～ 10 個呼吸。

➔ **由此接下一個體位法。**

A

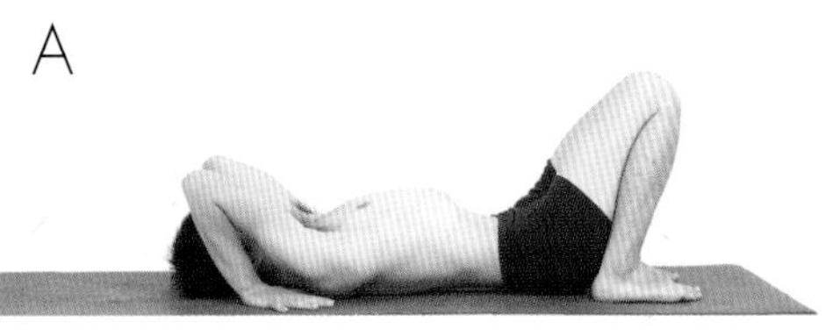

B-1

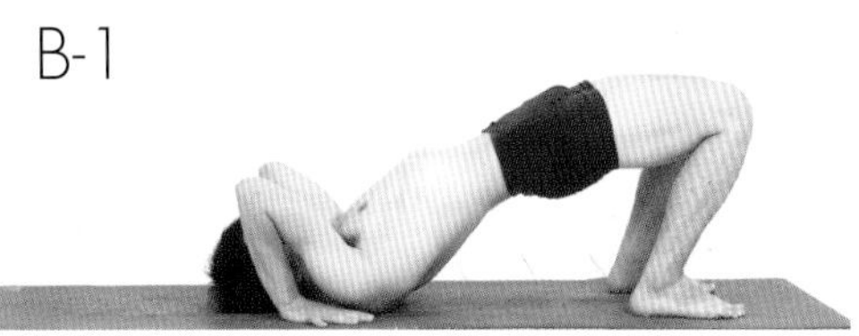

B-2

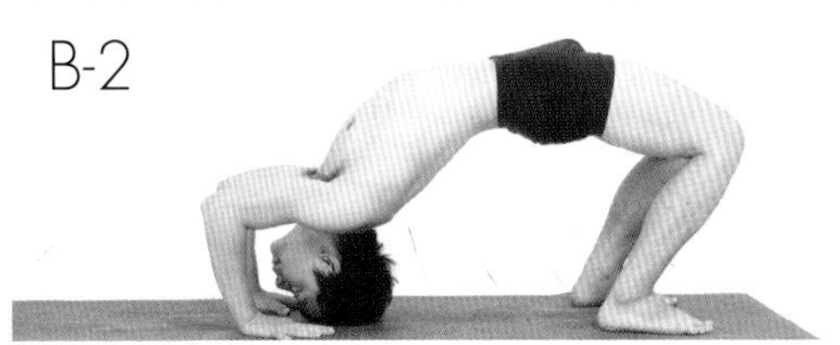

B-3

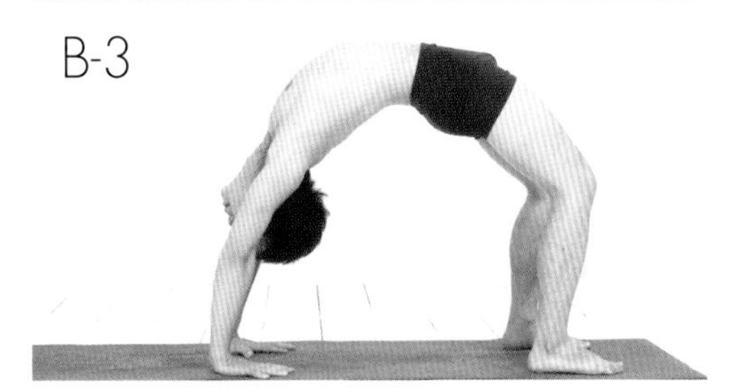

特別叮嚀

- 上推過程特別留意手與腳的協調使力，尤其腳掌、腿內側肌肉群的使用。
- 留意手肘勿外翻，保持與手腕對齊。
- 盡量保持腳掌與臀部同寬且相互平行，避免掌趾往外轉或腳掌內側離地，手腳掌四個支撐點扎實貼地，穩穩地向下推，才能使身體彷彿無限制地往上開展。

[坐姿前彎式] Paschimottanasana

| Paschima 西向的 | Uttana 深度延展 |

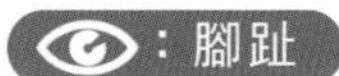

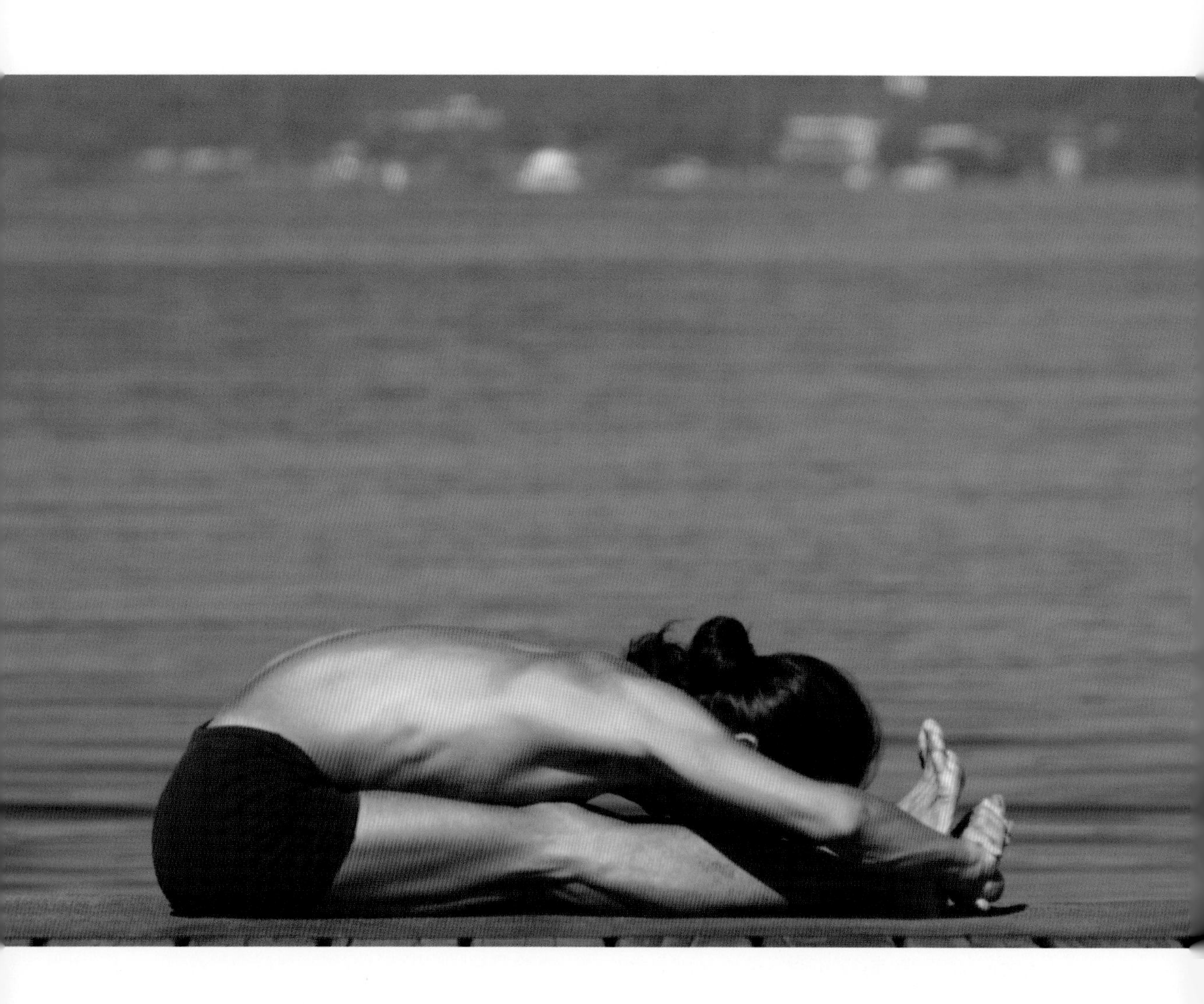

❖ 串連動作

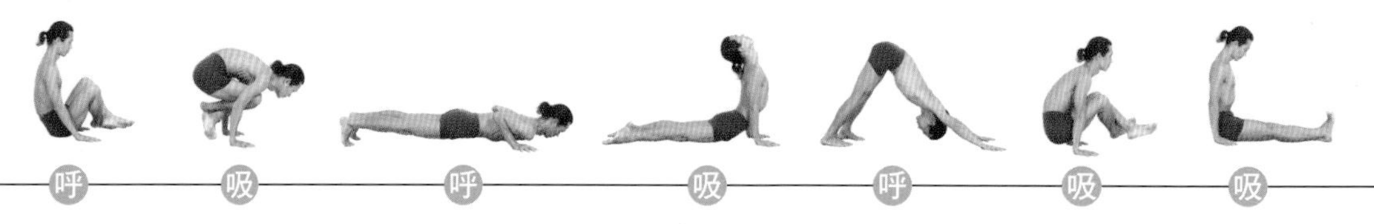

A

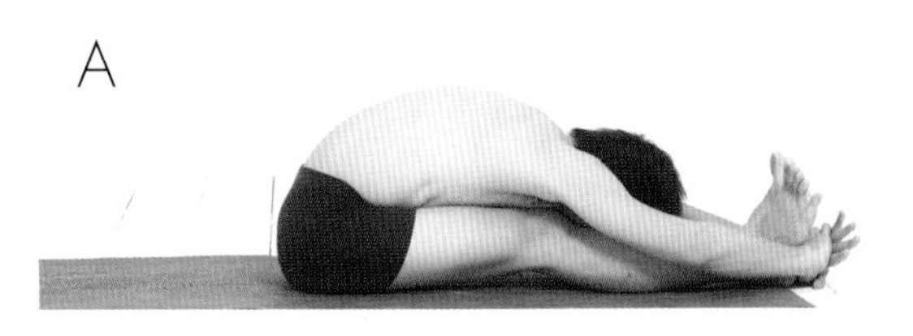

1. 吸氣，右手繞過腳掌握住左手腕左，手掌心朝外身體往上延展拉長。
2. 呼氣，身體往前延展往前彎。（圖 A）

★ 停留 10 個呼吸。

❖ 接串連動作

➔ 由此接完成式動作。

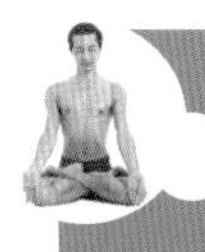

這個前彎動作被視為後彎的還原動作，共停留 10 個呼吸，也為後續收尾的每個動作停 10 個呼吸作預告，開始了較長的停留也有了從強烈到舒緩的感受。

在我的經驗裡，由於剛結束後彎，前幾個呼吸不要太用力急於前彎，只需緩緩的等待每個呼吸水到渠成地將身體——尤其是下背部——舒展開來，這是一個在還原中休息，在休息中還原的體位。

初學者的替代動作：

▲ 腿可微彎。

▲ 勾住腳趾或握小腿骨。

特別叮嚀

! 留意背部的延展拉長，避免拱背。

後彎動作輔助說明：

老師可在進階練習裡協助學生，由站立到後彎再回到站姿 A 、 B 各三次後，在前彎動作幫助更深入延展。

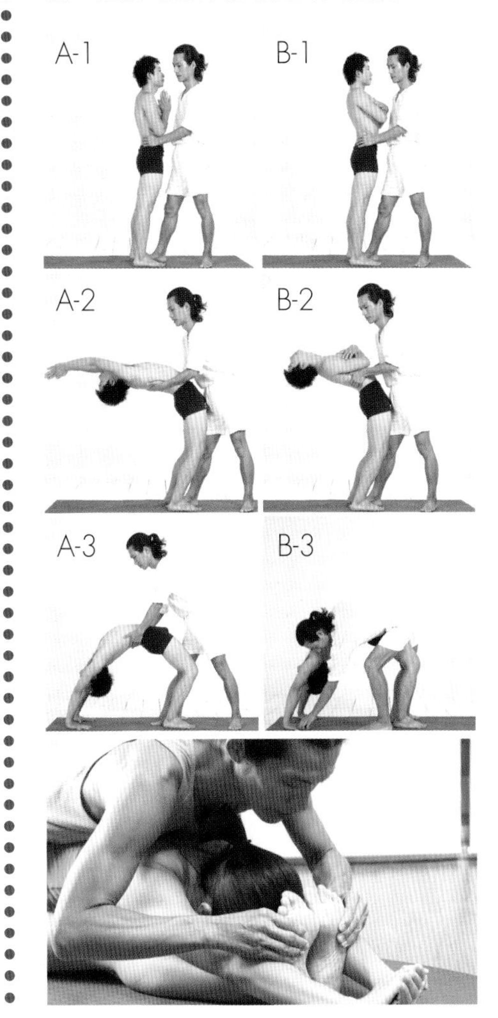

最哲學的一堂課

瑜珈體位法王與后　頭倒立與肩立式

倒立，是跨過恐懼的門檻，把世界反過來看、一個重新定義地心引力、培養勇氣的練習。

這一部分出現了兩個比較具代表性的倒立動作，肩立式與頭倒立，雖然肩立式對我們幫助也很大，但頭倒立所面對的困難相對多很多，我想多談頭倒立。

第一個難題：慣性的改變

在大部分的運動裡，不會出現身體倒過來用手與頭在地上平衡全身的動作，在生活中更不太可能有這個機會，所以它對我們的慣性就是一個很大的考驗，這也是大部分初學者所面臨的第一個困難，我們通常很「不習慣」一個陌生的地方、陌生人、陌生……當然隨著練習的次數增加，一個不習慣的陌生動作就會成了很熟識的舊習慣，甚至成為最好的習慣與最麻吉的朋友。我經常碰到有學生告訴我他（她）不要倒立，不喜歡倒立，但當我問他是否常常練習倒立時，他卻回答很少或甚至是第一次或第二次練習……

第二個難題：恐懼感的克服

對於全然未知的地方有恐懼感極其自然，而相當程度的恐懼感可以保護我們免於受傷，瑜珈練習絕不是刀槍不入般地衝鋒陷陣，謹慎地避免受傷是必要的。然而過度地恐懼也讓我們的練習少了很多新探索與新挑戰所帶來的優點與樂趣，身體或是我們的人生也會少了豐富度與多樣性。對我來說，頭倒立或是未來更進階的其它倒立動作→蠍子、手倒立、孔雀的羽毛……都是跨過恐懼的門檻，增進勇氣的絕佳練習，它們讓我更勇於涉足新的領域、嘗試新的技能、認識新的朋友，旅行到陌生的國度……倒立讓我勇敢。

第三個難題：均衡性的測試

勇氣當然不是憑空而來，它靠的是完整的準備動作 —— 其它體位法的基礎功來舖陳，一個好的頭倒立必須要有穩定的手臂、延展的脊柱、有力的雙腿，以及相當重要的核心力量，而這些都在之前不同的體位法中已經持續在準備了。頭倒立看起來像是用很多頸椎的力道，其實應該是全身的協調合作，這是個平衡多於使用力道的動作，正因為它的全身均衡合作的特性，它也成為我們練習者「均衡性」完備與否的明顯指標。**頭倒立使我們與自己的身體、與大地的連結更全面、完備且均衡。**

完成 / The Finishing Sequence

在舒緩的呼吸中還原收尾
回到心中平靜無波的湖

在這一個收尾的階段裡共有 14 個體位法（含大休息），很少有瑜珈學校這麼重視收工的部分，由於阿斯坦加前面站姿、坐姿，加上每個坐姿之間後跳前跳的串連動作，對大部分的練習者在體力及專注度上都是一個很大的挑戰，因此用這麼長的時間來慢慢收工是有相當的必要，而在每一個體位法的停留時間上也明顯拉長了。

倒立、肩立都是 10 ～ 25 個呼吸，其它體位法則都是 10 個呼吸，而被許多人認為最重要的大休息則盡量在 5 分鐘以上，甚至可以到 15 ～ 20 分鐘或更長。這裡所蘊含的重要觀念就是，收工與暖身及練習的主體都是完整練習不可缺的一部分。

請記住，不要急著草草結束收尾，請更有耐性地讓身體有足夠的時間好好地還原，內臟器官因為身體的激烈伸展、扭轉及跳躍所造成的影響，將可以在收尾的這一段時間裡好好吸收、沈澱及歸正。

每一次的阿斯坦加練習，都應該在和緩的身體平靜的心境下結束，「不是聲勢攝人的大瀑布，而是無波無紋的湖」。

[肩立式] Salamba Sarvangasana

| Salamba 支撐的 | Sarva 全身 | Anga 身體 |

👁：肚臍

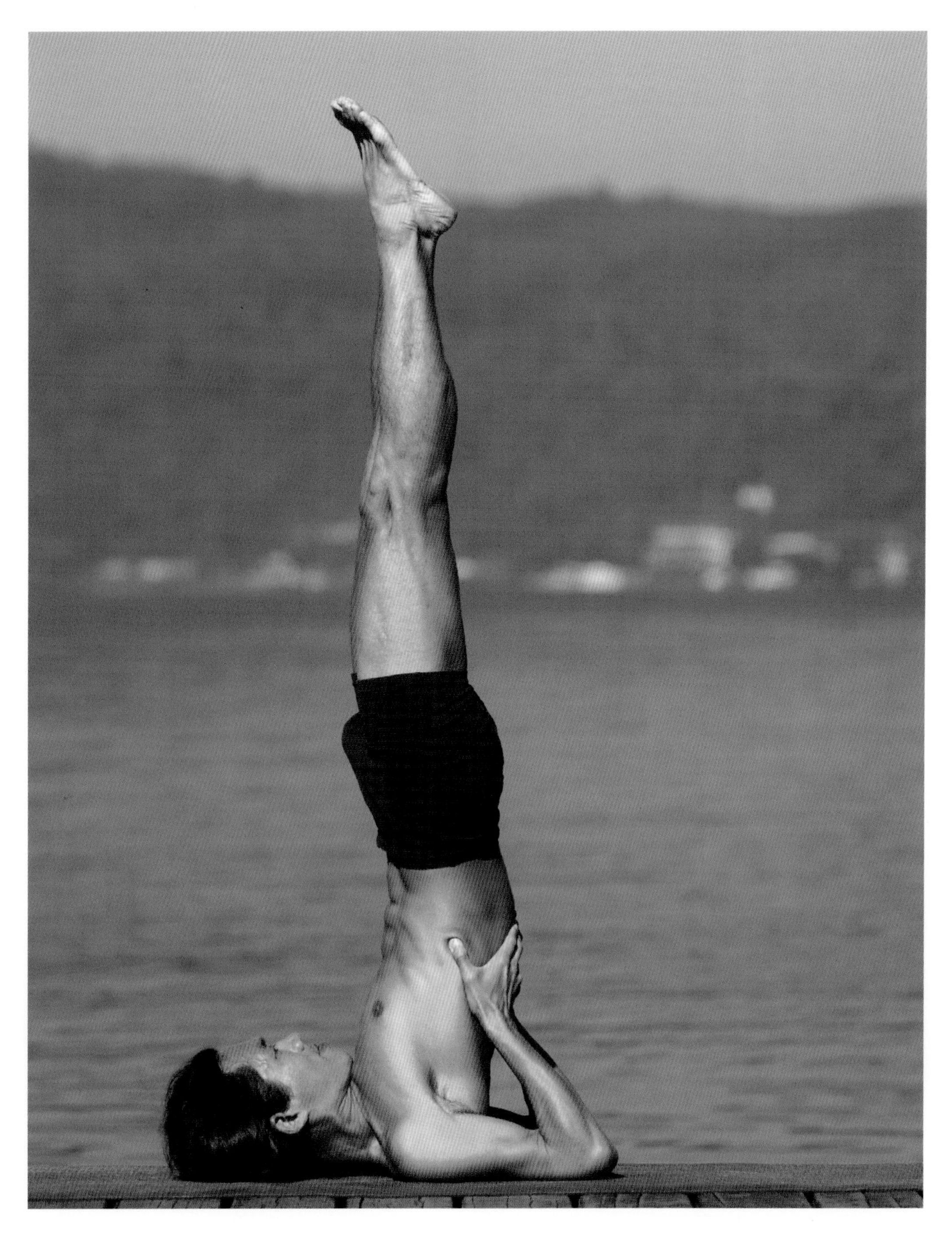

特別叮嚀

- 留意重量落在肩上，避免頸部承受過大壓力。
- 頸部與地面保持小小空隙，或可在肩下放小毯子來保持頸脊原來彎度，避免頸脊過度延展。
- 肩頭往後，肩胛骨往下胸部保持開展。
- 善用雙手、上手臂及手肘來支撐身體。

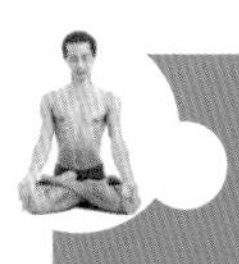

〔肩立式〕幾乎是所有倒立式的入門動作，但對有些人來說仍有相當的難度，切勿勉強達到所謂的「標準動作」，頸部是相當容易受傷的部位，練習時只要感到頸部不適，就請暫時別做或是選擇替代動作。肩下的小毯子是非常好的輔助工具。

A

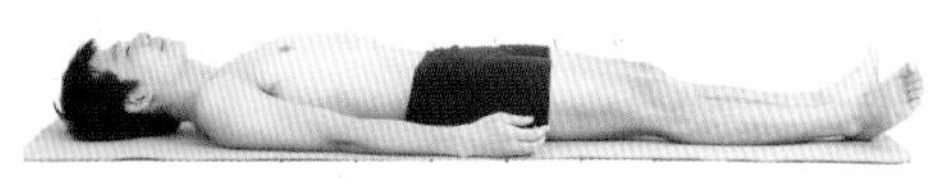

A

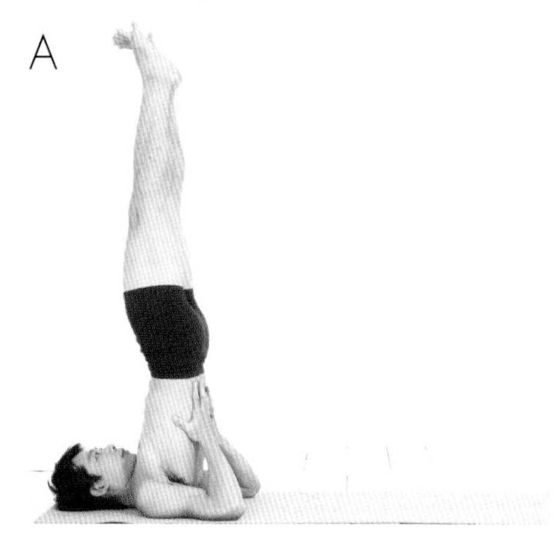

1. 呼氣，往下躺。（圖 A）
2. 吸氣，雙腿及身體離地往上與地面盡量成垂直，由雙手掌支撐背部。（圖 B）

★ 停留 10 ～ 25 個呼吸。

➔ **由此接下一個體位法。**

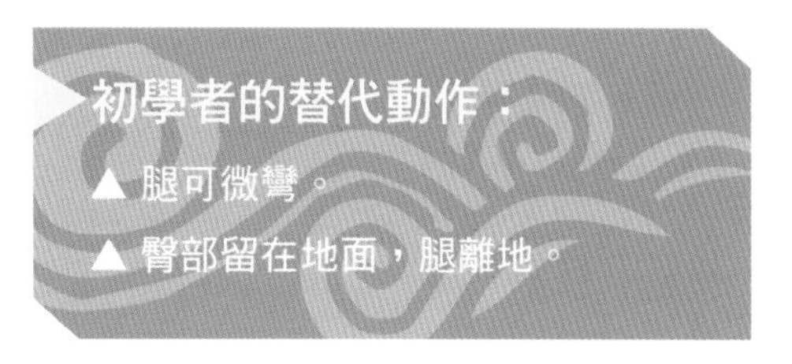

[鋤式] Halasana

| Hala 鋤 |

👁：肚臍

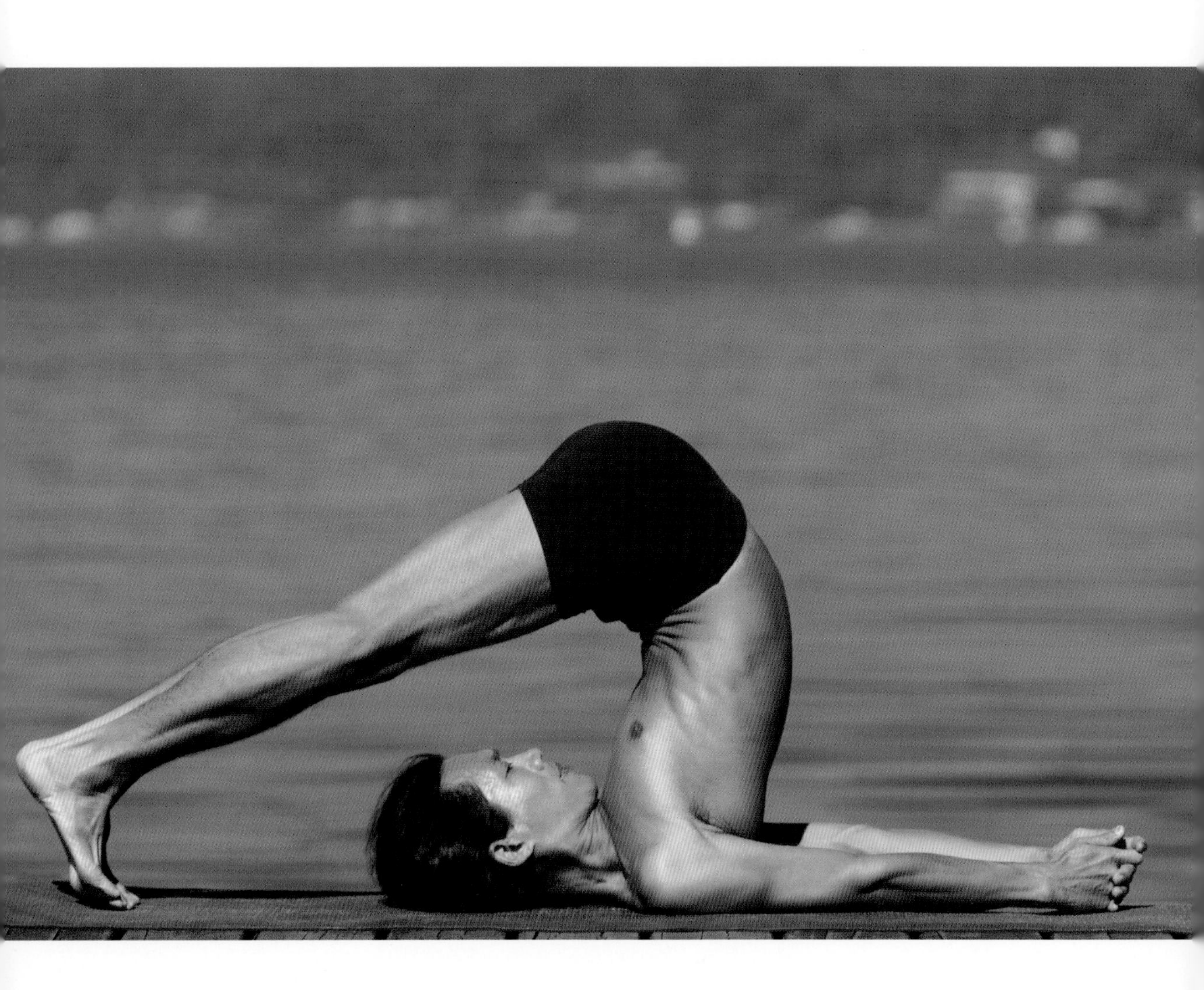

特別叮嚀

- ! 對頸脊注意事項如〔肩立式〕。
- ! 雙手臂打直貼地。

A

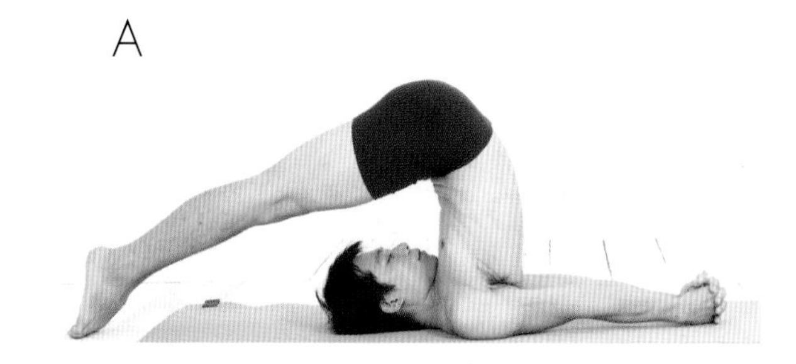

1. 呼氣，腿由〔肩立式〕向下，趾尖抵在地上，雙手十指互扣於背後，臀與大腿都往上提。（圖 A）

★ 停留 10 個呼吸。

➔ 由此接下一個體位法。

初學者的替代動作：

- ▲ 腿可微彎。
- ▲ 腳掌可離地。
- ▲ 雙手仍可支撐身體。

[耳朵式] Karna Pidasana

| Karna 耳朵 | Pida 壓力 |

👁：肚臍

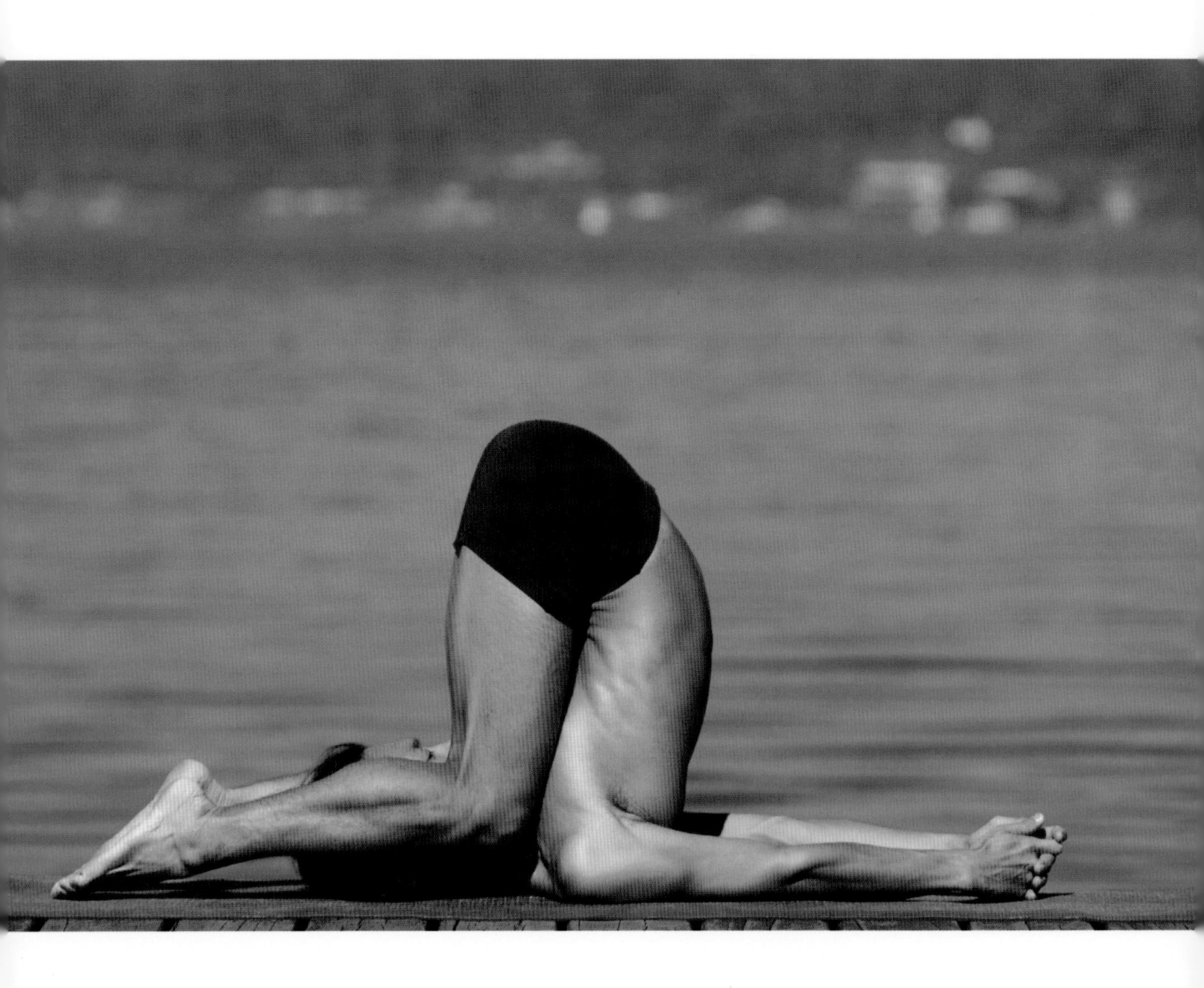

特別叮嚀

! 與〔肩立式〕一樣，避免壓迫頸脊，請勿太努力將腿往下壓，讓呼吸與地心引力來完成這個動作。

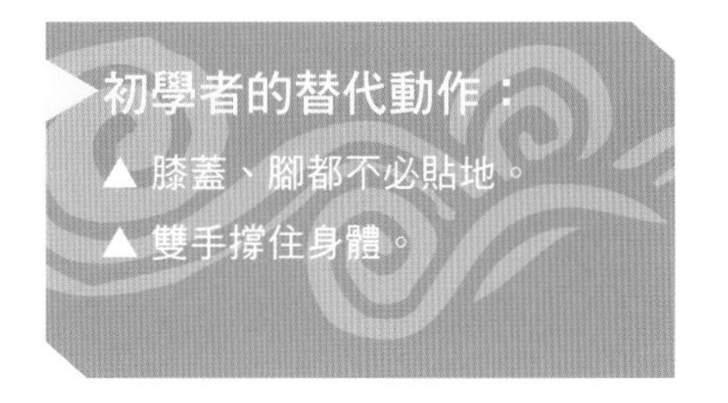

A

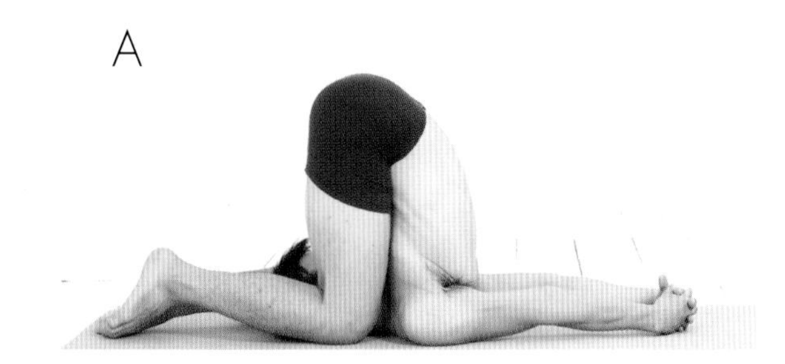

1. 呼氣，腿彎下來，腳背打平與膝蓋都靠近地面，貼近耳朵（或輕夾耳朵）。（圖 A）

★ 停留 10 個呼吸。

➔ **由此接下一個體位法。**

[倒立蓮花座] Urdhva Padmasana

| Urdhva 往上的 | Padma 蓮花 |

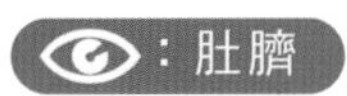：肚臍

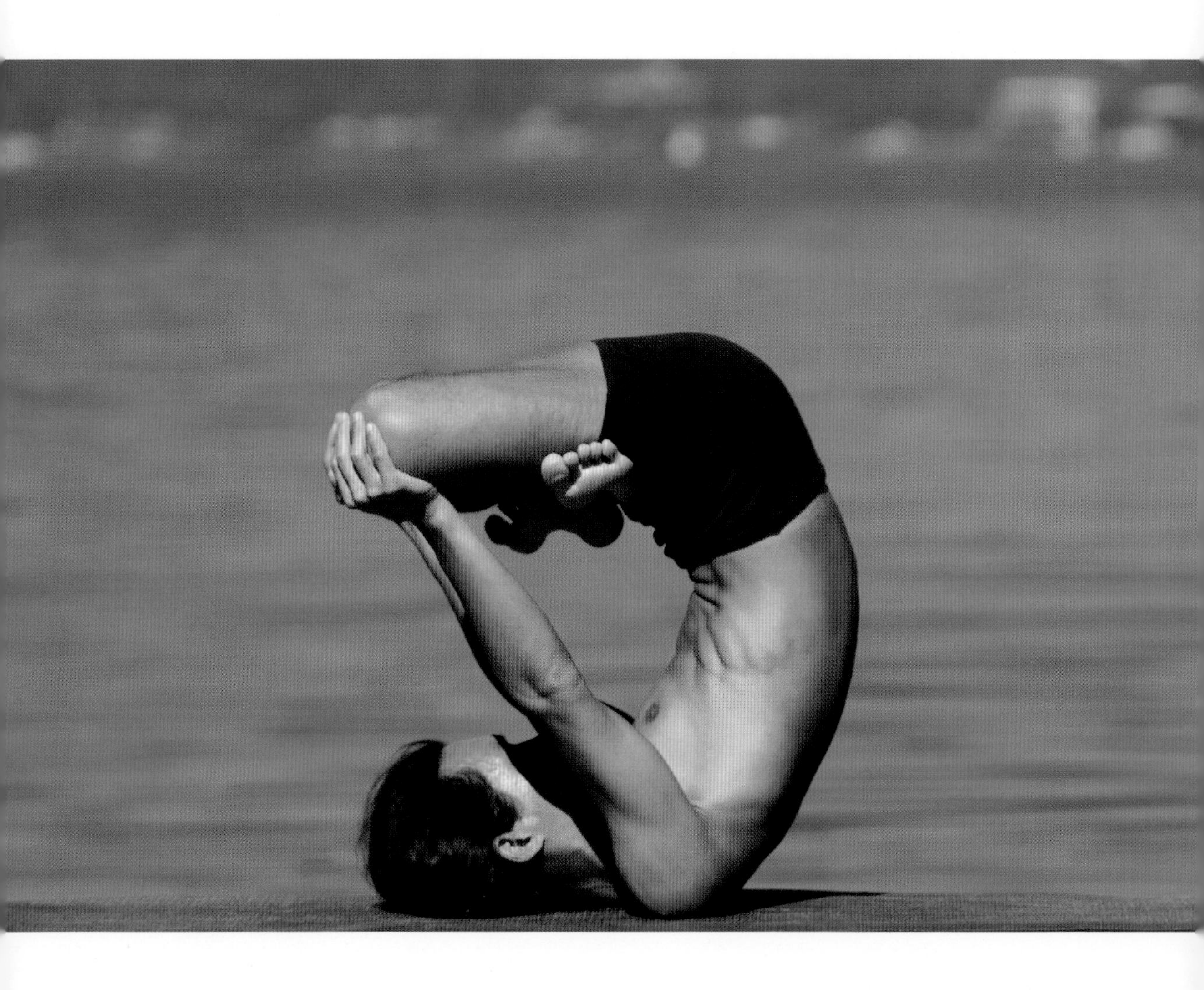

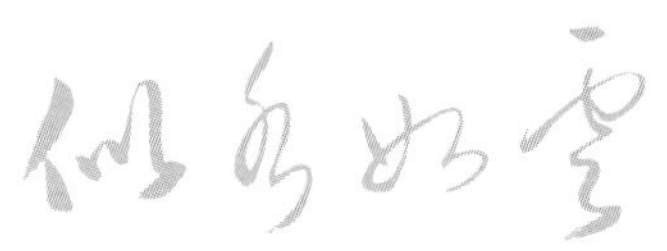

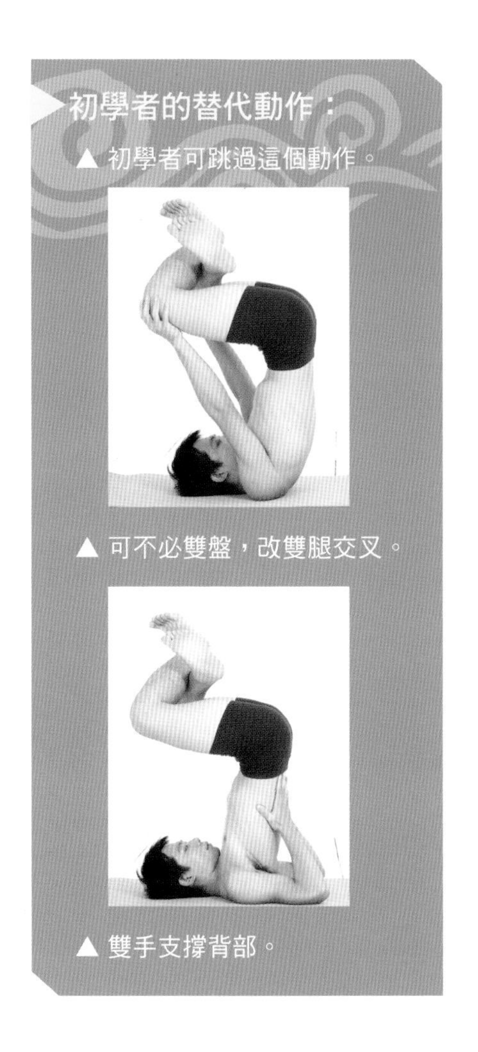

初學者的替代動作：

▲ 初學者可跳過這個動作。

▲ 可不必雙盤，改雙腿交叉。

▲ 雙手支撐背部。

A

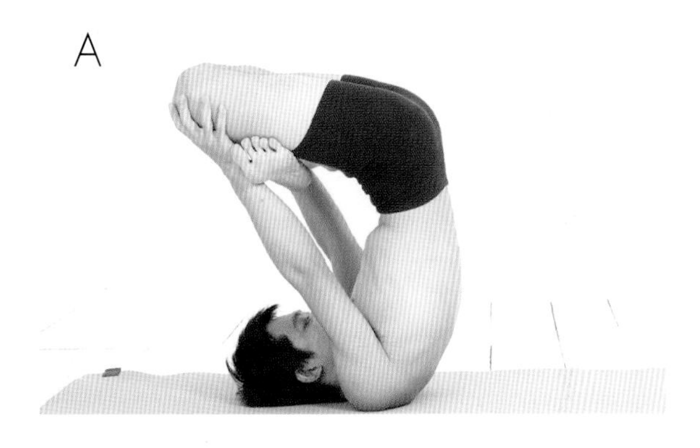

1. 吸氣，雙腿往上。
2. 呼氣，雙腿盤（右腿先盤）。再往下由雙手打直撐住大腿靠近膝蓋處。（圖A）

★ 停留10個呼吸。

➔ **由此接下一個體位法。**

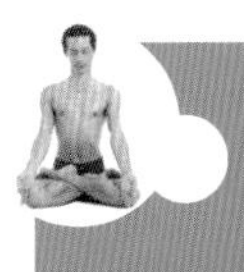

在練習的過程中，很容易就會使用頸部來保持平衡以致於承受過大的壓力，如果之前的〔肩立式〕一系列動作已經有相當的難度，請務必選擇替代動作。
倒著盤腿也是有著相當挑戰性，請留意膝蓋的承受度。

[胎兒式] Pindasana

| Pinda 胎兒 |

👁：肚臍

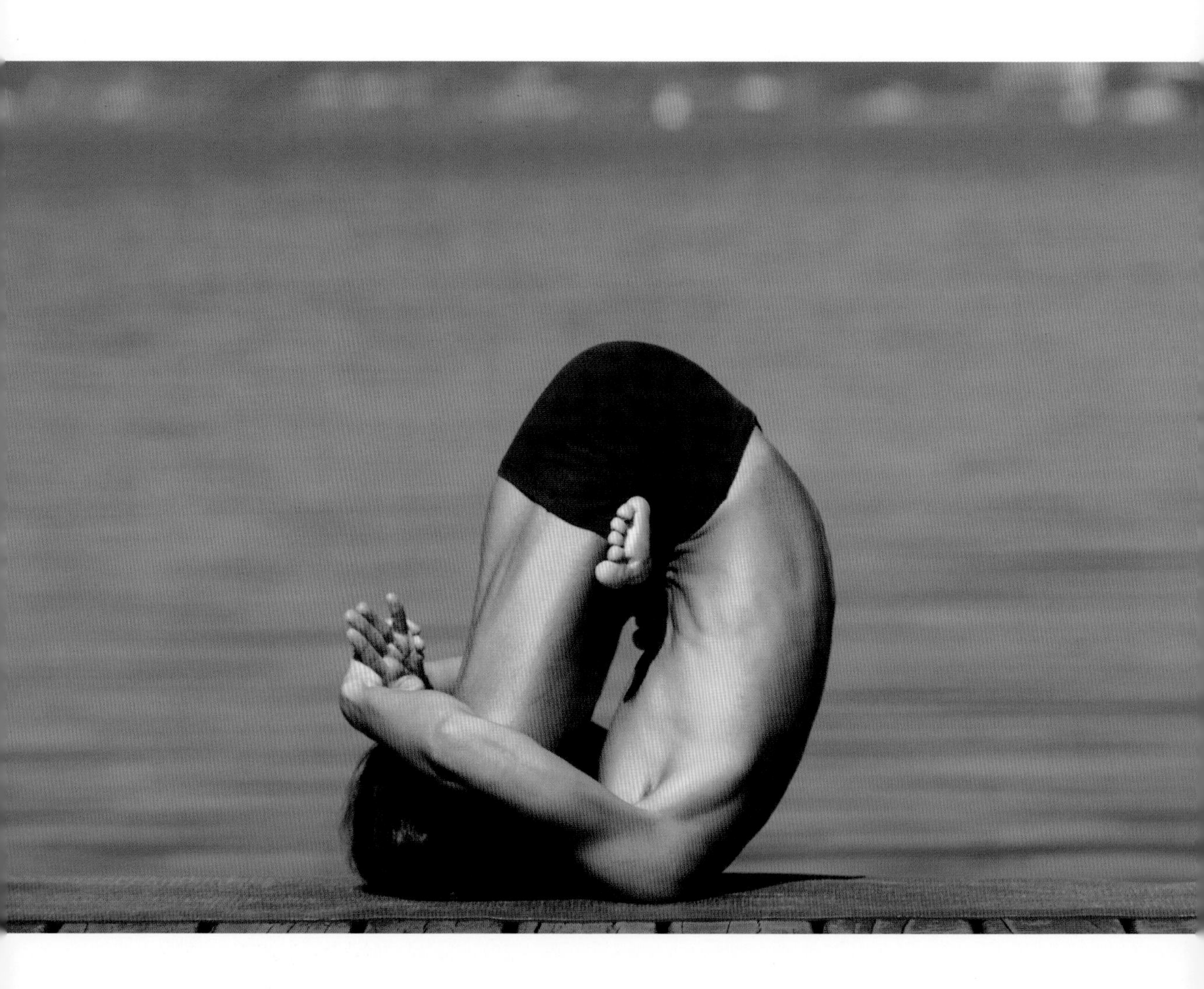

特別叮嚀

! 請留意頸脊的承受力道（如〔肩立式〕）。

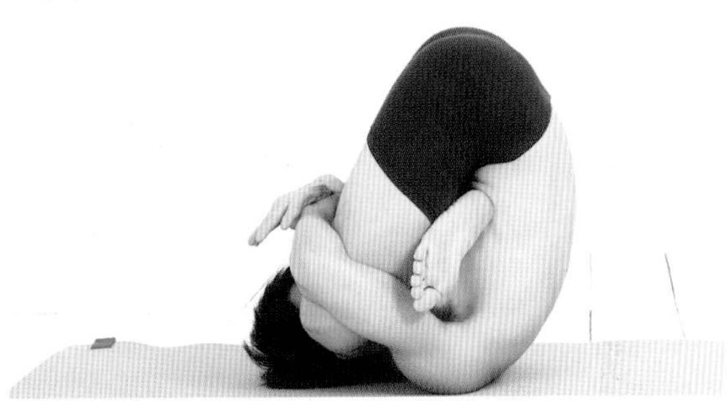

A

1. 呼氣，雙盤的腿靠近胸部，身體捲進來，雙手來抱腿，雙手交握。（圖 A）

★ 停留 10 個呼吸。

→ **由此接下一個體位法。**

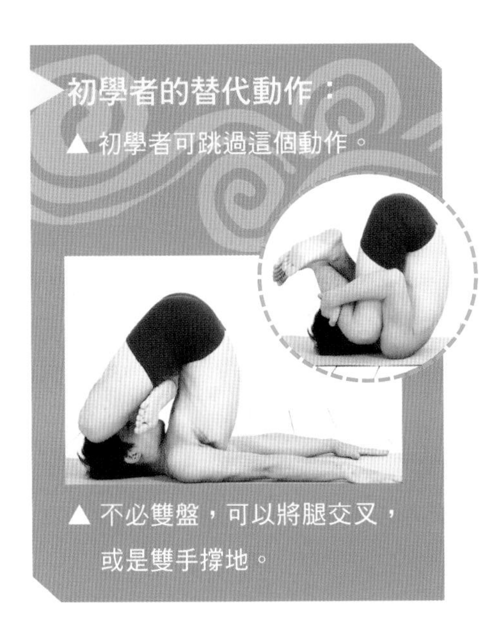

初學者的替代動作：

▲ 初學者可跳過這個動作。

▲ 不必雙盤，可以將腿交叉，或是雙手撐地。

〔胎兒式〕的重點是把身體盡量捲曲得很小，就如同在母體子宮裡的小小胎兒一般，但仍須保持順暢的呼吸。尤其在背部肌肉未充分延展時，很容易將重量往頭及頸部的方向移，請將盤腿靠近身體，用肩部來承受重量。

[魚式] Matsyasana

| Matsya 魚 |

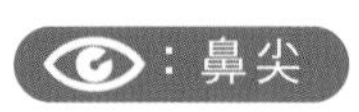

：鼻尖

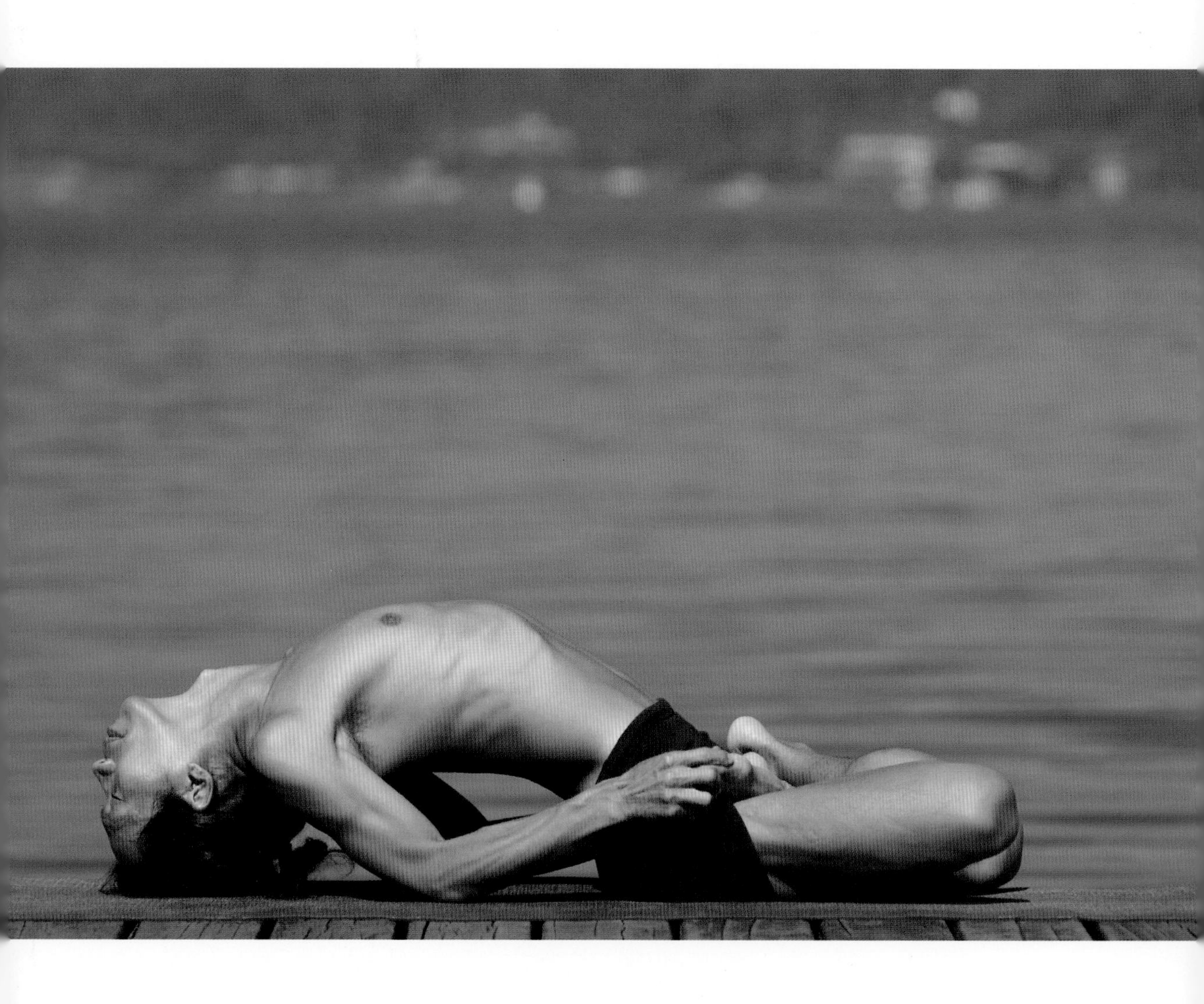

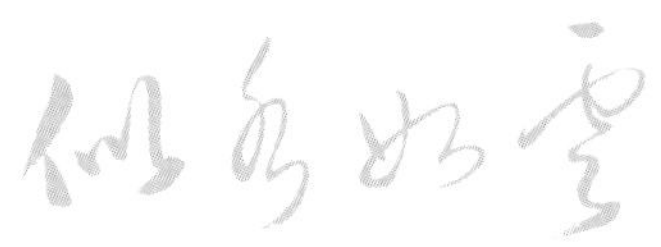

特別叮嚀

❗ 頭頂稍用力頂著地面，保持頸部的延展，勿壓迫頸脊。

A

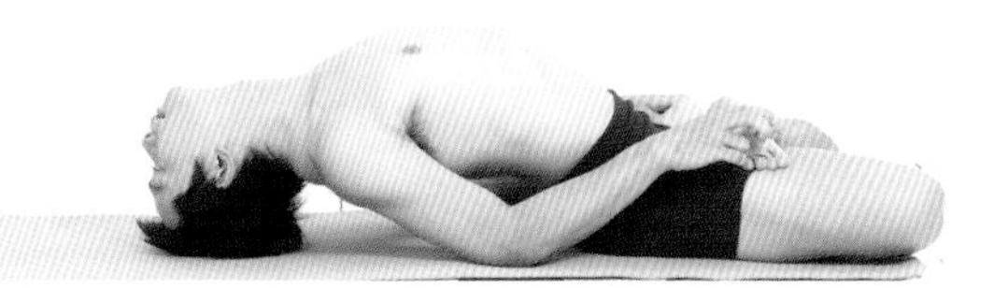

1. 吸氣，手解開。
2. 呼氣，雙手打直掌心朝下貼地，用手與腹部的力量讓身體往地面躺下，雙手由上握住盤腿的腳掌，手臂微彎，手肘幾乎碰地但沒有著地。胸部往上開展，背部離地，頭往後仰，頭頂著地。（圖A）

★ 停留10個呼吸。

➔ **由此接下一個體位法。**

初學者的替代動作：

▲ 可將腿打直貼地。

▲ 可以用手掌貼地，來幫助手肘胸部往上提。

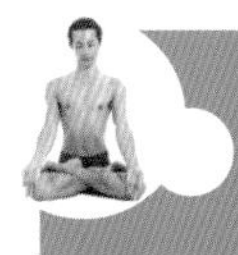

〔魚式〕是之前一連串〔肩立式〕動作的還原動作，胸部確實往上提、往下開展，會使呼吸有特別舒暢的感覺，也可使著地的頭及頸減輕壓力。而頭後仰的角度則延展了頸部的前側，同時讓整個脊柱均衡向後彎，雙手握住腳掌也適時提供反向力道。

[雙腿延展式] Uttana Padasana

| Uttana 延展 | Pada 腿 |

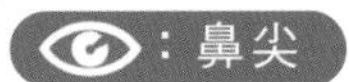

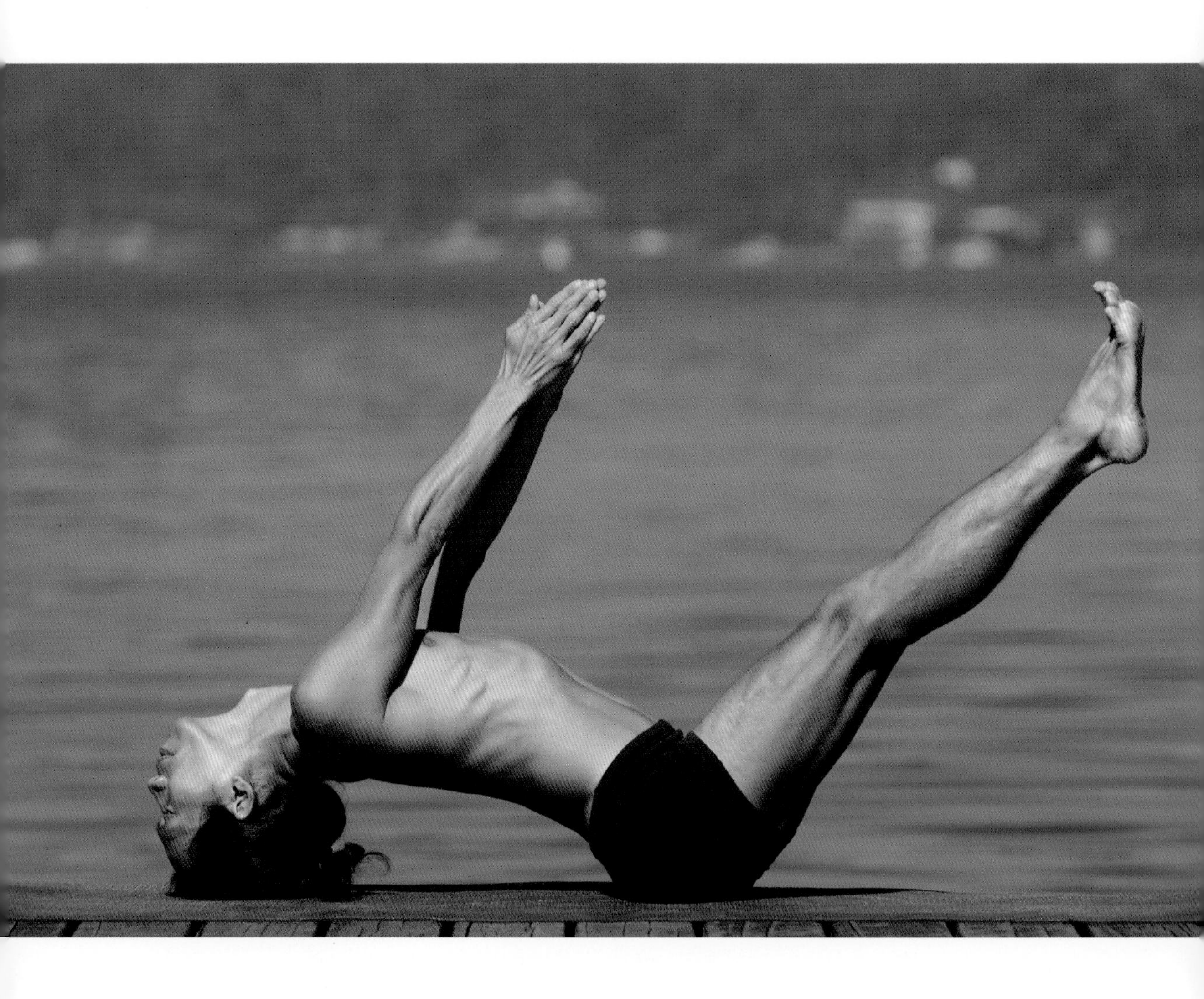

❖ 後翻輪式串連動作

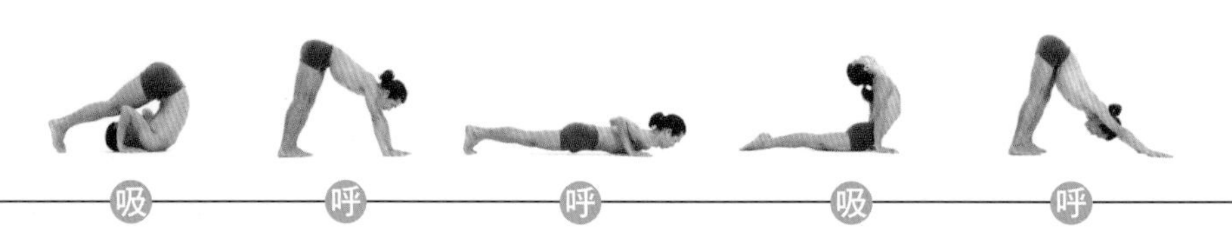

特別叮嚀

- 請使用丹田的力道。
- 腳掌與手掌都確實相貼。

A

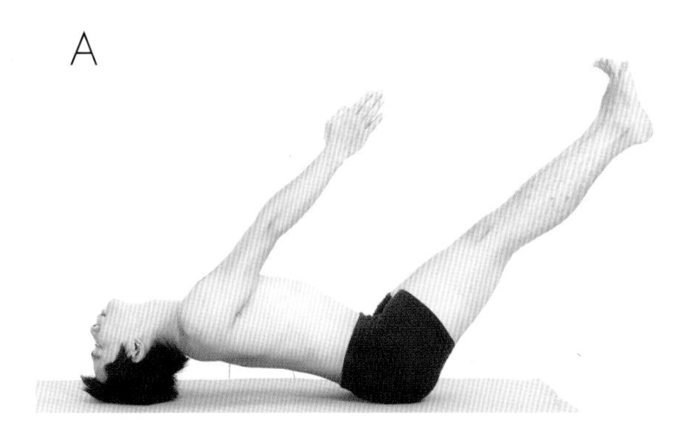

1. 吸氣，雙腿貼近打直離地 45°，雙手掌合十，雙手臂與腿平行。（圖 A）

★ 停留 10 個呼吸。

❖ 接後翻輪式串連動作

→ 在〔下犬式〕後接下一個體位法。

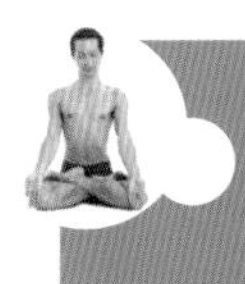

身體正面確實延展，尤其胸部往上提，避免把重量擠壓在頸脊上。

初學者的替代動作：

▲ 腿可稍彎、放低或保持在地上。

▲ 雙手在地上手臂微彎。

[頭倒立式 A] Sirsasana A

| Sirsa 頭 |

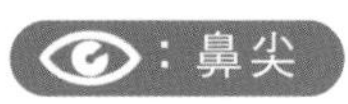

：鼻尖

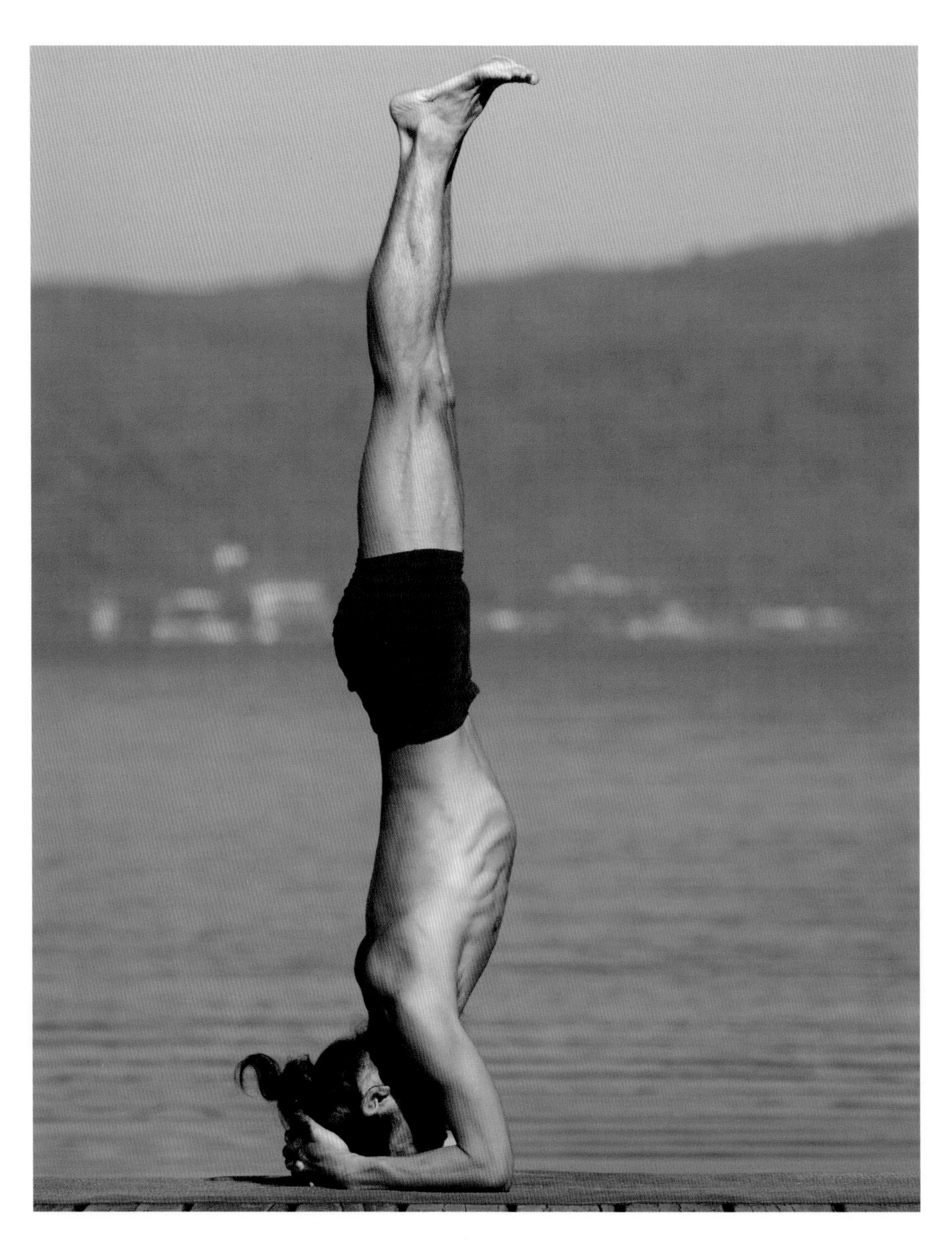

特別叮嚀

- 留意手肘不往外打開，往下深札的力道要夠。
- 留意手掌勿過度用力交握，須留足夠空間給頭部及形成穩定的大三角形。
- 請參考之前倒立動作的特別註解。

1. 吸氣，由〔下犬式〕往前跳跪下。（圖A）
2. 呼氣，雙手交握手腕分開，手肘打開與肩同寬穩貼於地上，頭後腦勺靠著掌心，頭頂著地。（圖B）
3. 吸氣，腿打直走向前腳離地，重量平均落於手肘、手臂與手掌形成的三角形及頭頂上，腿打直向上。（圖C）

★ 停留10～25個呼吸。

➔ 由此接下一個體位法。

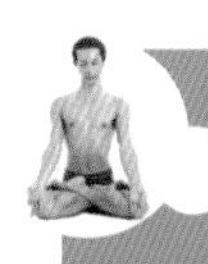

留意頸脊的延展性，盡量伸直整個頸部，尤其後頸部使重量平均落在每一個頸關節。
盡量使用手肘到手掌的力量來分擔頭的承重，慢慢地可以練習身體腿在上頭也離地。
倒立完成時極容易有腰太凹，肋骨太前凸的情形，想像站立時直挺挺的感覺將尾骨及腰脊延展肋骨內縮進來，腹部也收是進來。

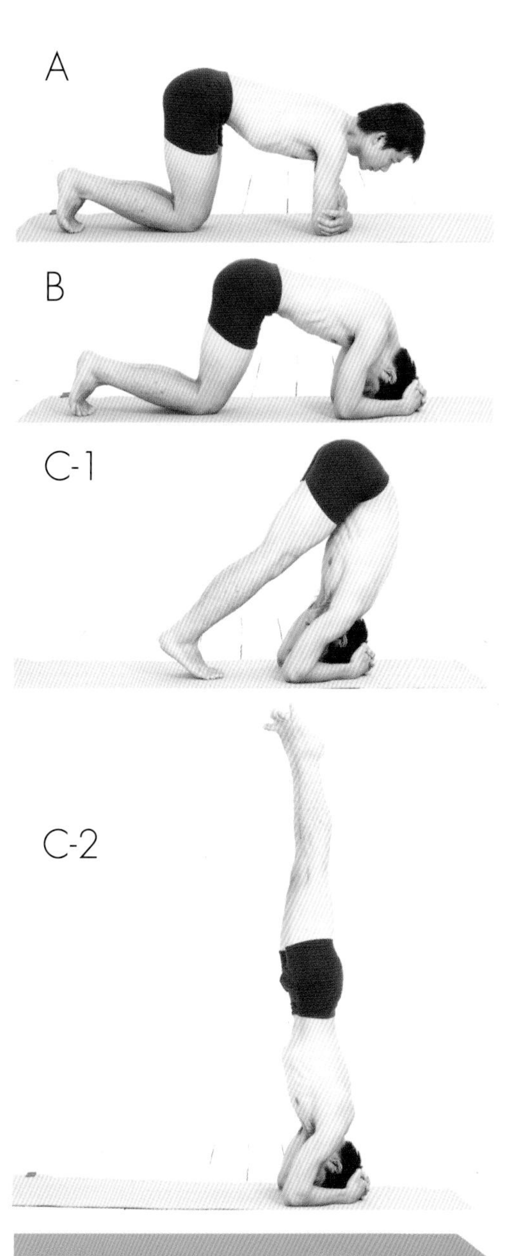

初學者的替代動作：

▲ 保持頭離地腿打直，訓練自己手臂手掌三角形的穩定力量。
▲ 保持腿打直不離地，頭頂著地。

[頭倒立式 B] Sirsasana B

| Pada 腳掌 | Angusta 腳姆趾 | Asana 體位法 |

👁：鼻尖

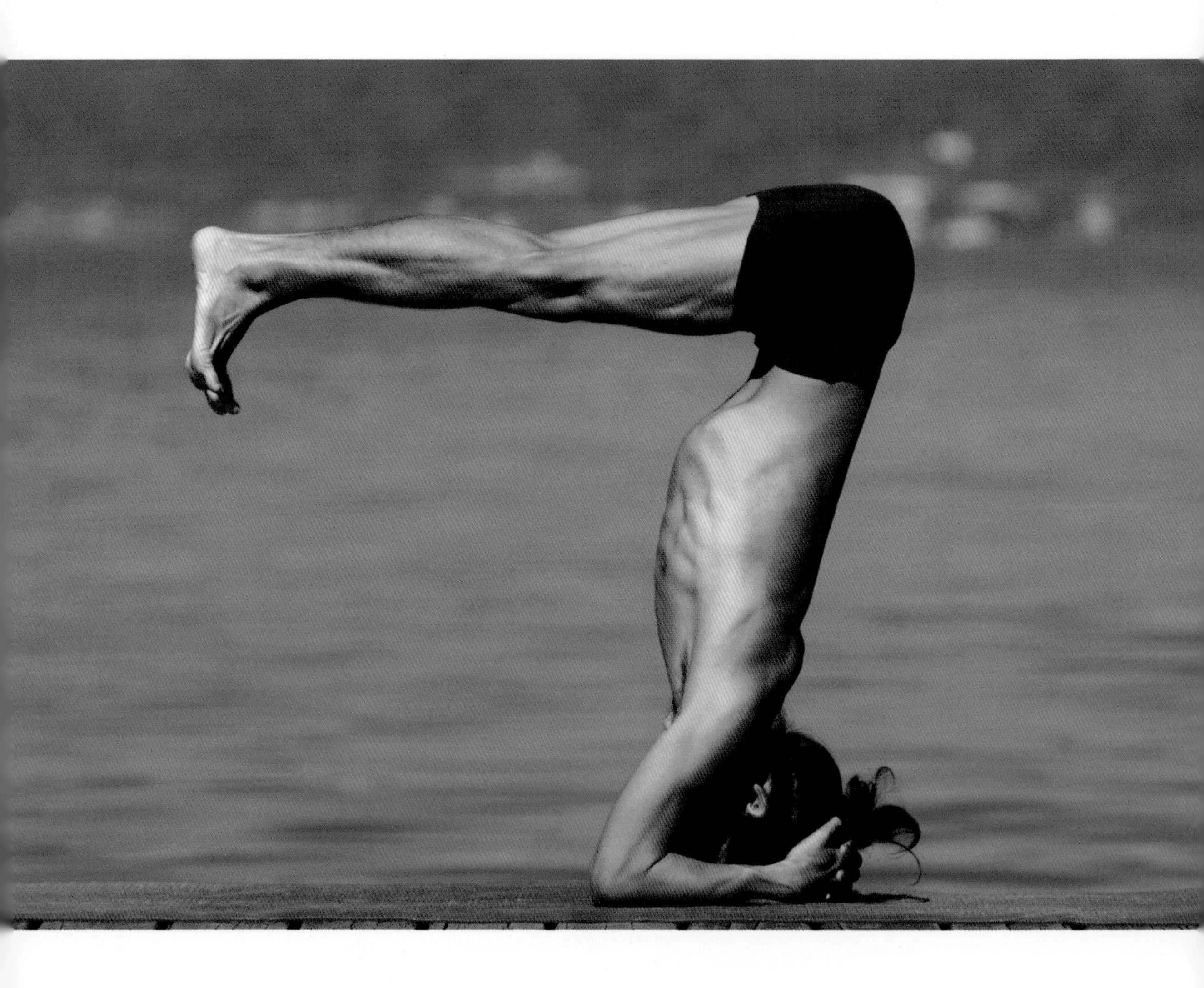

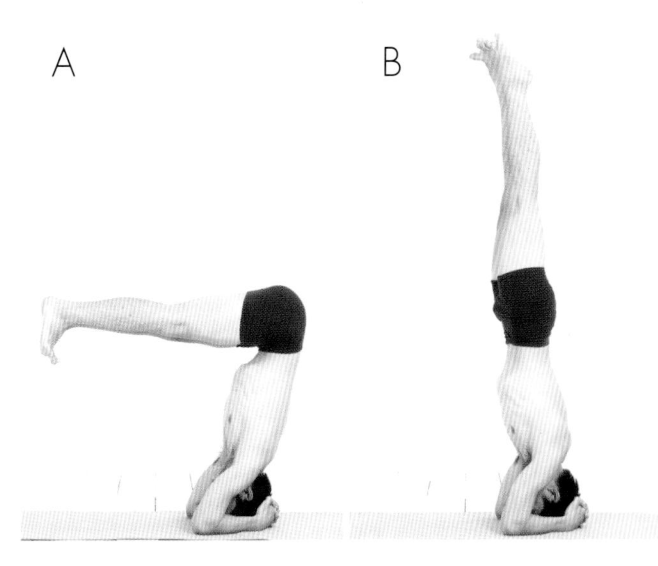

1. 呼氣，雙腿慢慢往下與地面平行。（圖 A）

★ 停留 10 個呼吸。

2. 吸氣，腿向上伸直。（圖 B）
3. 呼氣，腿向下著地。

➔ **由此接下一個體位法。**

對有些人來說〔頭倒立式 B〕甚至比倒立基本式更困難，它所需要的腿與腹部的力道更大，務必不能勉強，反而更應留意三角基座的穩定性，通常臀部會略往後來保持平衡，但盡量不要改變頸與頭的角度。

如果頸部承受了太大的重量，就表示身體還沒有準備好，這是需要全身很多部位共同協調完成的動作，尤其腹部與腿的部分是常被忽略的。請記住，頭倒立並不是真正只使用頭來倒立。

[嬰兒式] Balasana

：眼睛閉

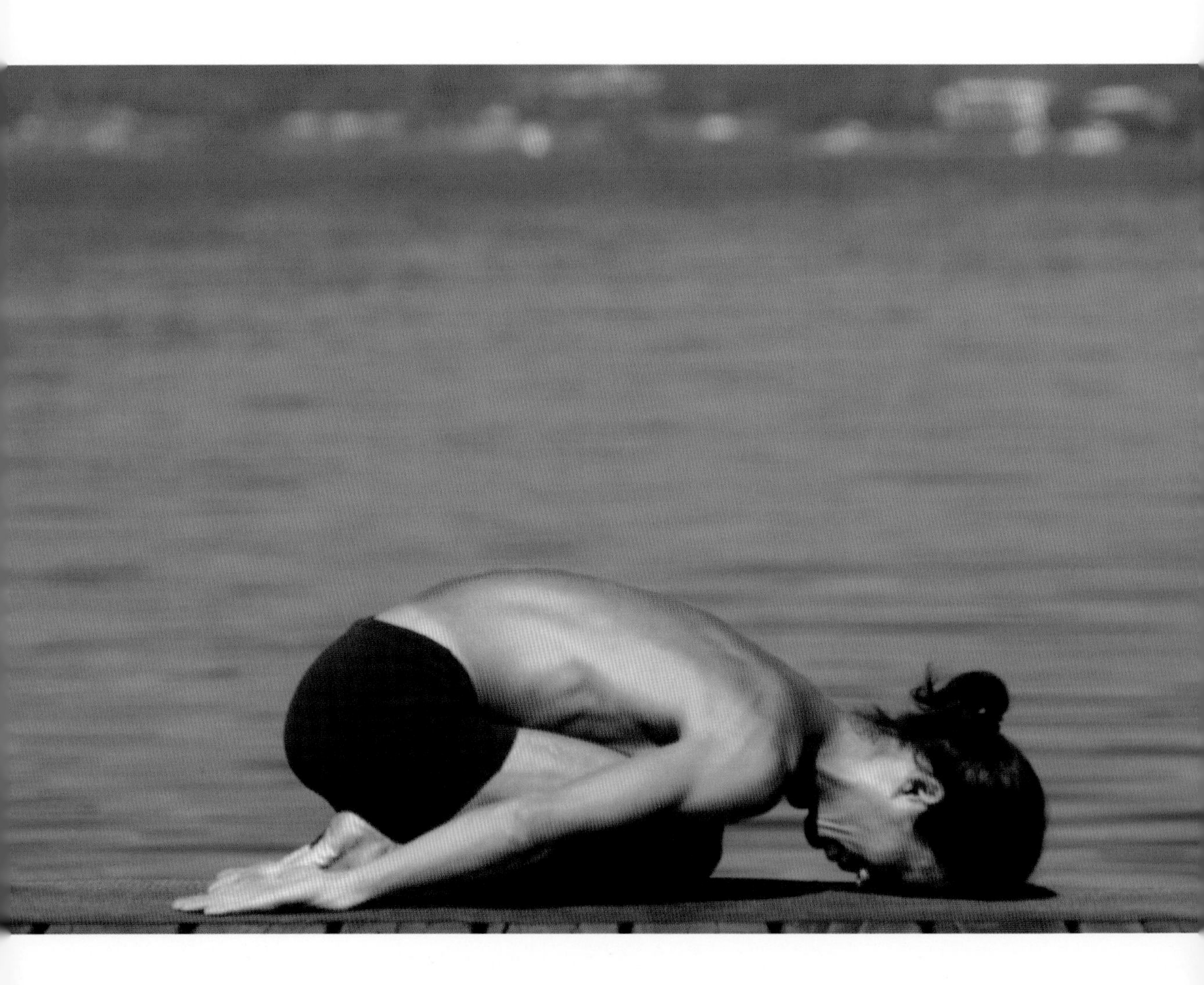

❖ 串連動作

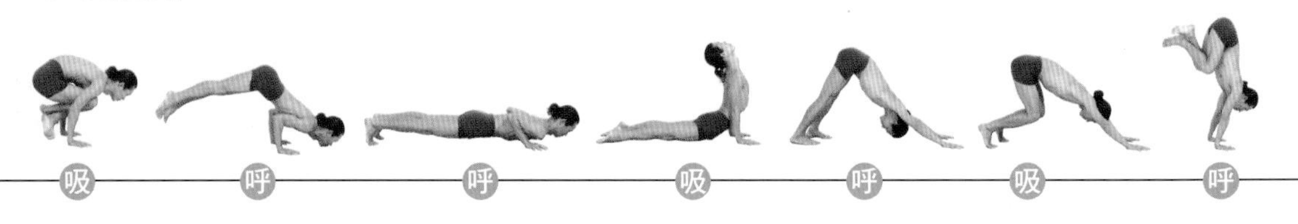

A

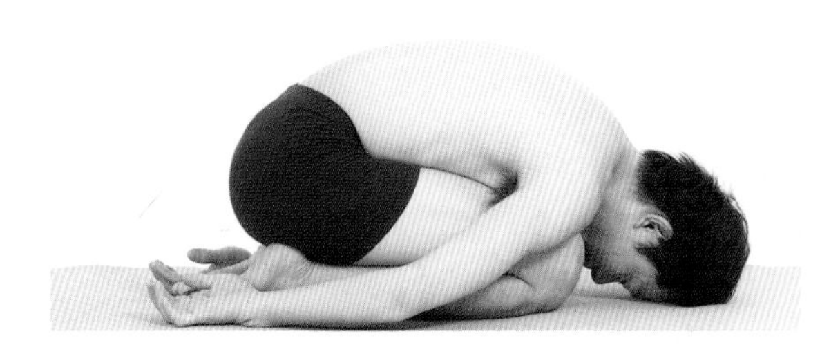

1. 呼氣，跪地雙手往後，手背於雙腿旁貼地，額頭著地。（圖 A）

★ 停留 10 個呼吸。

❖ 接串連動作

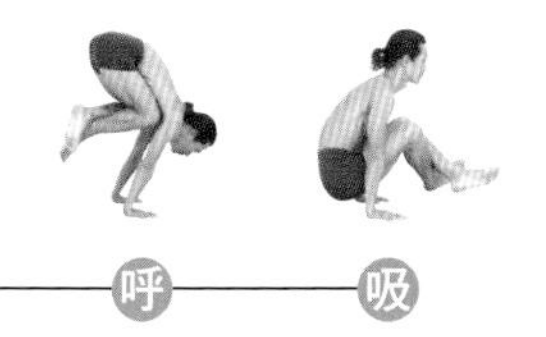

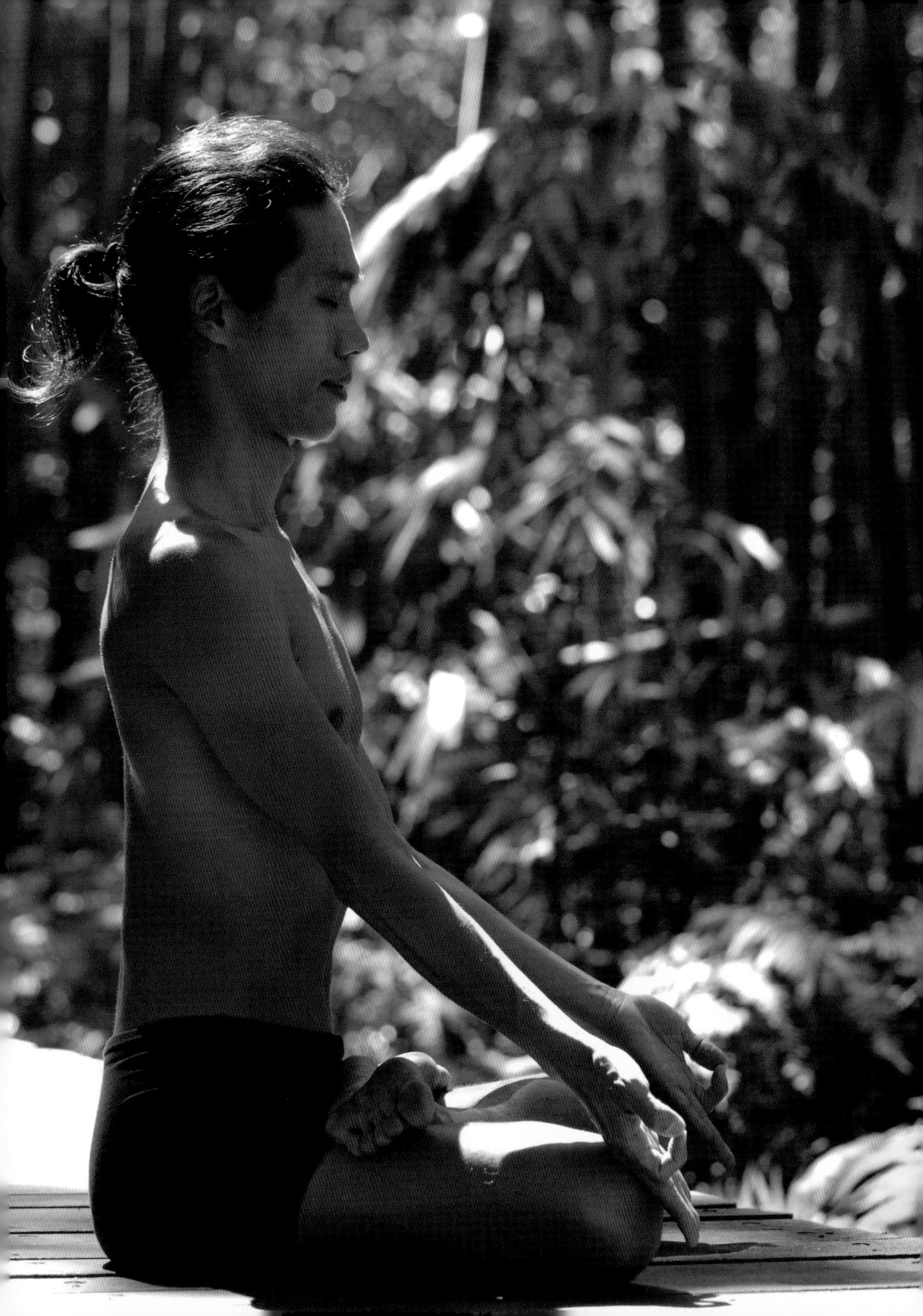

在〔大休息式〕前的三個蓮花雙盤腿的動作，有它們的特殊意義，當然初學者可以選擇單盤或不盤的版本，雙盤腿是相當經典的打坐姿勢，但也同時是下盤延展性與肌耐力準備好之前極容易造成受傷的動作。這裡強調的是，在安全的方式下持續長久的練習，而不是在苦和痛當中苦修。

首先，腿後肌群與下背部肌肉的延展性、還有大腿尤其是股四頭肌的延展性，以及髖關節的開展度，都與舒適的盤腿息息相關。

再來是我們常忽略的腳掌與腳趾頭的運用，在平常的練習裡就應該時時留意提腳弓、推趾腹、勾腳趾的動作，不僅留意腳踝的靈活度，還強化趾頭、腳背、腳底、腳弓的力道，這個部位的強化會影響到小腿進而保護了膝蓋。

三個蓮花座

安全地準備雙盤蓮花座

[鎖蓮式] Baddha Padmasana

| Baddha 結 | Padma 蓮花 |

👁：第三眼（兩眉之間）

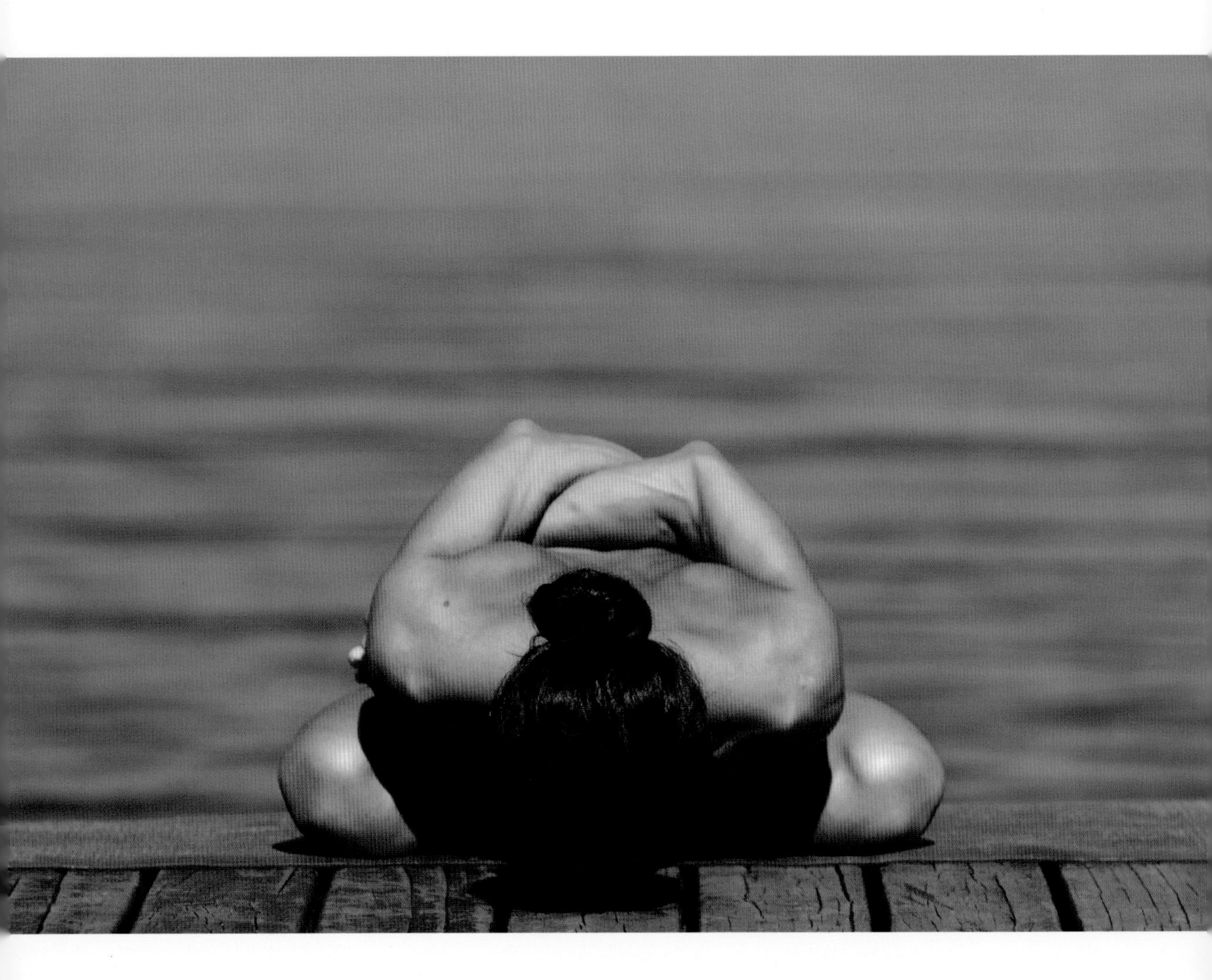

特別叮嚀

- 臀部盡量坐在地上，不要因上身前傾而離地。
- 留意在每一次的盤腿都要能注意到膝蓋的承受力，這是大部分人盤腿受傷的部位。

初學者的替代動作：

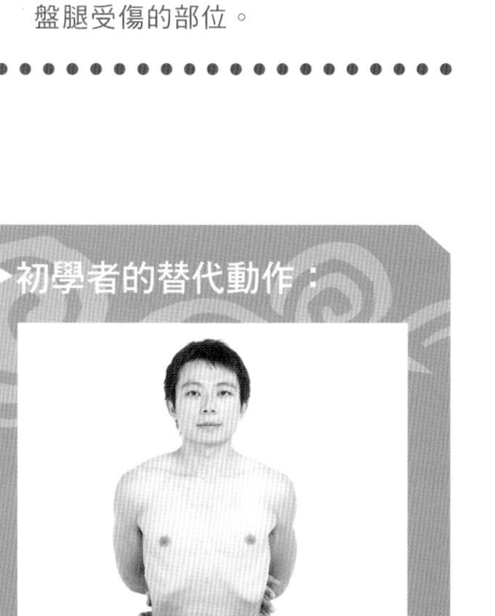

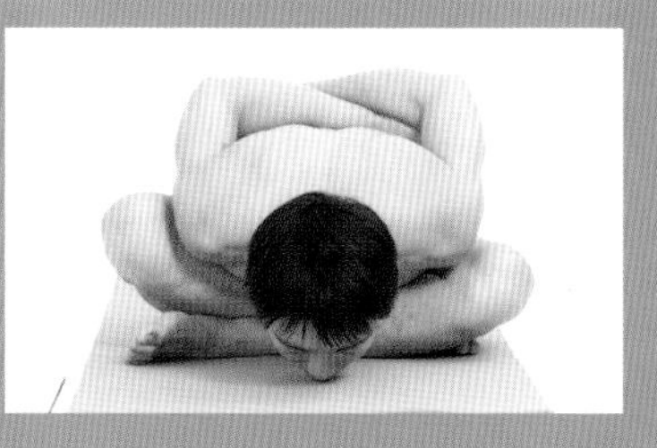

▲ 不盤腿，只將腳交叉置於地上。雙手在背後先交叉，再往前彎。

A

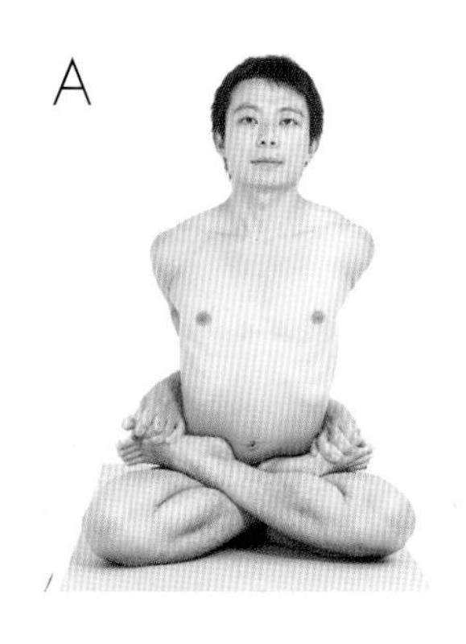

B

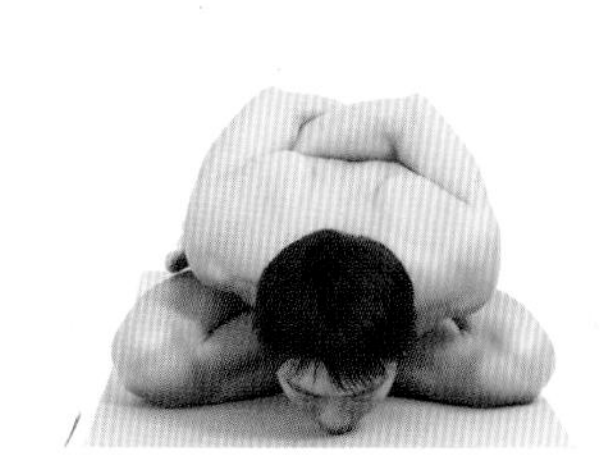

1. 呼氣，右腿先盤，左腿再盤進來蓮花座，左手繞到背後再往前勾住腳姆趾，右手往後勾住右腿姆趾。（圖 A）
2. 吸氣，身體往上坐直延展。
3. 呼氣，身體往前延展往下彎。（圖 B）

★ 停留 10 個呼吸。

4. 吸氣，坐上來。

➔ **由此接下一個體位法。**

[蓮花座] Padmasana

| Padma 蓮花座 |

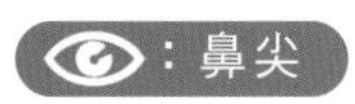

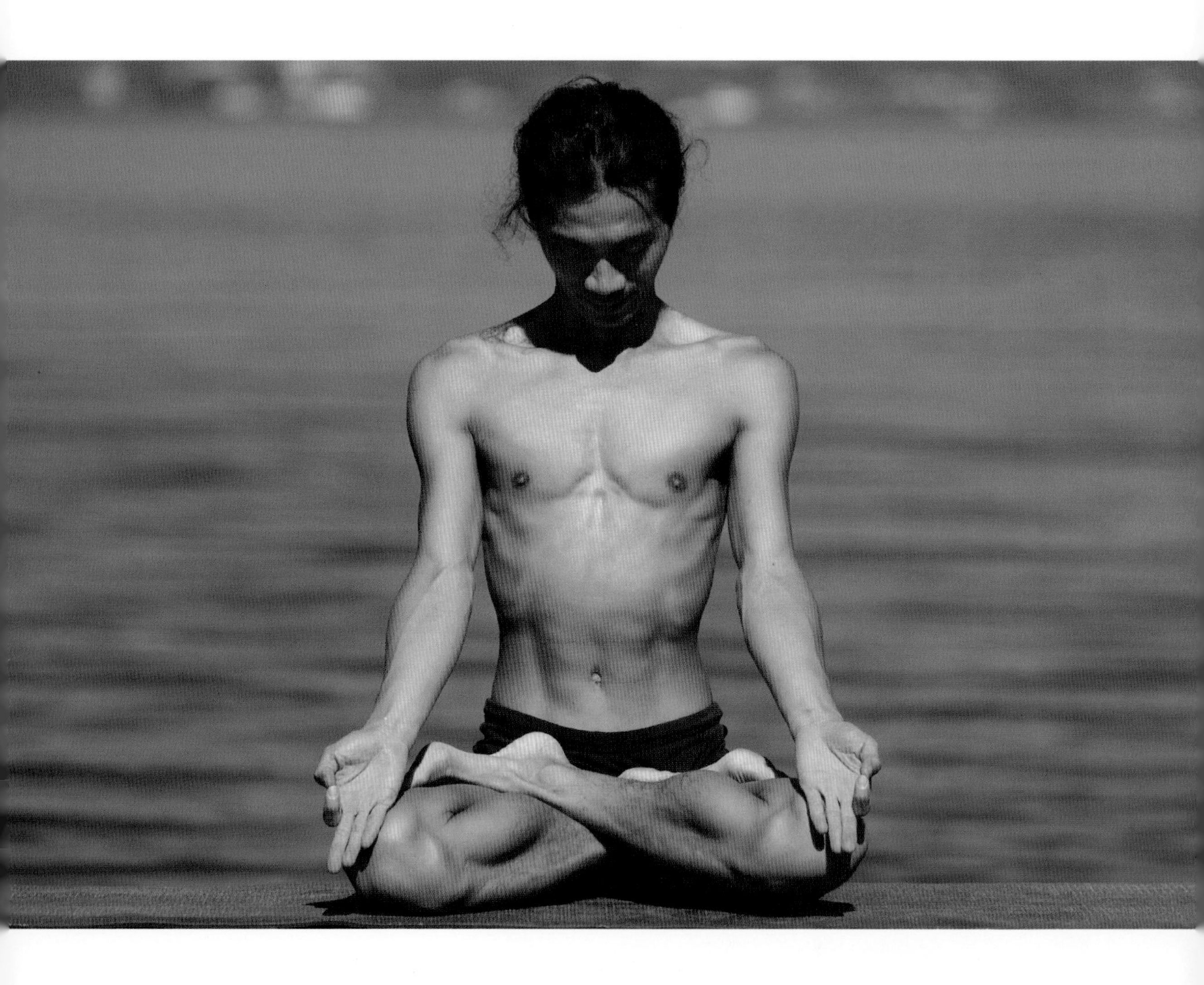

特別叮嚀

❗ 盡量維持胸挺腰推，背與脊柱的延展向上比盤腿來得重要。

A

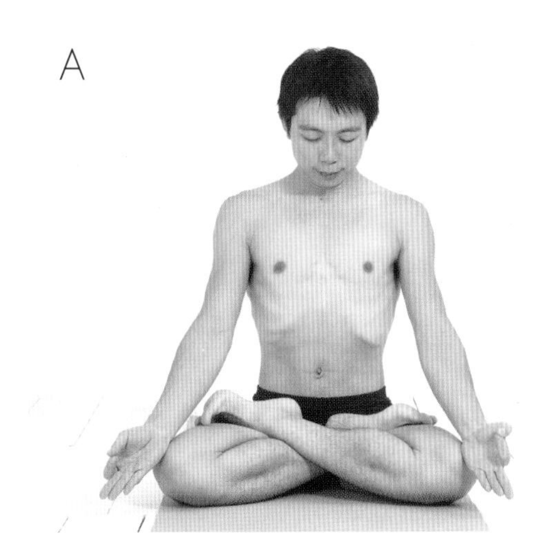

1. 呼氣，停留在蓮花座雙盤。雙手臂打直，將拇指與食指尖互相碰連成一個圓圈，其餘三指打直，手背置於膝蓋上，下巴靠近胸腔。（圖 A）

★ 停留 10 個呼吸。

➔ **由此接下一個體位法。**

初學者的替代動作：

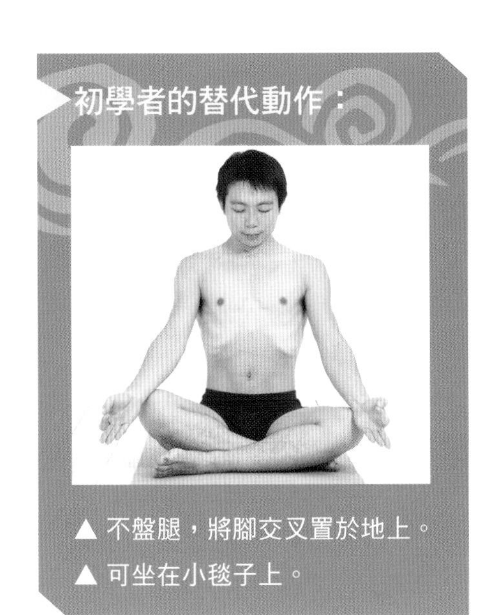

▲ 不盤腿，將腳交叉置於地上。

▲ 可坐在小毯子上。

[天秤式] Utpluthih / Tolasana

👁：鼻尖

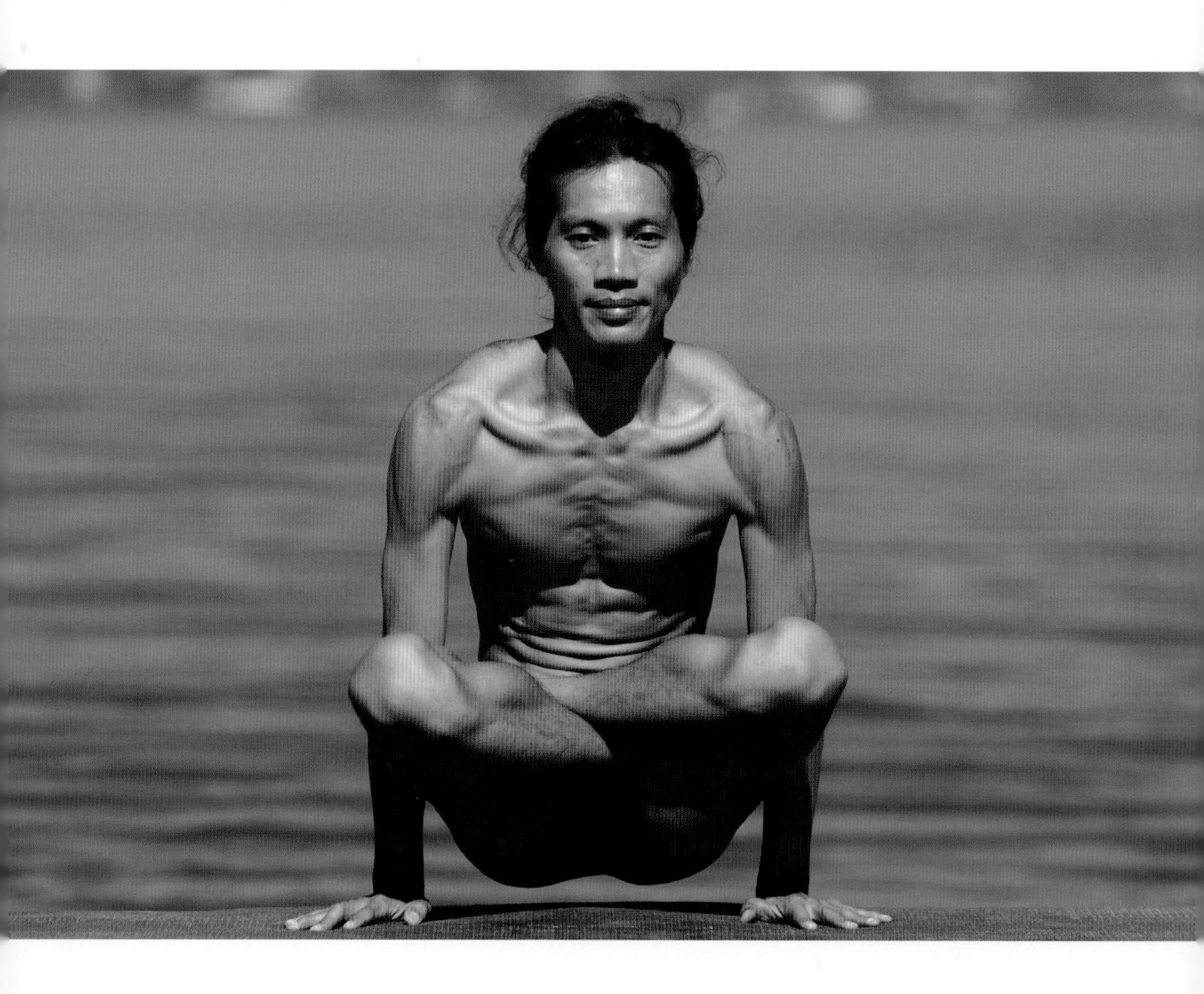

❖ 盤腿串連動作

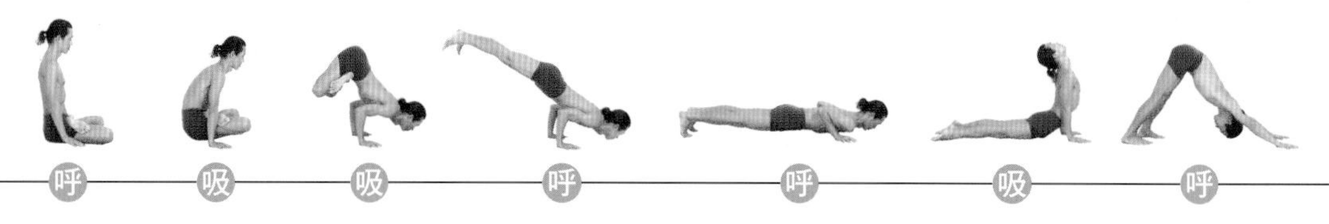

特別叮嚀

- 請留意下巴很容易太高或低頭，盡量保持頸脊延展拉長，臉部肌肉放鬆。
- 盡量使用整個掌心包括手指的力量，如果無法掌心平貼提起身體就應採用替代動作。

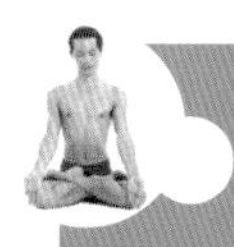

這個動作是強度很高的動作，尤其在幾個舒緩還原的收工動作之後，呼吸有可能變得急又快，也有人認為稍快的呼吸是比較適合這個動作，有人會停留到100個呼吸。在我自己的練習裡，曾經很努力地停留到接近200個呼吸，那一天是在海拔近2000公尺的山上，天氣非常適合戶外練習。

不過我會建議大部分的練習者，25個呼吸左右是很好的數目，呼吸不要太快，快了通常是勉強的現象，核心力量——不只是核心肌群而是比較接近中國人講的內力，也就是你整體練習一段時間所累積的底子，尤其是內在器官的健康狀態會很明顯的反應在這個動作上。給自己一個數字、一個目標，盡力、耐性、不要太努力，瑜珈是均衡性的練習，不是破紀錄的奧林匹克比賽。

A

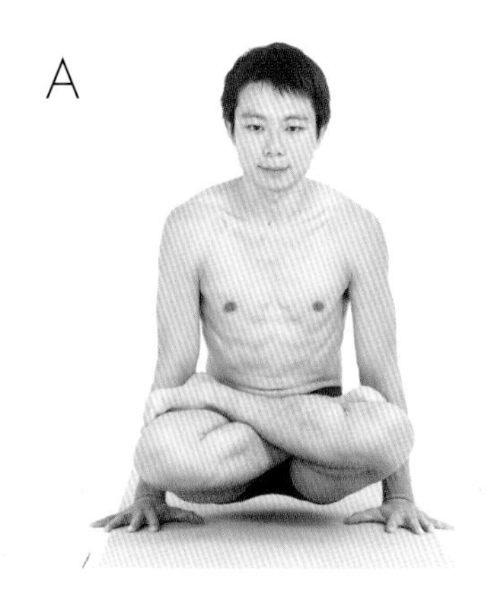

1. 呼氣，將手置於臀部兩側貼地，指尖朝前（腿保持蓮花座雙盤）。
2. 吸氣，手推地，腹部用力臀部離地。（圖A）

★ 停留10～25個呼吸。

❖ 進行盤腿串連動作

初學者的替代動作：

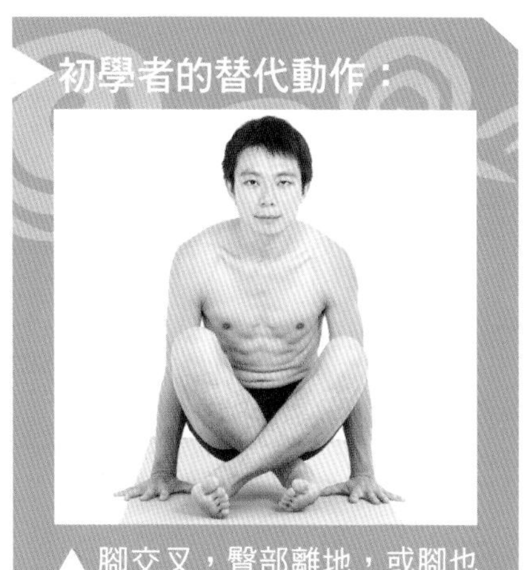

▲ 腳交叉，臀部離地，或腳也離地。

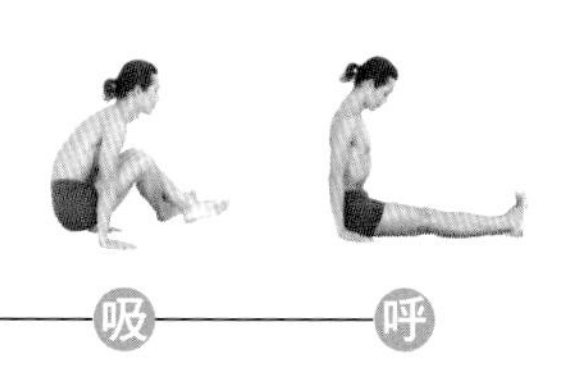

[攤屍式]（大休息） Savasana

| Sava 屍體 |

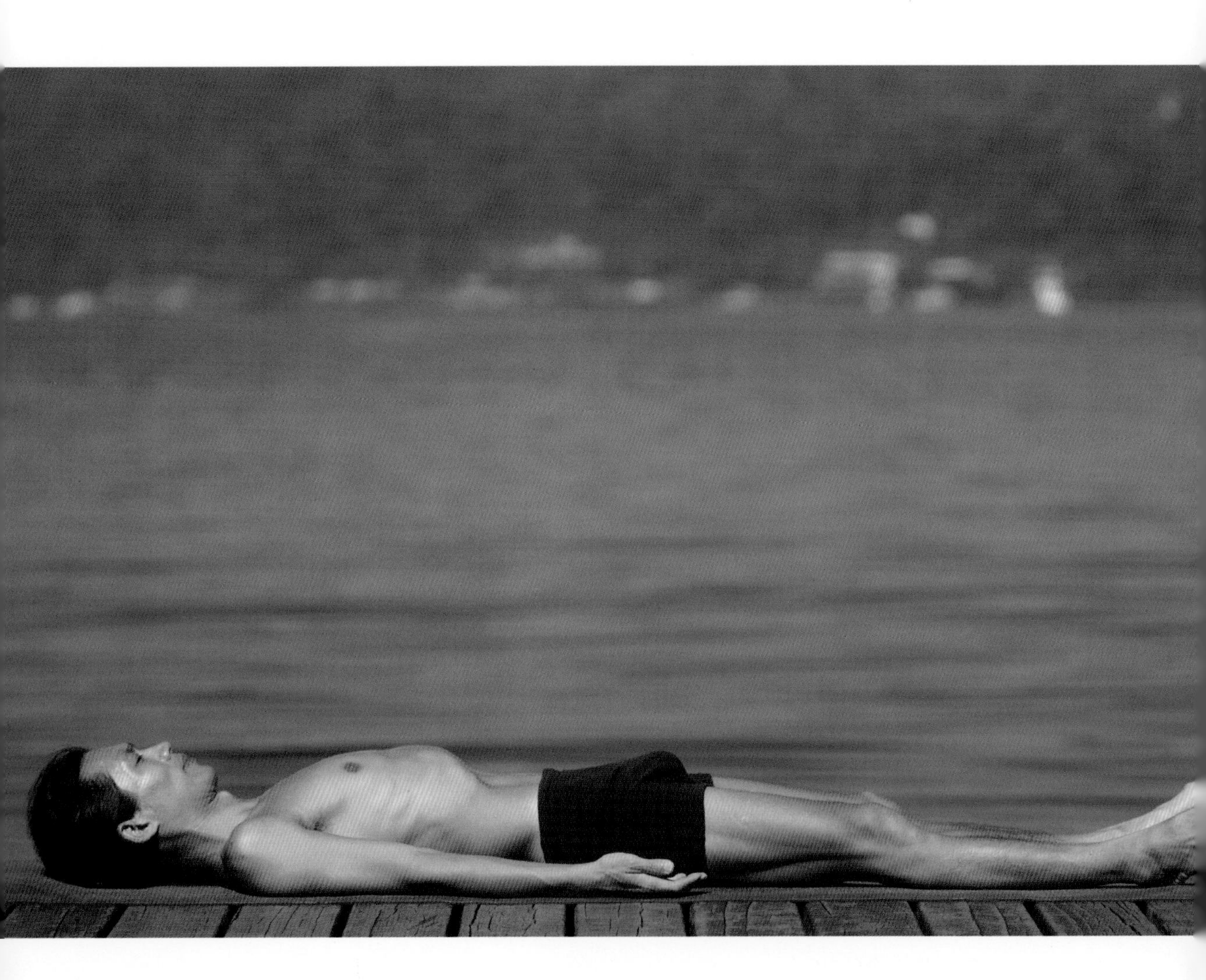

～給身體和心一個歸整為零的時間。～

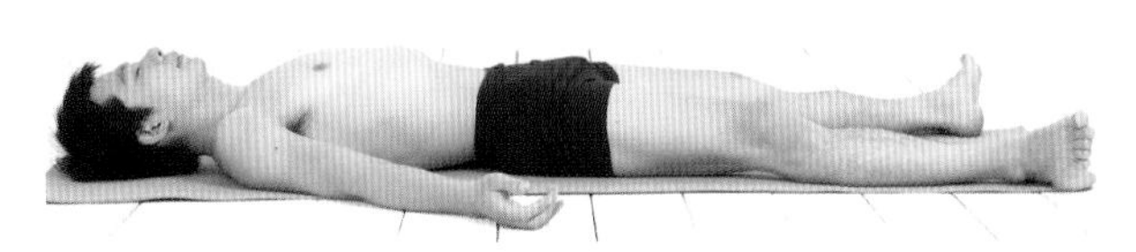

1. 呼氣，躺下來臉朝上，手在身體兩側掌心朝上，雙腳打開約肩膀寬度。

★ 停留5～20分鐘。

身與心的徹底放下

〔大休息式〕是我自己比較喜歡的稱呼，因為重點在放鬆休息，而且是大休息，一聽就很棒──並不像屍體，我們也沒有睡著而是意識到自己的呼吸、心跳與身體甚至是氣與能量的流動都舒緩了下來。有人認為這是最難的一個體位法，因為完全放鬆對現代快速生活的我們是很困難的，常常聽有人會用「放空」這個詞，對我來說也是很大的困難，現在瑜珈課堂幾乎每一堂課都會以〔大休息式〕來結束，通常也都很受學生的喜愛。

有很多人認為這是最重要的一個體位去，因為整個練習的高高低低，困難與挑戰都會在最後這裡停下來，對簡單動作的低估甚至不耐，對困難動作的沮喪或過度想要達成的這些慾望的轉折，都會在這裡到達終點，然後真正給身體給心一個歸整為零的時間與空間。

我自己也很喜歡用身體大面積地貼近地面，平均地感受地表，**終究大地是母、是愛，接近她讓我感到源頭感到踏實感到放心。這是讓我最親近大地的動作。**

有一些心念的放下，也真的只在這一個動作比較有可能做到。

有趣的是，曾經對我有很大影響的嘉義洪憲宗老師告訴我，在瑜珈練習裡沒有躺下來的〔大休息式〕，他說每一個動作都應該是〔大休息式〕，**練習者必須在每一個動作裡休息**，而不是很努力地練很多動作再用躺下來休息，他認為躺下是沒有活力的動作、是睡覺的姿勢、是回家才躺的。因此，他自己會以蓮花盤坐來結束練習，而且應該練多久就盤坐多久。

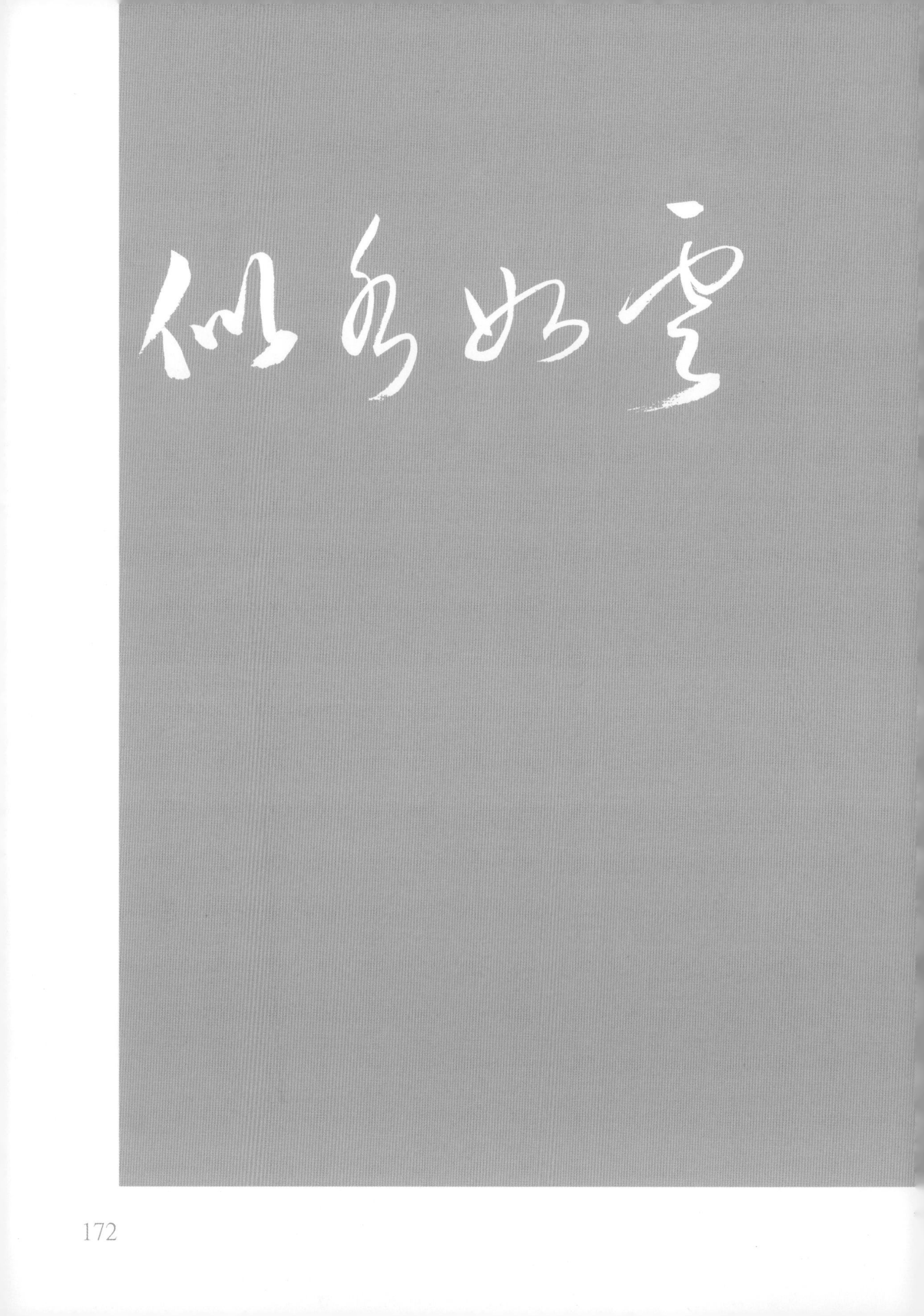

chapter 3

與初學者及
進階練習者的分享

與初學者及進階練習者的分享

寫給初學者的你

1. 謹慎的開始

曾經有初學阿斯坦加的學生在上完一堂課後，身體疲憊地用「像被火車撞過一樣」來形容她的感受，對我來說我的確不太記得那很有感受的第一堂是否強烈到像被火車撞過。但這個學生的說法也提醒所有的初學者，必須量力而為，不要低估阿斯坦加的強度。

在美國，依我所見大部分人多少都有運動的習慣，而且運動量還都不少，相對在台灣卻幾乎是相反，大部分人連習慣性的運動一樣都沒有，更不必談運動量了。如果你是屬於這樣的族群，請先參加基礎課程，或大量使用替代動作來開始你的練習，即使是本書所寫的第一級練習仍有相當的強度，請務必與有經驗的老師學習，避免只是依書本自己練習。

2. 逐漸完整的全級練習

請記住「逐漸」這兩個字，即使你是練習瑜珈多年的老手或是老師，全級的練習仍應逐漸緩和地增加上去，一個一個體位法。

傳統的教法是〔拜日式〕教完即不再多教，等老師覺得學生將〔拜日式〕記熟練好，才再往下教。以此類推，直到學生能將全級默記，順暢地練完全級而不依賴書本或老師的提示，才顯示了學生身心狀態已經準備好再進階了。

這樣的過程，有人需要 6 個月到一年，有人要兩年甚至更久，對於全級練習的渴望是很正常的，然而並非一定要練完全級，**每一次的練習都有其意義，都是我們的心與身緊密連結的經驗與旅程**，只要在練習時盡心且投入，誰又能說是不完整呢？

寫給進階練習的你

1. 為身與心牽線，讓小我與大我連結

剛開始練習瑜珈的前幾年，我一直追求身體的柔軟度，直到接觸阿斯坦加後才了解剛與柔必須要並重，也才接受了**瑜珈體位法是呼吸的練習，是氣功而不**

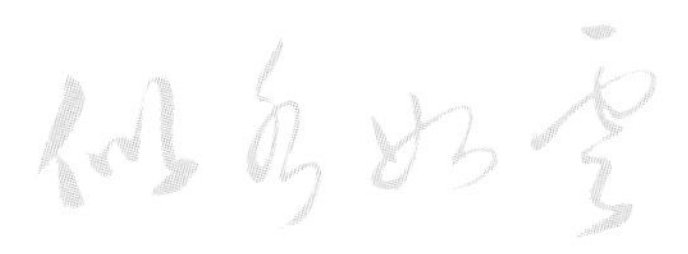

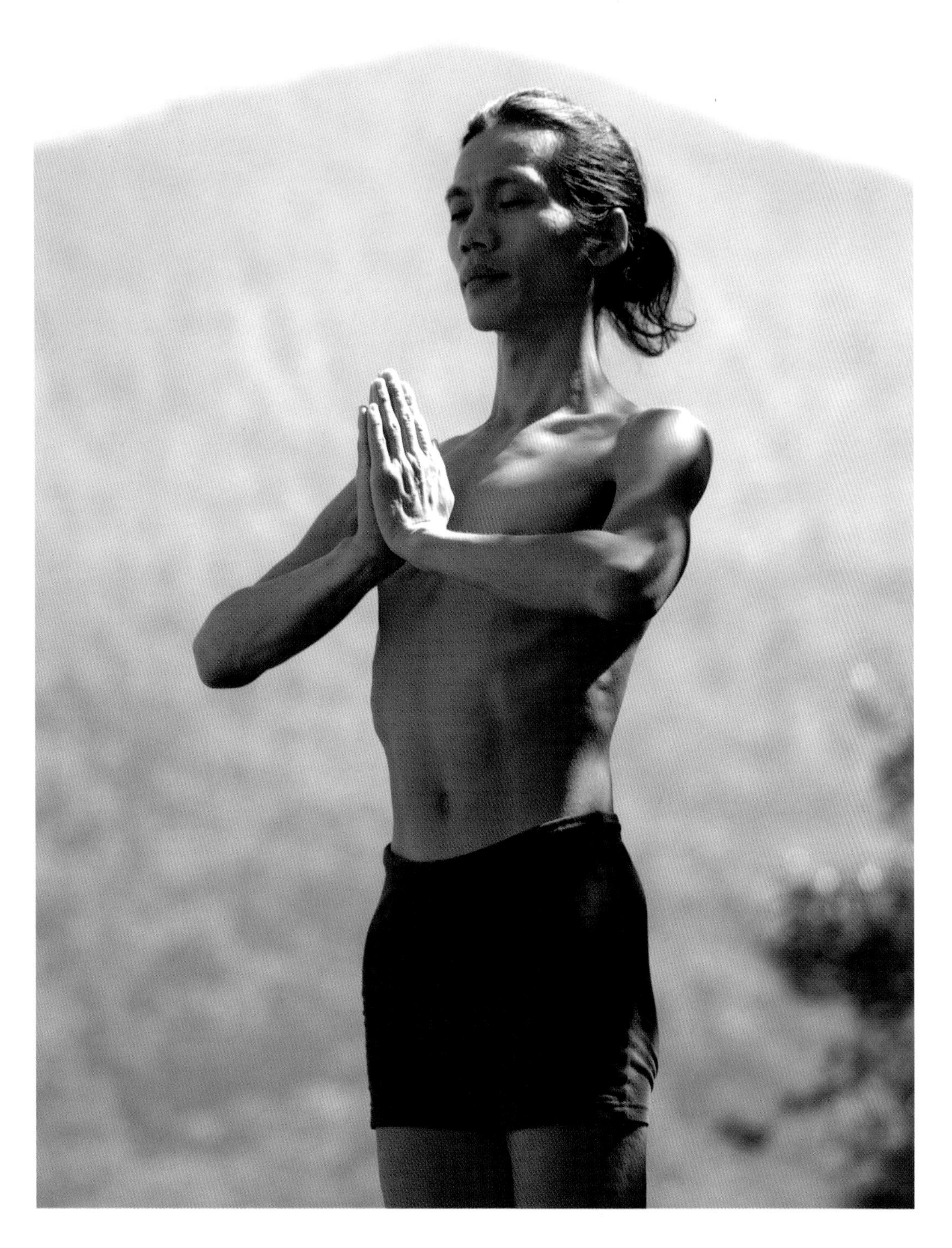

是大部分人以為的軟骨功，所以從阿斯坦加的方法去加強自己的肌耐力，也同時用特別的呼吸法來維持身體的暖度與延展性。

當然，在這麼多心思都用於精進自己身體的同時，我也難免常常忘記了這個世界、身旁的人、身旁的事，在某一個階段裡我或許可以說「那是用在尋找迷失的自我，來作為放大個人的藉口」，但也漸漸地了解到，所謂的身心靈均衡合一不可能只是靠獨自在一張墊子上完成，那樣**看似個人的完美提昇，絕對是在與所處的世界裡人事物和諧相處才會出現的。**

一路走來，我從未後悔花這麼多精力在身體的修練上，但如果可以的話，我會更加努力去圓融自己周遭的一切，畢竟找到自己很重要，而生命的完整性不可能只有自己以「我認為」與「我了解」的瑜珈來詮釋。體位法的練習本來就是一個入門，從了解體位法來了解自己的身體，進而了解自己，這的的確確是相當好的入門。特別是，阿斯坦加的方法非常有紀律、非常有效地讓自己與自己的身體有了美麗的連結，穩定了自己後才更有能力去尋求與大我的和諧，甚至集合更多瑜珈人成為大我的穩定力量。

2. 不歡喜、不追求、不害怕

一路練來看到越來越多人喜歡上瑜珈，也看到很多人非常熱愛他們的練習，很投入、很有精進的心，這一切看來都很好，因為身體與我們最親近、最具象，由探索身體開始我們當然會感受最深，也幾乎是最容易引領我們再提昇。然而相對地，也很有可能讓我們由喜歡到迷戀，想要精進的心變為過度追求進步的慾望，當前進的跡象不明顯時又容易煩躁，甚至沮喪；當有所突破時，也很容易自喜進而自滿。

我們的修練就在高高低低之間上下擺盪，這期間也極容易因對「進步」的過度渴求而對身體造成傷害，因而對練習、對傷痛形成恐懼感。

不歡喜，指的是不過度沈溺於練習時由身體帶來的快樂與滿足感。

不追求，說的是平靜的心來面對每日持續的練習不刻意尋求突破。

不害怕，講的是面對困難瓶頸甚至傷痛時，沒有過度憂慮，黎明前恐懼的夜不是最黑最暗嗎？

3. 真正的精進 ── 全面的提升

瑜珈的神奇對我來說，是它由親密的身體開始一步一步地影響我的想法、我的價值觀、我的生活習慣，它讓我覺得我的生命切分為學瑜珈前與練瑜珈後。如果你的瑜珈練習能延續到課堂以外，甚至成為你生活的一部分，這會是很重要的一步，而阿斯坦加練習也正是逐步養成自我練習、深深成為一種生活習慣的練習；原本晚睡晚起的改為早睡早起，原本大魚大肉的變為輕食、素食。

舉睡與吃兩個例子，是因為這兩件事幾乎是大部分初學者要再進階的重要門檻，當睡眠的時間表更改為練功的時間表就是一個重要的指標，而飲食習慣的改變卻是更難也影響更大的另一個指標。

我見過很多貪戀咖啡因 ── 咖啡、茶、巧克力的練習者，也看到更多不能從甜食中自持的瑜珈人，瑜珈練習真要有所精進的話，我會建議從咖啡因與甜品中解放出來，這兩者都能迅速地帶給我們快感，但卻為害不小，**忌口是全面精進與提升重要修練。**

完整的全套練習 VS 簡化版的練習

阿斯坦加的全身練習是所有Ashtangi都會想達成的目標，整級長度大約80～90分鐘左右。完整的練習當然有其必要，這樣練最能全面感受全級對身體、對呼吸、對心所產生的作用，而且還能感受到其順序安排的邏輯性。

傳統上，學習阿斯坦加是一段很長的時間，一天學一點甚至幾天或幾個禮拜才多學一個新的動作，這與我們現代的生活節拍似乎是非常不同調的，所以大部分的阿斯坦加課程仍然會教授拜日、站姿、坐姿、後彎、完成式的順序，但進度上會快許多。

但傳統仍有其意義，時間長、動作一個一個學，的確是相當扎實的作法，也會讓學習的人對每一個動作有更深入的感受，更能在接觸新動作時真正準備好。至於什麼時候加入新動作則必須仰賴有經驗的老師的指導，雖然阿斯坦加練習的最終目標是靠自己自發地記住所有動作、流暢地「一氣呵成」把全套練完，但初學者仍然應該有老師指導，而「不是自己看書或看DVD很快地把全級學完」，老師必須提醒大家「這樣做是很容易受傷的」。

當然不是每一個人每天都能有足夠的時間與精力來投入全套練習，簡化版的練習也是相當好的，至少比完全擱置好得很多。如果時間有限，必須練習簡化——稍短的練習，我會建議你仍然依照三大項目的順序，再從每一項裡去略過幾個動作，〔拜日式〕盡量不省略，甚至有時可以只練〔拜日式〕。

傳統教法VS現代的你

依邁索的傳統教法是沒有所謂簡化的版本，只有在初學時還沒準備好的初階版，並不鼓勵學久的人簡化或刻意省略哪幾個動作。以我自己的教學經驗為例，要遵守傳統到那個地步必須由你自己決定，傳統的傳承有很深遠的意義，但在學習瑜珈的路程上有眾多選擇，最重要的是選出一個適合自己的旅程，不要給自己太大的壓力。

如果傳統與現代的你能有美好的連結會是一件相當美的事；相對的，如果你發現傳統必須稍作調整才能維持那個連結，你的練習才能持續，那也是件很美的事。

享受你的練習，探索出你的旅程，懷著開闊的心，練出開展的身與大地貼近與人連結。

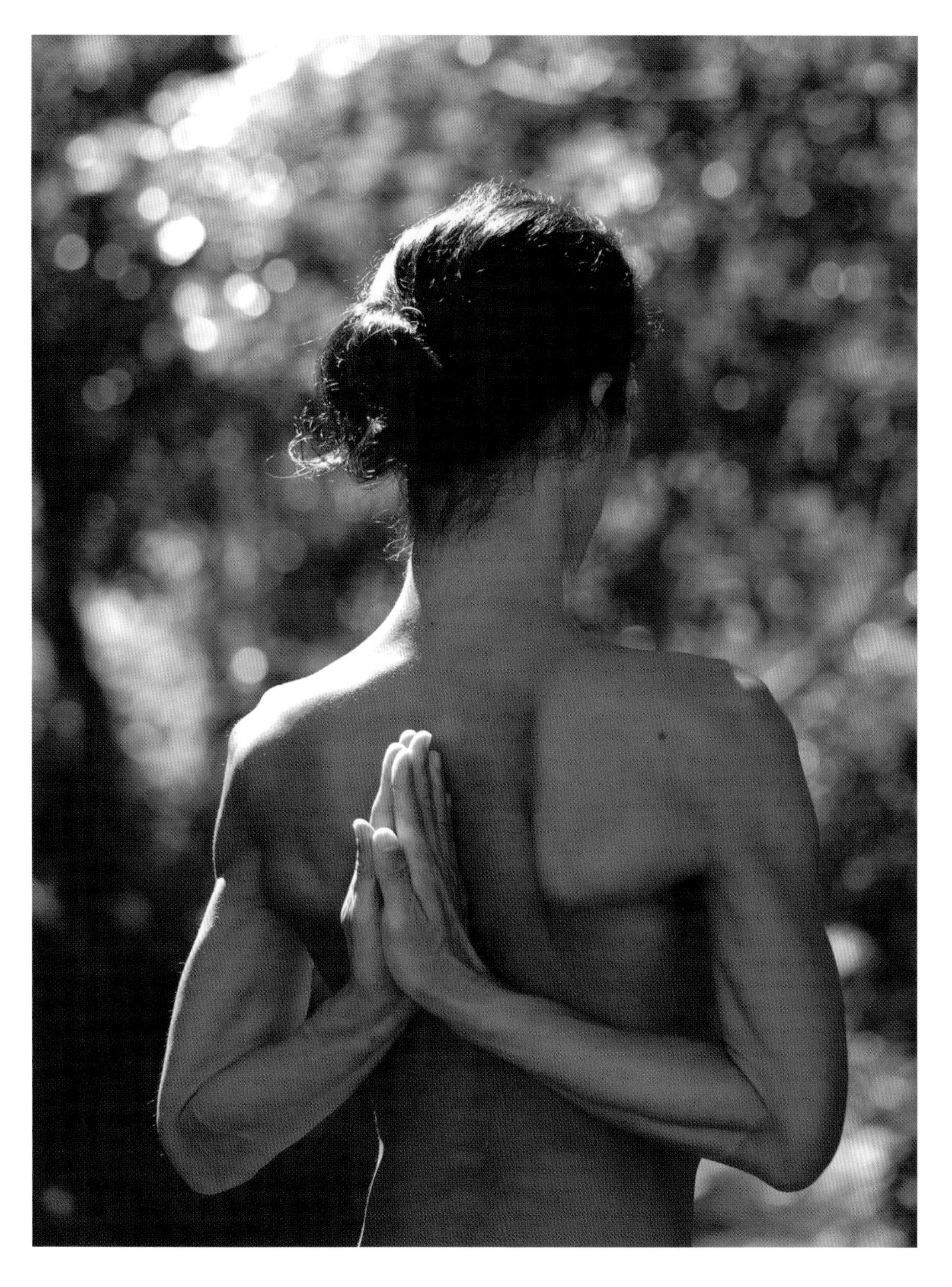

似夢如雲

chapter 4

無與倫比的美麗

我的瑜珈旅程
我的人生旅程

無與倫比的美麗

我的瑜珈旅程，我的人生旅程

1965年，六月六日，我出生於高雄，童年在父母的歌仔戲班的旅行中度過，也許熱愛自由、熱愛旅行的吉普賽性格就在這時養成。中學、專科都在高雄，直到上台北服役，後來又在台北工作，才完全獨立於家族生活，開始摸索自己的走向。

1992年進入英國約克大學就讀歷史系，對人類文明過往的單純好奇並不保證可以長時間待在圖書館寫報告而又能夠感覺快樂與滿足，但，在一個離開校園到約克市中心上第一堂芭蕾課的夜晚，改變了我。

那些年輕典雅又美麗的英國舞者在課堂上所展現的肢體深深吸引了我，這是我與我身體的第一次對話，開始將注意力回到身體。上了幾堂舞蹈課，回到校園裡的湖邊看著悠游水上的水鴨，我做了個單腳抬起的舞蹈動作，在冷得很透骨的約克冬季背景下，我感受不到知識對我的必要性，最主要的感受已經經由身體而來，於是我申請了倫敦現代舞學校，穿著台灣買的三槍牌內衣褲去參加了考試，放棄了歷史系的學位而搬到倫敦。

舞蹈非常迷人，現代舞、芭蕾舞、踢躂舞、西班牙舞，我踩進了一個完全陌生、天天都深受感動的舞動世界，然而沒有深厚基礎的我，雖然沒有特殊天份，單憑全然的熱情及受美的感召是不夠的，我只能辛苦地要求自己的身體去做沒法達到的舞蹈動作。

當內心又慌又孤單時，英國，這個偉大又冰冷的國家顯然沒有太大助益，我，又一次離開學校，帶著未知去了義大利。

1994那一年來到義大利，很快地感覺到人的溫度、語言的魅力，與義大利美食的吸引力。我進了語言學校，認識了一大掛人，也認識了純正血統的義大利Pizza與Pasta，於是由52公斤胖到72公斤，而在羅馬這個永恆之城，我也認識了無以倫比的美麗——永恆的瑜珈。

在陪伴我的義大利文老師黛利亞去上的第一堂瑜珈課後，我在羅馬寬闊的人行道上，快樂地跳芭蕾，幾個旋轉再往

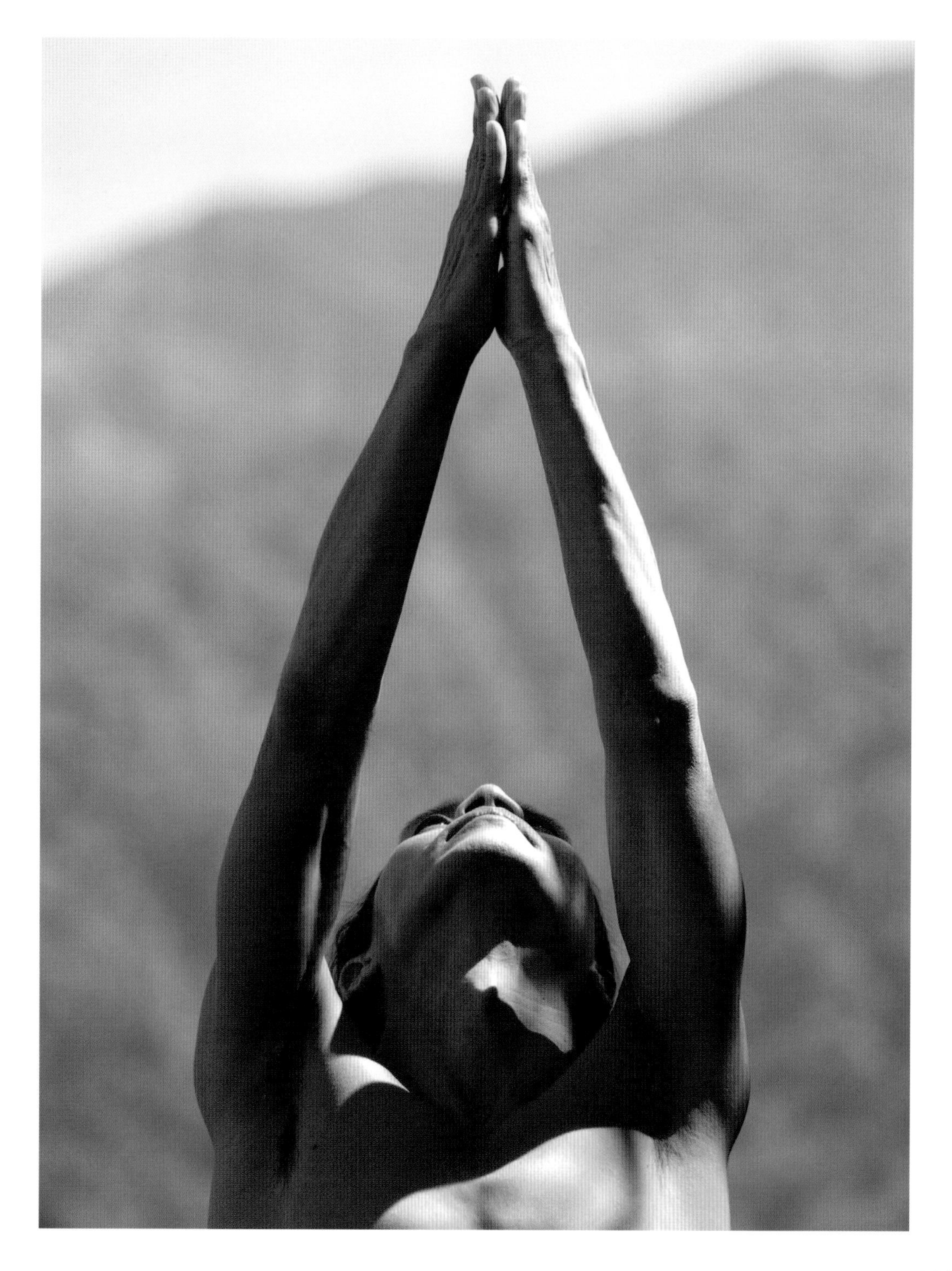

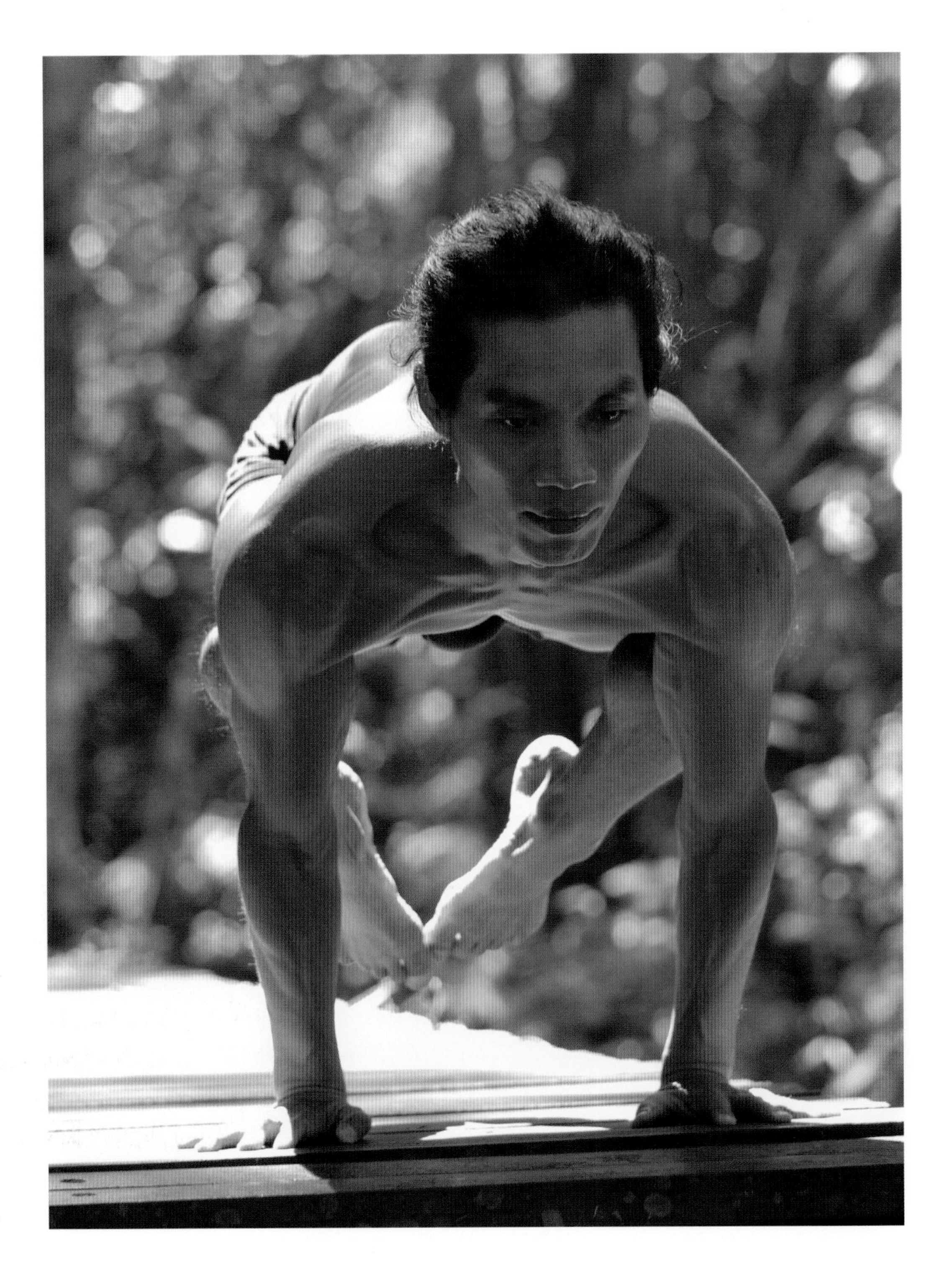

前急速奔跑跳躍，我聽到從樓上窗口傳來的Bravo喝采聲，就這樣，開始了我的瑜珈旅程，彷彿也重新開始了人生的旅程。

1995年，我到加拿大魁北克參加Sivananda辨的瑜珈師資班，在群山環繞的瑜珈營裡，度過瑜珈隱士般的4個星期純淨生活；每天兩堂戶外瑜珈、完全素食、早睡早起，這是一個瑜珈生活的完全浸淫，單純而美好。

在這裡，大部分人得以體會完全不同於原來生活的愉悅感，少部分人仍然掛心工作、房子、家人等等事務，畢竟要一個人完全離開、完全放下早已熟識的一切是相當困難的。當然，也並非都得如此做，所以有幾位提早結束，也有人早已心不在此，但對我來說這是個來得正好的經驗。如果每一個練習者有機會能過一段完全為瑜珈練習百分百投入的生活，那將會是一段深刻有益的經驗。

1997年回到台灣後，我開始在地球村教英文，同時也在課餘時間開始了一個人在圓山的瑜珈練習。圓山飯店後山有相當多的羽球場，是處地面平坦且被大自然綠意包圍的美好練習地，彷彿是天然的修道場。1998年至99年是我相當投入練習的兩年，早上兩小時的練習，下了山吃過中飯，下午再回去練兩小時，就這樣單純孤單地享受身心合一、定點不動的旅程。

從1999年我就不再教英文，英文班學生轉而成為我的第一班瑜珈學生，每個週日他們也上山來跟我一起練，練完後一起在球場上野餐。那是一段很特別的日子。週一到週六我獨自練習六天，學生們在不同領域工作上班，週日大家相聚同一練習場，有時練習時風一來，眾多落葉飄下，我們成了武俠片裡練功的大俠。

2002年我前往洛杉磯學習阿斯坦加，從此阿斯坦加成為我唯一的練習。

2003年離開圓山，開始在天母及陽明山練習的日子。2004年位於天母的瑜珈教室成立，這一年開始，教學成為我更大的練習。至今，2008年是我練習瑜珈的第15年，同時也是教學的第10年。

後記

阿斯坦加再深思

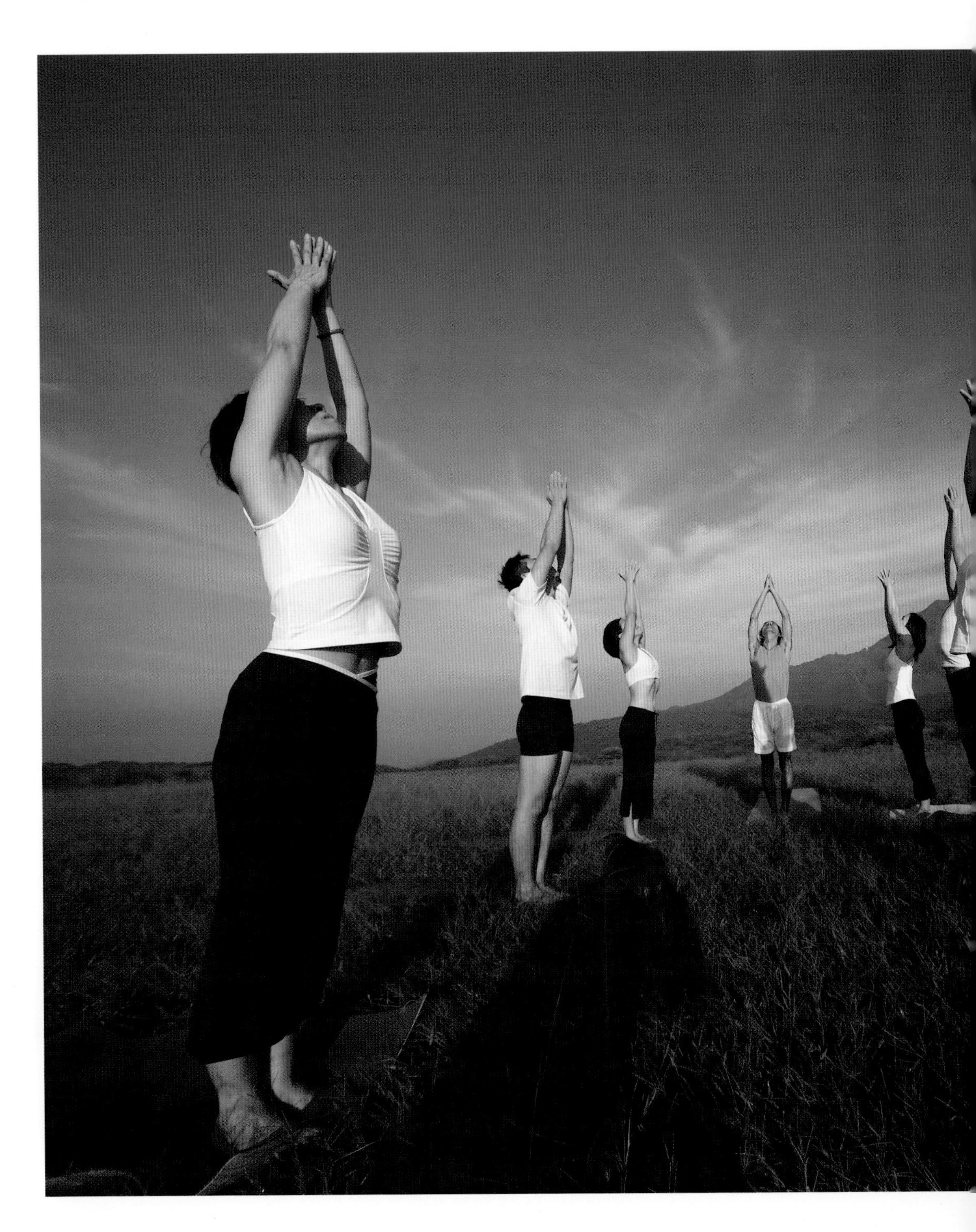

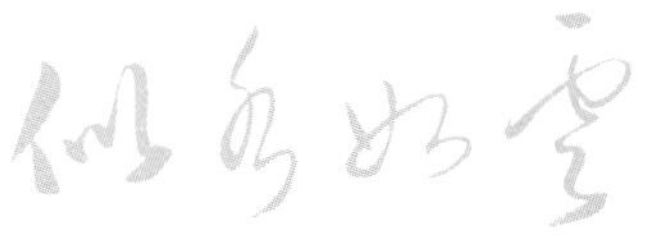

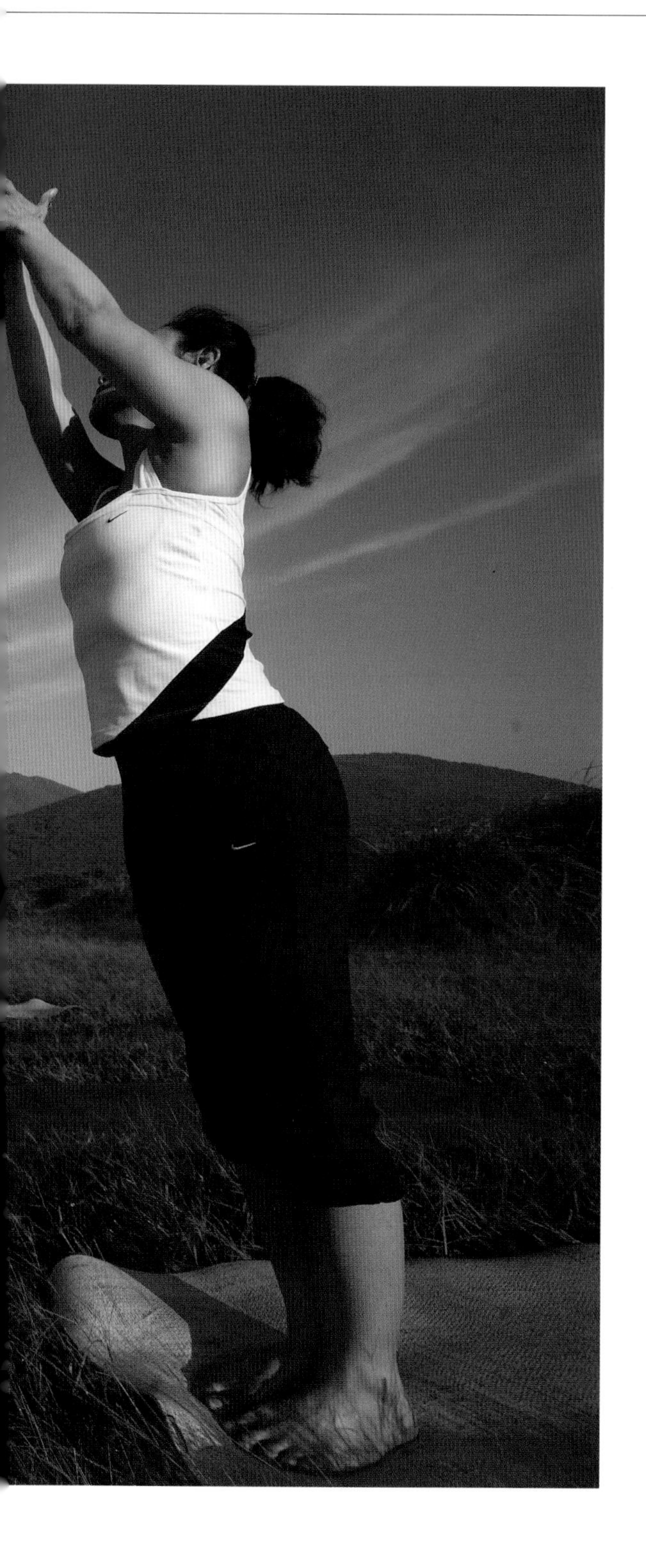

我想這世界上應該沒有一種練習功法、學校、派別，能宣稱它是適合所有人的完美修練，阿斯坦加的練習者也都應該留心可能的盲點，嘗試以不同的角度來看它，或許能了解到這個學校的不完美處進而調整、修正之後，能讓我們的練習更美好。

1. 只能練阿斯坦加嗎？

首先要問的是，阿斯坦加的均衡性夠嗎？相當多的練習者為了熟練第一級，做了無數次的前彎、前跳、後跳，在一年兩年甚至更久之後，仍然無法進階到第二級。從正面角度看，那是在建構根基，練基本功；從另一個角度看，長期重複類似的動作的確容易產生死角與盲點，很明顯地重複甚至過度使用肩、肘、手腕關節，長期下來確實是相對地不均衡。

或是更溫和地大量使用替代動作，或是可以在阿斯坦加之外加入不同的練習方式，希望隨著身體的開展有彈性，我們也有著開展有彈性的心來尊重不同身體的差異性。同時也有許多人是樂於花兩三年在第一級，享受重複但每日更新一層的感受。

2. 要不要遵守傳統？

我經常在教學時面對別人對於不遵守傳統的質疑，我想這是每個練習者所必須要決定的，遵守傳統有其意義，但不完全依照傳統的方法仍有其不同的優點，只是你必須要清楚你的選擇是不是適合你。所有的傳統都是人製定的，也都有可能會因時因人而改變，能夠被延續的就會成為新傳統。

一般來說，初學時有所遵循是比較恰當的，但如果傳統規定不適合個人就應該有所調整，任何練習都是為了創造喜悅而不是製造困擾。

3. 只能跟一個老師練？

記得我到印度邁索與大師及家人上課時，曾經簽了一張保證不跟其它老師學習的同意書，這在邁索有其意義，但在現在大部分的瑜珈社群裡卻有其難以實行之處。

現今，整個瑜珈風潮鼓勵更多不同背景的人投入，也帶來不同的想法，以及比傳統更多的派別。因此，我會鼓勵大家去嘗試不同的學校，找出真正適合自己的方法，當學生離開老師那一天，可能才是另一個真正學習的開始，這是對學生也是對老師的一種測試。當然如果願意專心深入練習一個學校，也覺得跟對了老師，那一心一意將會產生很大的一股力量。

阿斯坦加是個很重視師承的系統，學生很尊重傳承瑜珈經驗給你的老師，這是一個很美的觀念，也會對阿斯坦加所有的練習者產生一股正向的凝聚力。

這裡同時浮現出的反向思考是，傳道者的重要性是不是超越了道的本身？練習者的感激之心理當自然發自內心，而不是刻意將傳道者過度尊崇甚至神格化，老師與學生的地位應該是平等的，就像每一個生命的獨特性都應該被尊重一樣，初學者的感受與大師的感受都是同等重要的。

4. 昂貴的名師課程值得嗎？

當瑜珈成為一種風潮，慢慢也有了瑜珈名師，知名度愈大收費就可能愈高，錢可以用來做很多正面的事，錢可以使大志業成就得更順利並將正念散播給給多人知道，可能有更好的瑜珈中心出現，讓更多人可以投入瑜珈且將瑜珈視為一種志業或事業。但，當你覺得那個名師浪得虛名時，只能說有時候我們的確對外力的加持期待高了一點。對我來說，上課是有所學習，同時也需要長期持續性的練習，而不能只是嚮往明星老師的光芒，即使請來功力深厚如李連杰，恐怕對沒有踏實蹲馬步的人也只是一日的興奮，一場派對而已。

瑜珈的練習是一段旅程，阿斯坦加的練習更是實作的經驗累積的旅程（經過長久而持續），每天早上的練習，你就比較可能對名師、大師的正面能量平靜地收納。

5. 不能早起、戒不掉咖啡、提拉米蘇和冰淇淋，還能練阿斯坦加嗎？

在每一個人的內心深處都有一個叫罪惡感的地方。常常有學生告訴我，他們練阿斯坦加後就常常碰觸到那個地方，帶著罪惡感從事那一種練習通常都不是我們想要的，我只能說你可以繼續練看看，每個人生活飲食的習慣有其一定因素所形成，改不掉就表示某一個程度上你是仍然需要這些東西的，先試著不要過度批判自己，時間會有神奇的作用。

6. 我的老師有得到授權認證嗎？

在瑜珈中心裡，幾乎過大半數都是相對的瑜珈新鮮人（持續練習 2 年以內者），然而老師相對經驗不足的也佔同樣大半比例。在阿斯坦加系統裡，除少數例外，恐怕至少需要 5 ～ 8 年的持續練習，才適合開始教學。在邁索的認證是相當嚴格的——至少在時間上是如此，受到邁索的認證的確也表示他／她有著相當的投入程度與身心的穩定度。但同時我自己也看過沒去過邁索的好老師，這是一個相當主觀的認定，你的心也可以給予授權認證，這由你來決定。

7. 一定要在門窗緊閉的室內練嗎？

因為阿斯坦加練習產生的身體熱度與大量出汗，使得在室內練習成為相當合理的選擇，但也可能在人多的時候，使空氣中氧氣比例大降，好處是體位法做來更容易，但也可能練得頭昏眼花，有許多練習者喜歡感受眾人一起練習的能量，這也的確會形成團體的認同與歸屬感，進而與同修分享更大的正向力量，互相鼓勵，一起成長，因此集體練習確有其必要。

我自己則偏好小留一點讓空氣流通，只要風量不太大、不太冷、不太熱，我更喜歡在戶外練習。當練習者與大自然如此親近時，瑜珈體位法的感受將隨著每一口呼吸深深印記，這種個人小我歸屬於整個大地的感覺，每個練習者都應該有機會體驗。

8. 進步到底是什麼？

簡單的兩個字，在人類社會所有的活動幾乎都非常重要，我要說在阿斯坦加的練習裡，卻相對地不重要；至少大部分人追求的、看得到的，尤其是體位法的進步，更是如此。我自己越來越喜歡「Less is more」這句話，少即是多，當我們如此追求後彎的彎度時，要不是沮喪於摸不到腳，就是沈溺在摸到了的成就感裡，**心裡原本該平靜的湖，被「進步」兩個字翻攪得成為可以衝浪的海**。如果進步的是一種自在面對自己身體細微變化的態度，觀察接受並和平相處，那麼這種看不見的進步值得喜悅。或許這樣平心靜氣，心境上的進步會在不渴望拉到腳跟時，悄悄到來。

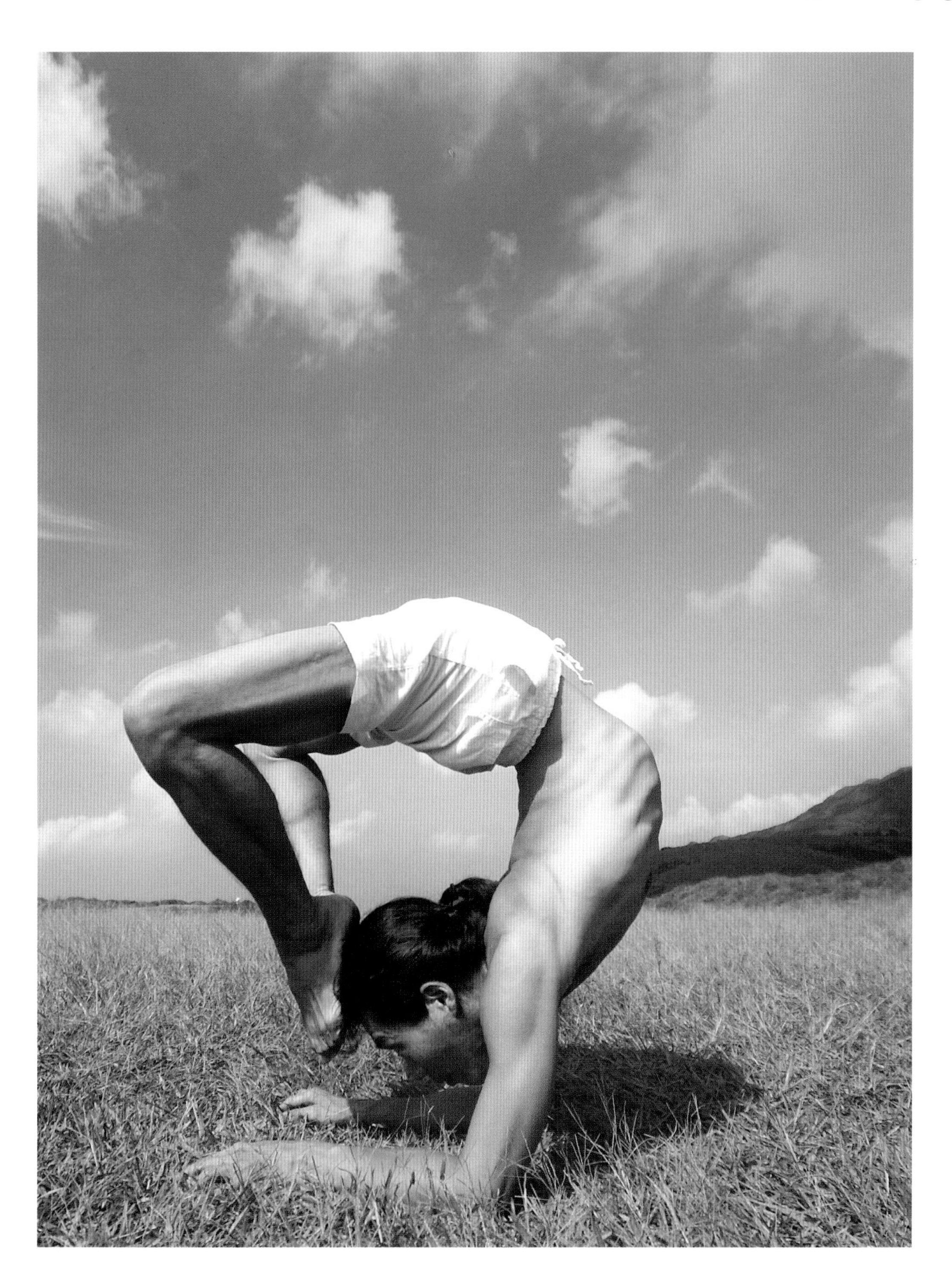

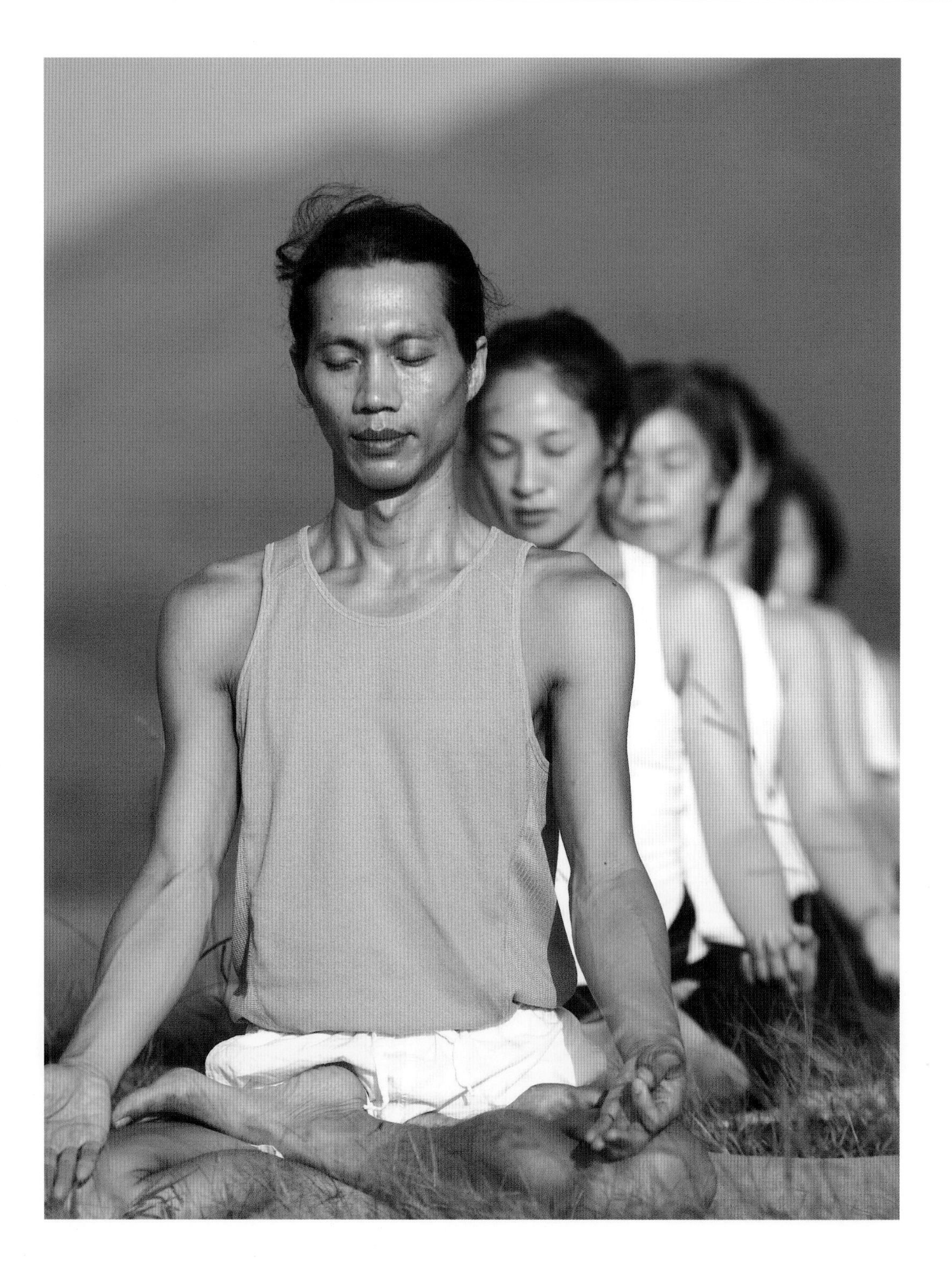

無限寬廣——與第二級的連結，與未來的連結

每一個阿斯坦加的練習者都會有的疑問：我什麼時候才能開始練第二級？在這個學校裡，傳統上是必須由老師決定你的進度，為的是不讓學生在身體未準備好就急著升級。在我自己的教學經驗裡，只要學生持續練習第一級 1 ～ 2 年，我會順勢讓學生嘗試開始第二級的動作。通常大部分的學生會更安心地回來練第一級，因為在實際遭遇更具挑戰性體位法時，身體有沒有準備好自己會明確知道。我的角色只是適時鼓勵勇於嘗試，並提醒預防受傷，浮動嚮往的心會在親身體驗難處後，更安於扎根的練習。

同時，也的確有人發現了對身體更均衡的練習，就在第一級加上了第二級，體位法更多元更完整，整體體力更上層樓。對於探索新與未知世界的渴望，獲得滿足。第二級的後彎讓脊柱更具彈性有活力；倒立的平衡動作，讓已有核心根基的身體在完全反向的體位法裡，展現穩定度，也降低了地心引力對身體動作的限制。

當你完全投入並持續練習阿斯坦加第一級與第二級，你將可以體會到由內而外的、由身體的練習連結到心的感受。我必須鼓勵大家，不要輕易因為第一級的沒有進步而放棄這個美麗的練習，因為後面緊接的就是一片無限寬廣，那是與第二級的連結，也是與未來自由自在的連結。

持續地練習，平靜地練習，沒有過度依賴外力的加持，沒有不切實際地渴望進步，對自己的生活飲食有所分際，**練得好沒有開香檳，狀況差依舊全然承受，遇見瓶頸提醒自己那是黎明前的黑暗，看見曙光是因為有著先前在黑暗中持續前行的勇氣。**

永遠不要放棄追求與自己最深層內在的連結。
永遠不要疏遠與大自然萬物生命源頭的親密關係。
永遠保有一顆真實誠摯簡單熱情的心。
永遠記得在你練習的旅途上，對你有所幫助的人，你的老師或任何一個與你分享的人。

流暢地練，輕輕地移動，讓阿斯坦加、讓你的身體、讓你的心，流暢似水輕飄如雲。

拜日式 A/ Surya Namaskara A

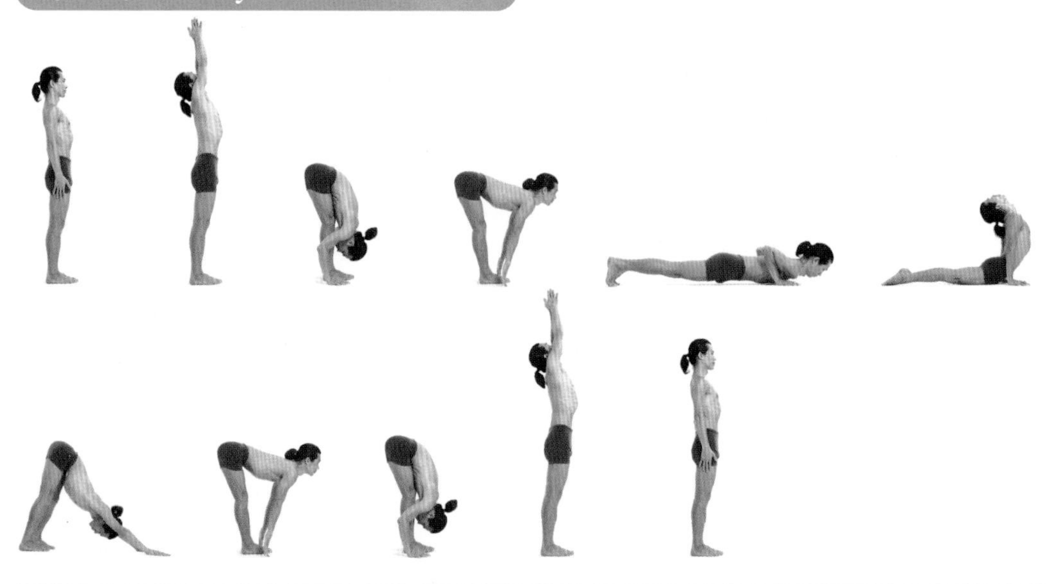

拜日式 B/ Surya Namaskara B

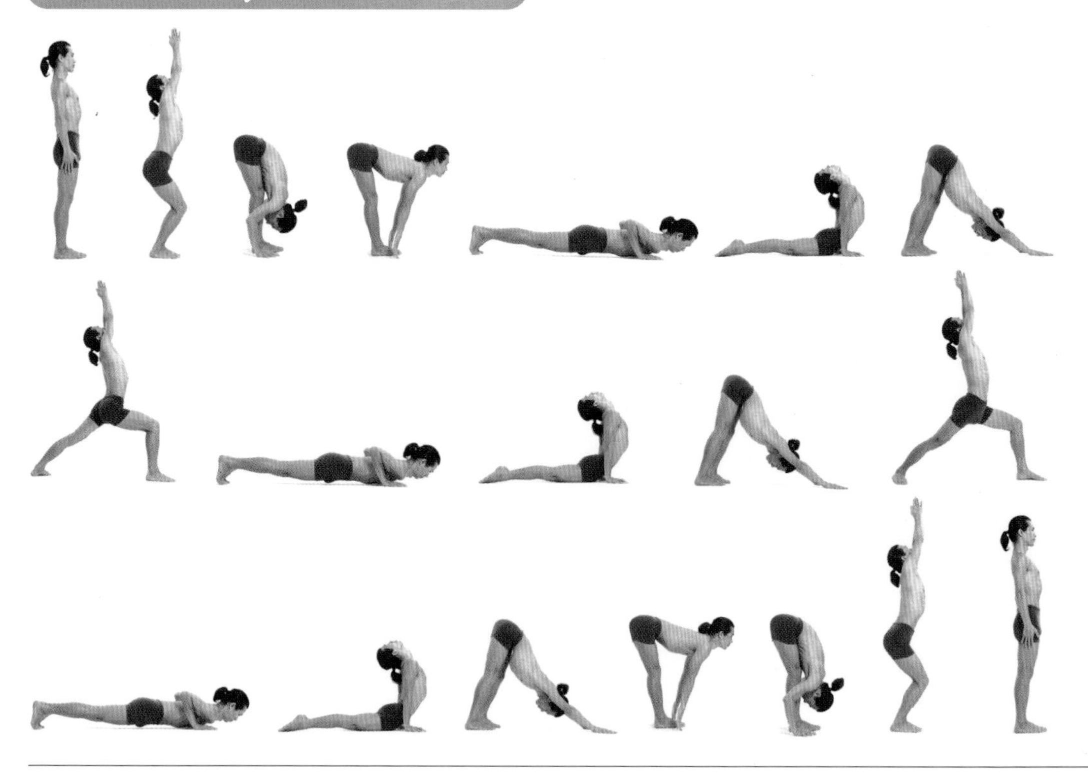

站 姿/ The Standing Sequence

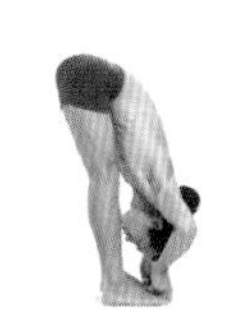
Padangustansana

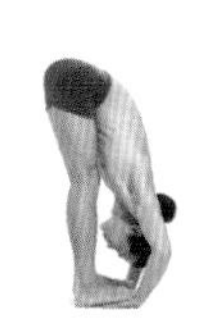
Padahastasana

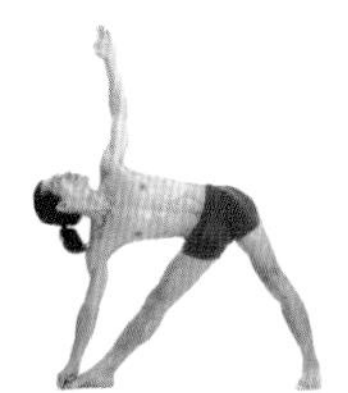
Utthita Trikonasana

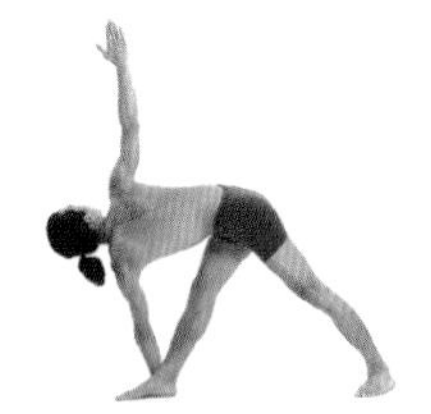
Parivritta Trikonasana

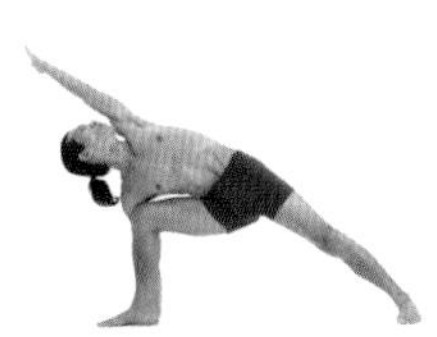
Utthita Parsvakonasana

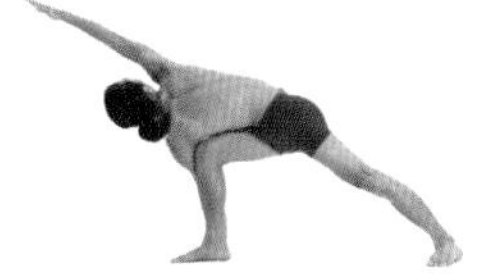
Parivritta Parsvakonasana

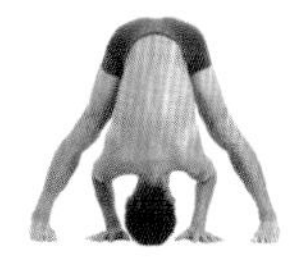
Prasarita Padottanasana A

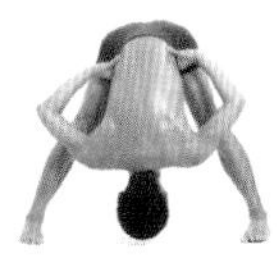
Prasarita Padottanasana B

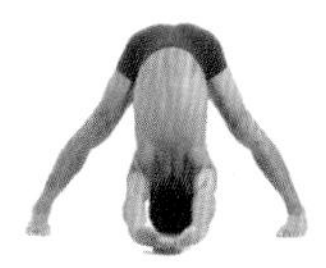
Prasarita Padottanasana C

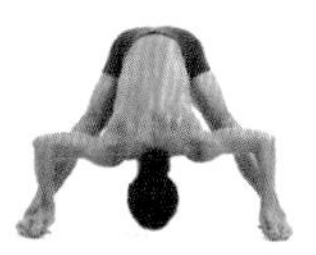
Prasarita Padottanasana D

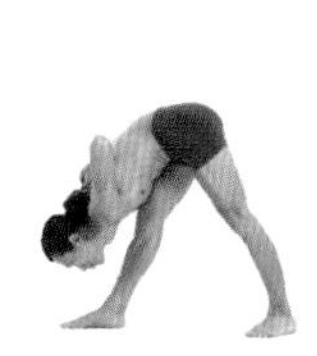
Parsvottanasana

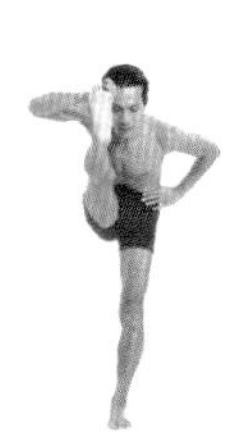
Utthita Hasta Padangusthasana A

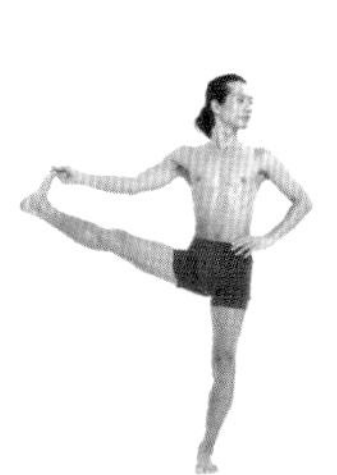
Utthita Hasta Padangusthasana B

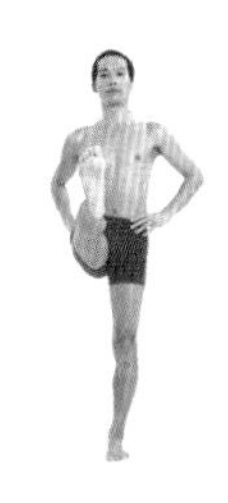
Utthita Hasta Padangusthasana C

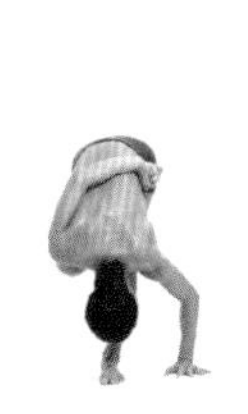
Ardha Baddha Padmottanasana

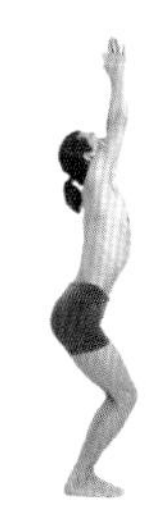
Utkatasana

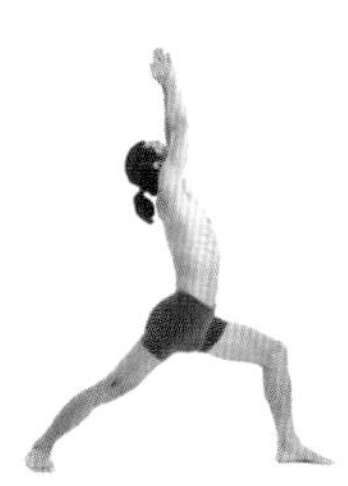
Virabhadrasana A

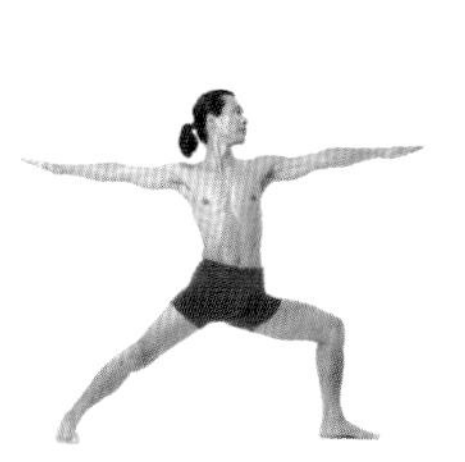
Virabhadrasana B

阿斯坦加串連瑜珈第一級體位法

坐　姿/ The Sitting Sequence

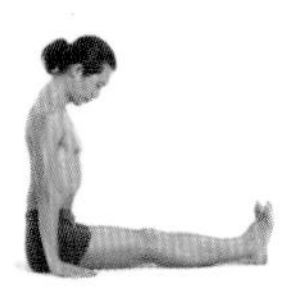
Dandasana

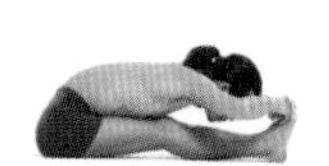
Paschimottanasana A

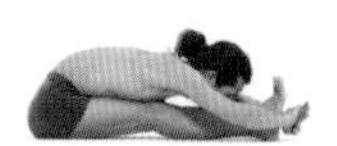
Paschimottanasana B

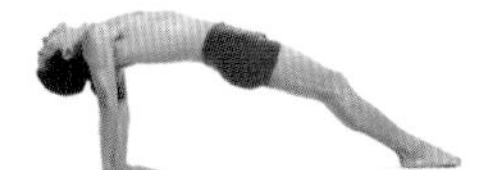
Purvottanasana

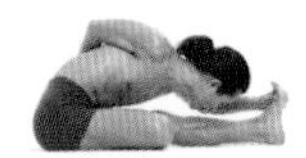
Ardha Baddha Padma Paschimottanasana

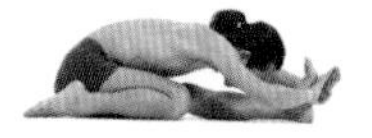
Trianga Mukhaikapada Paschimottanasana

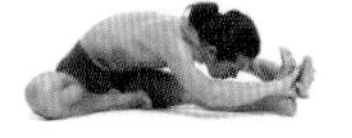
Janu Sirsasana A

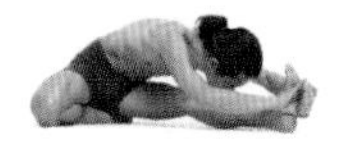
Janu Sirsasana B

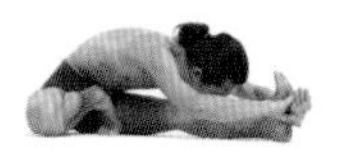
Janu Sirsasana C

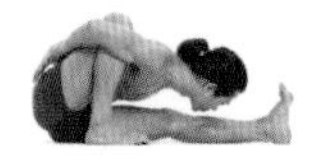
Marichyasana A

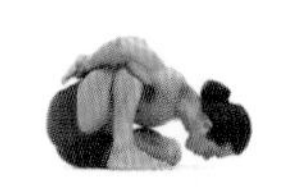
Marichyasana B

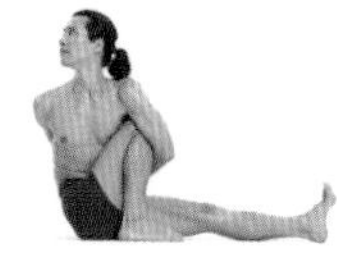
Marichyasana C

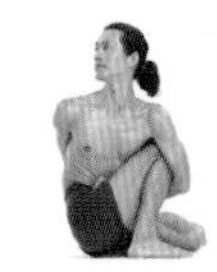
Marichyasana D

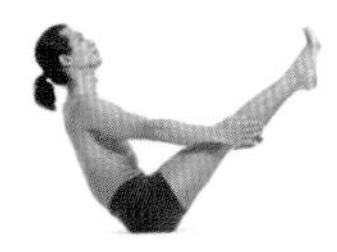
Navasana

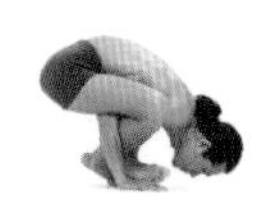
Bhujapidasana

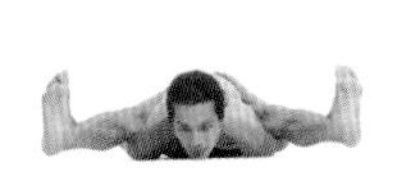
Kurmasana

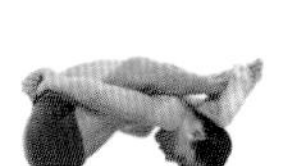
Supta Kurmasana

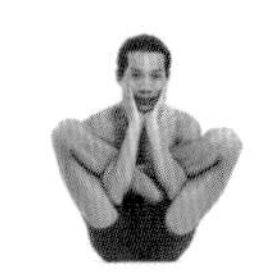
Garbha Pindasana

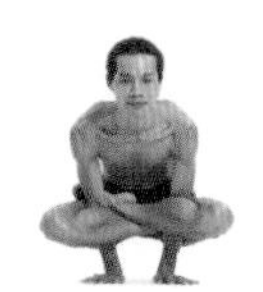
Kukkutasana

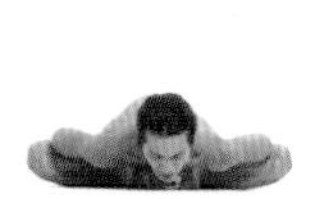
Baddha Konasana A

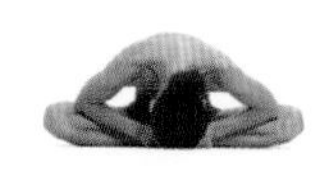
Baddha Konasana B

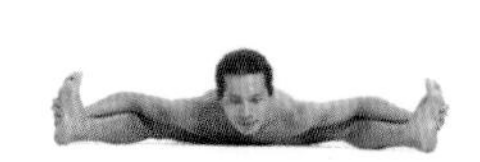
Upavista Konasana A

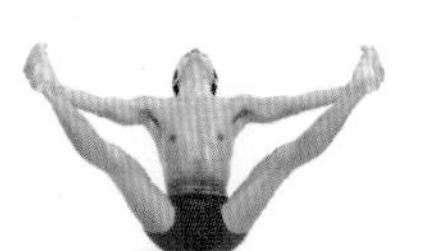
Upavista Konasana B

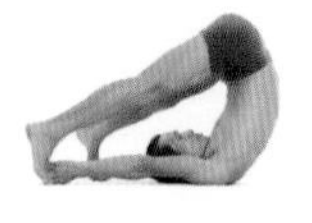
Supta Konasana

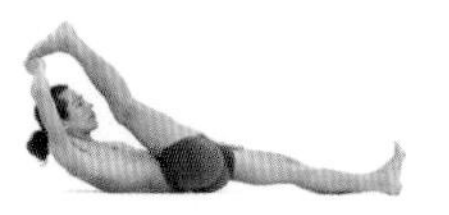
Supta Padangusthasan A

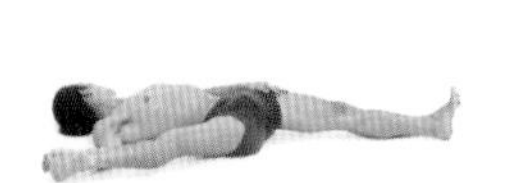
Supta Padangusthasan B

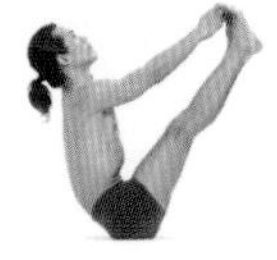
Ubhaya Padangusthasana

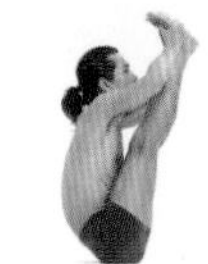
Urdhva Mukha Paschimottanasana

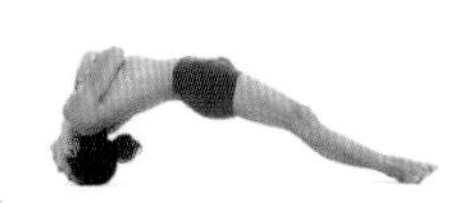
Setu Bandhasana

後　彎/ Backbending

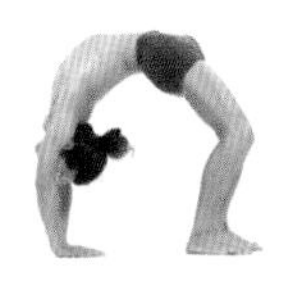
Urdhva Dhanurasana

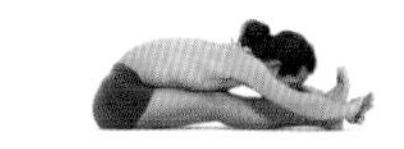
Paschimottanasana

完　成/ The Finishing Sequence

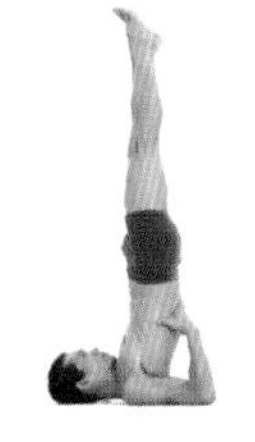
Salamba Sarvangasana

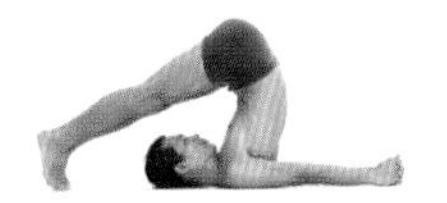
Halasana

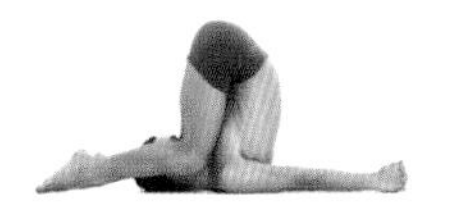
Karna Pidasana

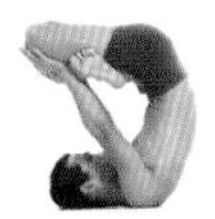
Urdhva Padmasana

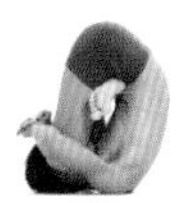
Pindasana

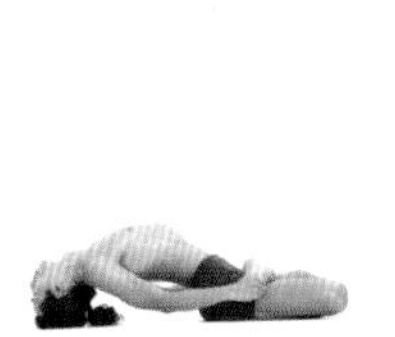
Matsyasana

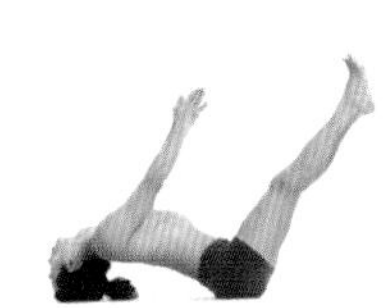
Uttana Padasana

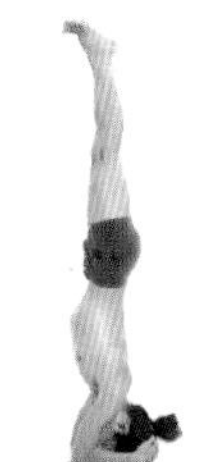
Sirsasana A

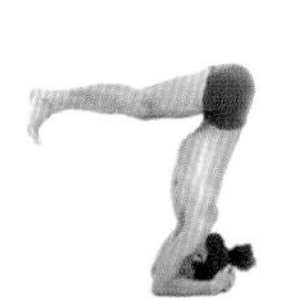
Sirsasana B

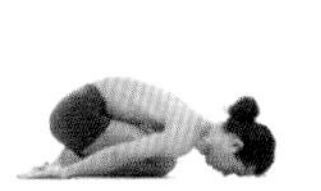
Balasana

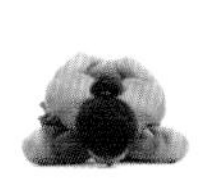
Baddha Padmasana

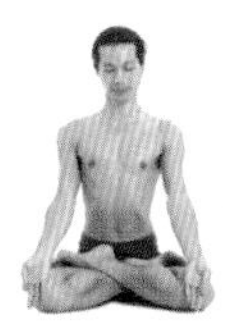
Padmasana

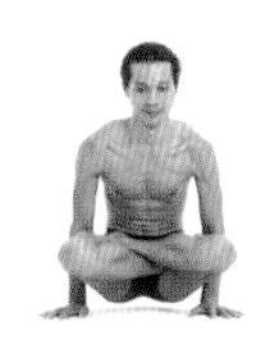
Utpluthih / Tolasana

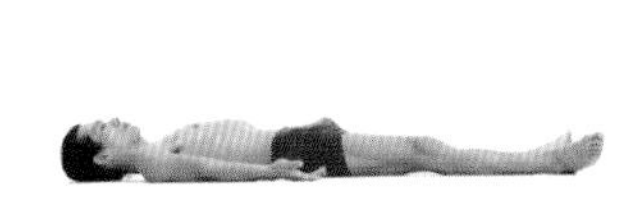
Savasana

特別感謝.....

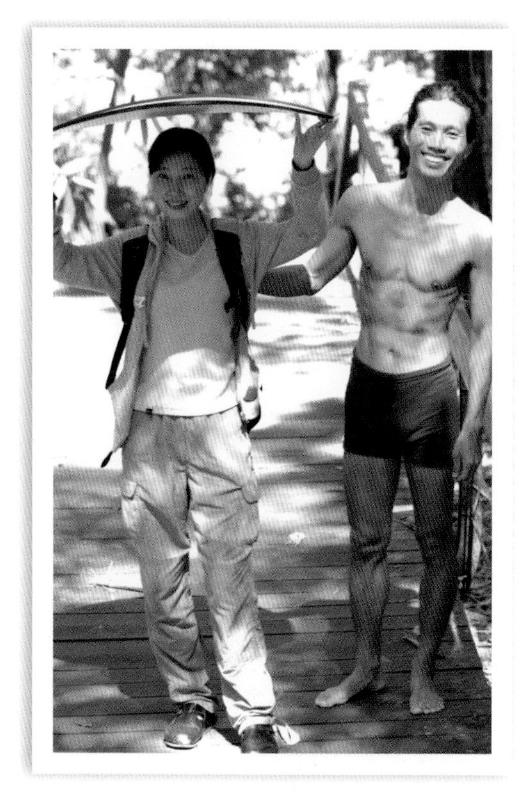

謝謝—我的第一位瑜珈學生呂佩芬（大師姐），幫忙打光撐傘，長期與我分享瑜珈練習的成長與喜悅。

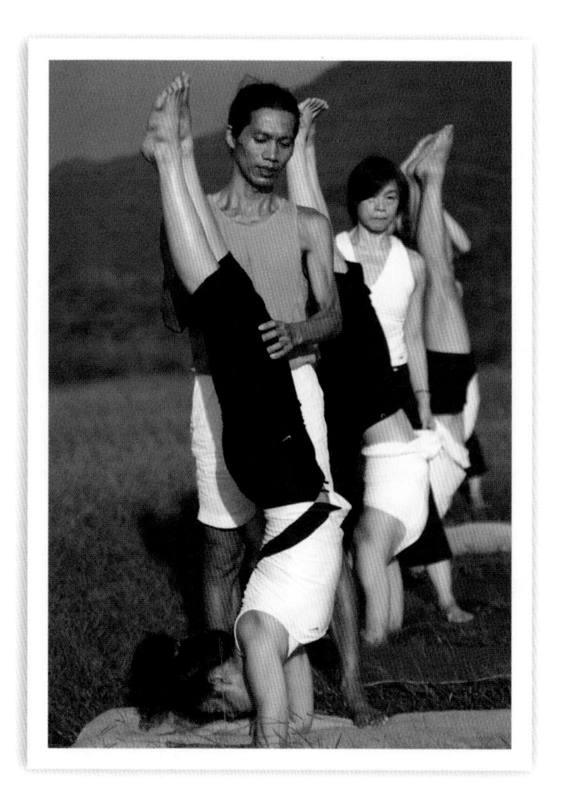

謝謝—惠敏、敏華，一大清早的擎天崗拍攝與幾年來的分享。

謝謝—曾信銘（阿信）、嘉容與仇宜湘，沒有間斷地與教室與我與瑜珈真情延續。

謝謝—欣宜，很美麗的媽媽，很真的瑜珈人。

謝謝—淑華，專業化妝師的手以及不間斷的練習。

謝謝—Mie，來自日本的台灣媳婦，很傑出很專注的瑜珈學生。

謝謝—Chuck Miller，謝謝洪憲宗老師，謝謝所有指導過我的老師。

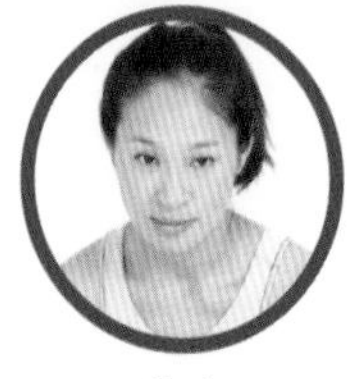

欣宜

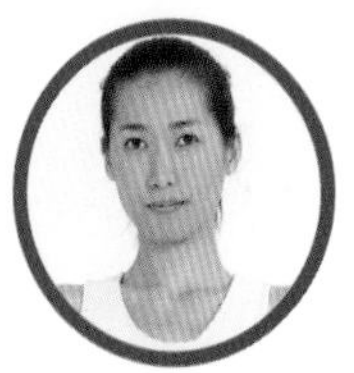

淑華

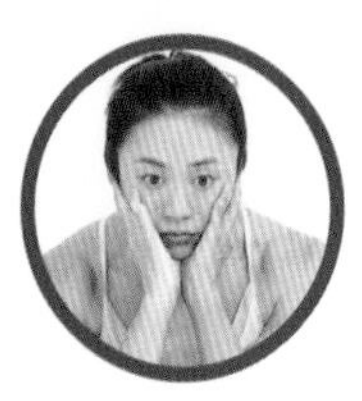

MIE

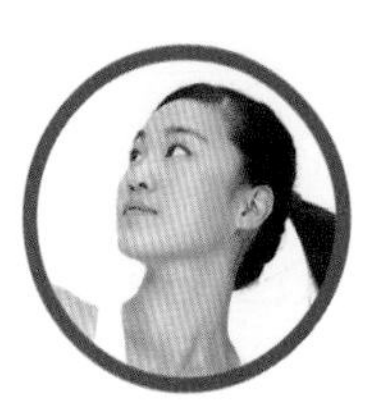

嘉容

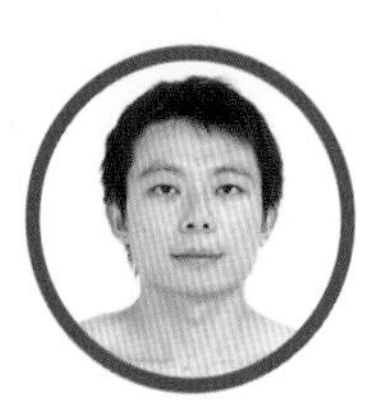

阿信

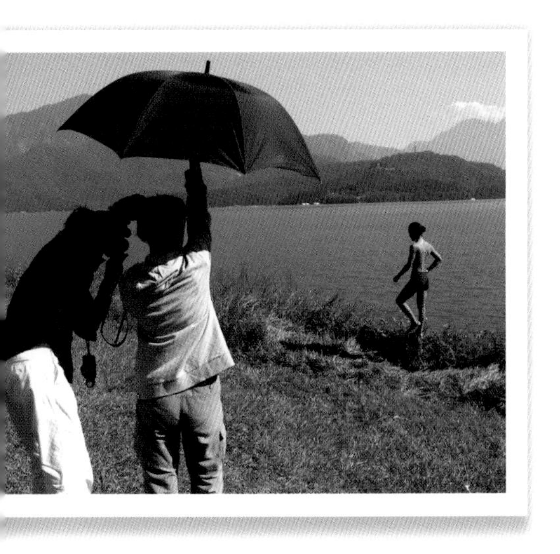

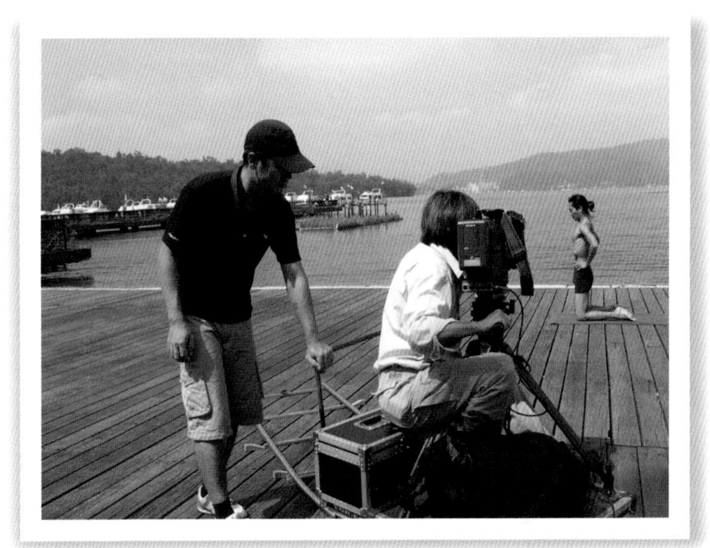

謝謝—許培鴻、張緯宇、高俊明三位攝影師，辛苦地在短時間內抓到盡可能的美感。

謝謝—本書主編薇真，打理了本書的所有細節，是串成這一切的幕後大功臣。

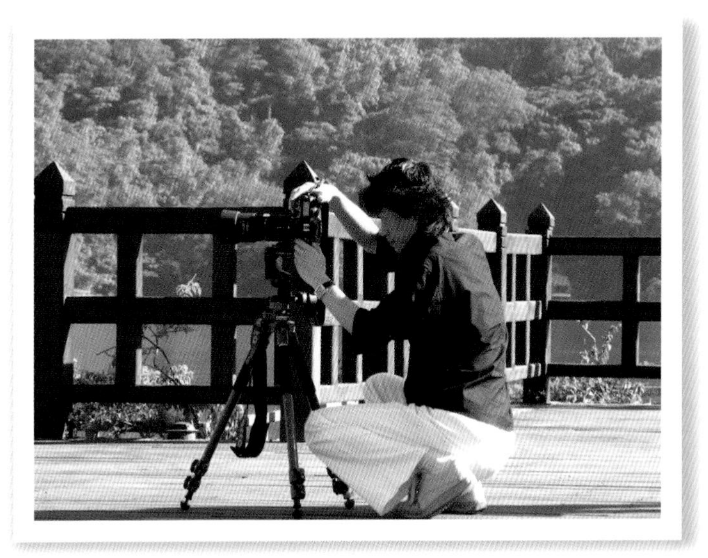

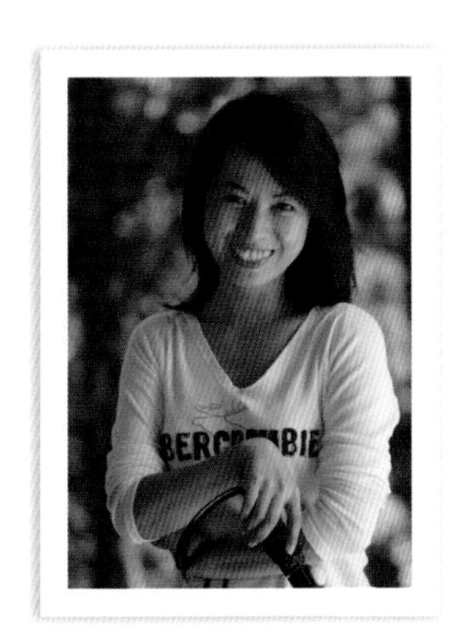

～最後，這份最特別的感謝要給我的媽媽、給台灣這一片大地。

媽媽生我養我，大地給我進一步成長的養分，她們的愛都源源不斷。

謝謝媽媽，謝謝這一片土地。～

似水如雲

阿斯坦加串連瑜珈

國家圖書館出版品預行編目資料

似水如雲 阿斯坦加串連瑜珈 / 董振銘 著 --初版 --臺北市：相映文化出版：家庭傳媒城邦分公司發行，2008.08- 200面；19X25 公分

ISBN 978-986-7461-72-8（精裝附數位影音光碟）
1. 瑜珈
411.15 97007653

作　　者　董振銘
主　　編　廖薇真
封面攝影　許培鴻
攝　　影　許培鴻（日月潭）、張緯宇（陽明山、子宇影像工作室）
動作示範　董振銘、曾信銘、大澤美映、王敏華、林欣宜、林惠敏
　　　　　仇宜湘、張淑華、張嘉容
美術設計　方麗卿
編輯顧問　李茶
副總編輯　徐僑珮
發 行 人　凃玉雲
出　　版　相映文化
　　　　　100台北市信義路二段213號11樓
　　　　　電話：（02）2356-0933　傳真：（02）2351-9179
發　　行　英屬蓋曼群島商家庭傳媒股份有限公司城邦分公司
　　　　　104台北市中山區民生東路2段141號2樓
　　　　　讀者服務專線：（02）2500-7718 / 2500-7719
　　　　　客服服務時間：週一至週五 上午09：30～12：00 / 下午13：30～17：00
　　　　　24小時傳真專線：（02）2500-1990 / 2500-1991
　　　　　讀者服務信箱：service@readingclub.com.tw
　　　　　劃撥帳號：19863813　城邦讀書花園
　　　　　戶名：書虫股份有限公司　www.cite.com.tw
香港發行所　城邦（香港）出版集團有限公司
　　　　　香港灣仔軒尼詩道235號3樓
　　　　　電話：（852）2508-6231　傳真：（852）2578-9337
馬新發行所　城邦（馬新）出版集團
　　　　　Cite (M) Sdn. Bhd. (458372U)
　　　　　11, Jalan 30D / 146, Desa Tasik, Sungai Besi,
　　　　　57000 Kuala Lumpur, Malaysia.
　　　　　電話：（603）9056-3833　傳真：（603）9056-2833

印　　刷　成陽印刷股份有限公司
初　　版　2008年8月
售　　價　480元

ISBN 978-986-7461-72-8（精裝附數位影音光碟）